针灸综合疗法

ZHENJIU ZONGHELIAOFA

【安珂 袁秀芳 编著】

U0297835

 甘肃科学技术出版社

图书在版编目（CIP）数据

针灸综合疗法 / 安珂, 袁秀芳编著. --兰州 : 甘肃科学技术出版社, 2013.8（2023.9重印）
ISBN 978-7-5424-1840-1

Ⅰ. ①针… Ⅱ. ①安… ②袁… Ⅲ. ①针灸疗法 Ⅳ. ①R245

中国版本图书馆CIP数据核字（2013）第185937号

针灸综合疗法

安　珂　袁秀芳　编著

责任编辑　陈学祥　于佳丽
封面设计　陈妮娜　王　黎

出　版　甘肃科学技术出版社
社　址　兰州市城关区曹家巷1号　730030
电　话　0931-2131572（编辑部）　0931-8773237（发行部）

发　行　甘肃科学技术出版社　印　刷　三河市铭诚印务有限公司
开　本　880毫米×1230毫米　1/32　印　张　9.625　插　页　1　字　数　250千
版　次　2013年8月第1版
印　次　2023年9月第2次印刷
印　数　1001~2050
书　号　ISBN 978-7-5424-1840-1　定　价　89.00元

图书若有破损、缺页可随时与本社联系：0931-8773237
本书所有内容经作者同意授权，并许可使用
未经同意，不得以任何形式复制转载

前　言

近年来，针灸综合疗法广泛应用于临床。笔者体会到：在实践中，只有严格遵循中医基础理论，辨病明确，辨证准确，选方精准，疗法灵用，把握治疗时机，才能获得好的临床疗效。当今社会，随着人民生活水平不断提高，针灸综合疗法不但在国内日渐普及，而且在国外也日益受到重视。

随着科技的迅速发展，中医针灸学在不断探索与发展的道路上积累了大量的临床经验与研究资料。笔者对这些资料进行了全面而系统地整理，并结合自己的临床经验加以总结说明。本着科学实用、通俗易懂、操作简便的原则，特编成此书。

本书共分五章，第一章为内科疾病；第二章为外科疾病；第三章为妇科疾病；第四章为儿科疾病；第五章为耳鼻喉科疾病。总共对上述各科 41 种病症，分别作了详细的介绍。每一病症分概述、临床表现、诊断要点、治疗方法（包括辨证论治和其他各种综合疗法）。全书力求做到全面、完整而切于实用。

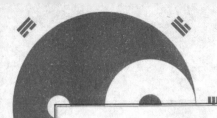

　　本书在编写过程中，参阅了许多经典专著与资料，至此谨向中医领域的前辈们表示最崇高的敬意！

编者

2013 年 5 月

目 录

第一章 内科疾病 ……………………………………… 001

第一节 感冒 ………………………………………………… 001

第二节 肺结核 ……………………………………………… 011

第三节 颈淋巴结结核 ……………………………………… 018

第四节 病毒性肝炎 ………………………………………… 024

第五节 细菌性痢疾 ………………………………………… 033

第六节 支气管炎 …………………………………………… 040

第七节 支气管哮喘 ………………………………………… 050

第八节 冠状动脉硬化性心脏病 …………………………… 060

第九节 心肌炎 ……………………………………………… 070

第十节 高血压病 …………………………………………… 077

第十一节 胃炎 ……………………………………………… 088

第十二节 消化性溃疡 ……………………………………… 096

第十三节 肠炎 ……………………………………………… 104

第十四节 原发性肾小球肾炎 ……………………………… 113

第十五节 肾盂肾炎 ………………………………………… 120

第十六节 甲状腺机能亢进症 ……………………………… 126

第十七节 关节炎 …………………………………………… 132

第十八节 糖尿病 …………………………………………… 142

第十九节 面神经炎 ………………………………………… 148

第二十节 癫痫 ……………………………………………… 156

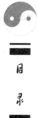

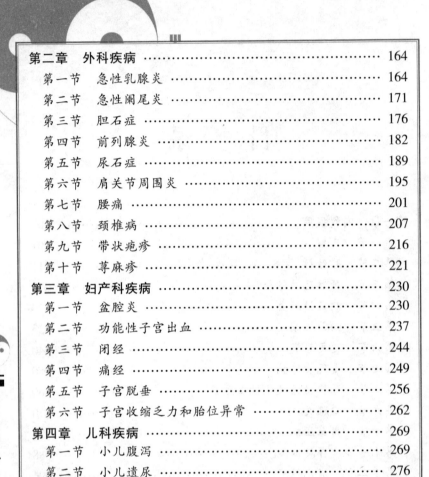

第二章　外科疾病 ……………………………………… 164

第一节　急性乳腺炎 ……………………………… 164

第二节　急性阑尾炎 ……………………………… 171

第三节　胆石症 …………………………………… 176

第四节　前列腺炎 ………………………………… 182

第五节　尿石症 …………………………………… 189

第六节　肩关节周围炎 …………………………… 195

第七节　腰痛 ……………………………………… 201

第八节　颈椎病 …………………………………… 207

第九节　带状疱疹 ………………………………… 216

第十节　荨麻疹 …………………………………… 221

第三章　妇产科疾病 …………………………………… 230

第一节　盆腔炎 …………………………………… 230

第二节　功能性子宫出血 ………………………… 237

第三节　闭经 ……………………………………… 244

第四节　痛经 ……………………………………… 249

第五节　子宫脱垂 ………………………………… 256

第六节　子宫收缩乏力和胎位异常 ……………… 262

第四章　儿科疾病 ……………………………………… 269

第一节　小儿腹泻 ………………………………… 269

第二节　小儿遗尿 ………………………………… 276

第五章　耳鼻咽喉科疾病 ……………………………… 283

第一节　耳鸣耳聋 ………………………………… 283

第二节　鼻炎 ……………………………………… 288

第三节　咽喉炎 …………………………………… 296

针灸综合疗法

第一章 内科疾病

第一节 感 冒

感冒分普通感冒和流行性感冒。普通感冒是由鼻病毒等引起的上呼吸道感染，局部症状重、全身症状轻为其临床特点。流行性感冒（简称流感）是由流感病毒引起的一种急性呼吸道传染病，每因病毒变异，人群抵抗力低下而发生流行或大流行。其特点为：起病急，发热、头痛、关节疼痛等全身症状较重，上呼吸道症状一般较轻。

感冒四时皆有，尤以春冬季节为多见。在易感季节，发病率很高，尤其是流感，更有强烈的传染性，常可引起广泛流行。

一、临床表现

（一）普通感冒

主要表现为鼻咽部充血水肿，分泌增多，患者感咽部干燥、发痒，灼热或疼痛，鼻内痒感，喷嚏，鼻塞，流清涕，并有干咳，或咳嗽频作，咯吐黏痰，全身症状轻微，一般无发热或微热，有头痛、无力等，病程多在 7 天左右。

（二）流感

病初有恶寒发热，腰背四肢酸痛，全身无力，头痛，食欲不振等，大多数患者伴有上呼吸道炎症症状，如喷嚏、流涕、鼻塞、咽痛、干咳、颜面潮热、结膜充血等，这些症状一般在 1 ～

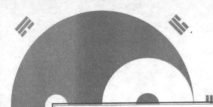

2 天到达高峰，3～5 天逐渐缓解，如高热不退，头痛较剧，甚则谵妄，惊厥，昏迷者，则为中毒型流感，症情严重。此外，亦有除发热头痛等症外，并有恶心、呕吐、腹痛、腹泻等胃肠道症状，则为胃肠型流感，较为少见。婴幼儿可出现肺炎型流感，但也较少见，其处理方法也和一般流感不同，不适宜于单独应用针灸治疗。

二、诊断要点

1.天气突然变化和受凉以及有与感冒病人接触史。

2.典型的恶寒，发热，头痛，鼻塞，咳嗽，喷嚏，流涕等症状可资诊断。

3.初发病例诊断比较困难，应查血白细胞，流感时，白细胞总数、中性粒细胞均见减少。

4.注意寒热的轻重，出汗多少，咳嗽咯痰以及舌苔、脉象等，以区分不同类型的感冒。

5.热持续不退者，应注意其传变，要作必要的检查以帮助鉴别诊断。

三、治疗方法

（一）辨证分型体针法

感冒病邪，多在肺卫，故为表证、实证。但由感邪的轻重，正气的强弱，症状轻重不一。同时，由于风邪夹杂其他时令之气，临床上有风寒、风热、挟暑、挟湿、挟燥（与挟热同）等的不同。故治疗原则总以疏风解表为主，但必须根据病邪的性质和兼证，分别处理。尤其是对久病体虚的感冒患者，必须扶正祛邪同时兼顾。

1.风寒感冒。

【症状】鼻塞，声重，鼻痒，喷嚏，流清涕，喉痒，咳嗽，痰液清稀，口不渴，或渴喜热饮，恶寒,寒重热轻，无汗，肢体酸痛，舌苔薄白，脉浮或浮紧。

【治则】解表散寒，宣通肺气。

【处方】风池，外关，列缺。

【加减】鼻塞甚者加迎香；喉痒作咳加天突。

【操作法】风池、外关、列缺均用提插或捻转泻法，反复捻针，加强针感，促使出汗；迎香向鼻孔方向斜刺，使针感到鼻孔内；天突斜向下刺，使针感向胸部放散。各穴均可适当加灸，温针或艾条灸均可。

2.风热感冒。

【症状】恶寒发热，寒轻热重，或有汗出，头痛或昏胀，目红面赤，口干，微渴欲饮，咽喉干燥或疼痛，咳嗽，咳痰黄稠，咯吐不畅，胸部作闷，鼻塞流浊涕，舌苔薄黄，脉多浮数。

【治则】疏散风热，清肺祛痰。

【处方】风池，大椎，合谷，尺泽。

【加减】热重者加曲池；咽喉肿痛者加少商、天突；痰多者加丰隆；头痛甚者加太阳、印堂。

【操作法】主方各穴，均用提插泻法，对大椎、曲池、合谷等穴留针并反复运针，加强针感，以解表退热；少商点刺出血；太阳向后斜刺；印堂向下斜刺。可行捻转泻法，对流感身热重者，应每日针刺2次。

3.感冒挟湿。

【症状】恶寒发热，身热不扬，少汗，肢节酸重，头昏胀如裹，咳嗽，吐白黏痰，咳声重浊不扬，胸脘痞闷，纳呆，腹部胀闷不舒，大便溏或泄泻，小便少色黄，舌苔白腻或淡黄腻，多见濡脉。

【治则】疏风解表，祛湿化浊。

【处方】外关，合谷，阴陵泉，足三里，至阳。

【加减】胸闷痰多加太渊、丰隆；腹胀便泻加天枢、气海；纳呆加中脘。

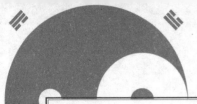

【操作法】主方各穴均用提插结合捻转泻法，至阳穴针后可加温灸3~5壮，太渊浅刺，丰隆深刺，行捻转泻法，天枢、气海、中脘等穴，行捻转法后，可酌量加艾条灸。

4.感冒挟暑。

【症状】恶寒发热，身热不扬，少汗，肢节酸重，头昏胀如裹，咳嗽，吐白黏痰，咳声重浊不扬，胸脘痞闷，纳呆，腹部胀闷不舒，大便溏或泄泻，小便少色黄，舌苔白腻或淡黄腻，多见濡脉。

【治则】疏风，清暑，化湿。

【处方】大椎，曲池，风池，合谷。

【加减】身热盛者，加十二井穴、曲泽、委中；湿热盛者，加阴陵泉、足三里、公孙。

【操作法】主方各穴，均用疾徐泻法，反复徐运，加强针感，留针30分钟，十二井穴以三棱针点刺出血。曲泽、委中两穴，除用钟泻外，热重者，亦可用刺血法，出血数滴。阴陵泉、足三里、公孙等穴，用捻转泻法，留针。

5.体虚感冒。

【症状】久病或老弱体虚者，由于正气不足，抗病力弱，最易感冒，临床表现除具备一般感冒症状外，根据虚弱不同情况而有所差异。其气虚感冒者，多见语声低怯，气短，倦怠，脉浮无力等症；阳虚感冒者，多兼见面色㿠白，语言低微，四肢不温，舌淡而胖，脉沉细等症；阴虚感冒者，多见盗汗，口干咽燥，手足心热，干咳少痰，苦质红，脉细数等症；血虚感冒者，多兼见面色少华，心悸，头昏，苔白，脉细或浮而无力等。

【治则】扶正祛邪，标本兼顾。

【处方】体虚感冒之属气虚阳虚者，多见风寒感冒症状，阴虚血虚者，多见风热感冒症状，均可分别参考风寒感冒与风热感冒的处方，根据病情加减出入治疗。可取用下列各穴：①气虚者加气海、足三里；②阳虚者加关元、命门；③阴虚者加间使、太溪;④血虚者加三阴交、血海。

【操作法】对气虚阳虚，各穴均用疾徐补法，慢提紧按，或加灸法，每穴各用5～7壮。对阴虚血虚者，各穴均用平补平泻法，或捻转补法，留针。此外，操作时应注意缓慢行针，控制针感，切忌强烈刺激。

(二) 综合疗法

1.食醋或苏打液滴鼻治疗流感

用5%食醋溶液或6%苏打溶液滴鼻，每次每侧鼻孔滴2～3滴，3小时1次。前者治疗流感58例，2日痊愈17例，3日痊愈26例；后者治疗36例，2日痊愈17例，3日痊愈16例(《健康报》第3146期，1990，2)。

2.感冒清热合剂

生石膏30g，柴胡5g，银花、连翘、薄荷、桔梗、黄芩、杏仁、前胡、荆芥穗、板蓝根、生甘草各10g。水煎服，每日1剂。治疗外感发热73例，结果：服药1～4剂后体温呈阶梯式下降，总有效率97.26%(《中国特色医疗大全》，1996，94)。

3.舌运动治疗感冒方法

将舌尖用力向上弯曲触及软腭部，尽量伸及悬雍垂，再向两侧唇颊、上下第三磨牙、两腮腺开口处来回抵触，再抵舌下腺、颌下腺开口处，如此循环运动约20分钟，并将口中唾液徐徐咽下，每日10次(《非药物疗法万家论治精要》，1995，309)。

4.体针治疗感冒

常用穴有风池、肺俞、太渊、列缺、合谷，风寒型加迎香、支正；风热型加大椎、曲池、孔最、外关、鱼际；暑湿型加大椎、中脘、支沟、足三里、阴陵泉；气虚加气海、足三里；阳虚加太溪；头痛加印堂、太阳；鼻塞涕多加迎香；咽痛加鱼际、少商(刺血)；咳嗽加尺泽、天突；痰多加丰隆；腹胀便溏加天枢、地机；便秘加天枢、上巨虚。用强刺激手法，运针至微汗出，留针20～30分钟，每日1次。临床报道，针刺治疗本病124例，

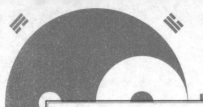

总有效率98.4%，平均针刺2～6次治愈。

5.耳针治疗感冒

常用耳穴有肺、内鼻、肾上腺、皮质下，头痛加额、枕、颞、肝；咽痛加咽喉、扁桃体。强刺激，留针30～60分钟，每日1次。

6.电针治疗感冒

取穴同体针疗法，每次选2～3对穴，针刺得气后，接通电针治疗仪，选用疏密波，针感强弱以患者能耐受为度，每次治疗30～60分钟，每日1次，连续治疗2～3次。

7.水针治疗感冒

常用穴有大椎、曲池、合谷、风池、风门、内关。根据证型和病情可选用生理盐水、大青叶、银黄、防风、当归等注射液施行穴位注射，每次选1组穴位，在局部皮肤常规消毒后，将选好的药液0.5～1ml徐徐注入穴内，每日或隔日1次，连用2～3日。

8.刺血治疗感冒

感冒发热，汗出不畅，用三棱针点刺耳尖、太阳、少商后挤血数滴；或点刺大椎后闪火拔罐放血；或在肘、腋窝局部皮肤消毒后点刺静脉出血；或先用酒精棉球推擦肺俞至皮肤发红后，点刺出血。

9.梅花针治疗感冒

风热型感冒先从风池沿双侧膀胱经循行线叩刺到膈俞，以皮肤潮红出血为度；再重点叩刺风门、身柱、肺俞、头维、迎香、合谷等穴，每日1次，连叩2～3日。

10.激光照射治疗感冒

取穴同体针疗法，每次选2～3穴，用氦—氖激光照射，功率为1～30毫瓦，照射距离20～30cm，每穴照射2～5分钟，每日1次，重症每日2次。

11.刮痧治疗感冒

（1）取生姜、葱白各10g，共捣烂用布包裹，蘸热酒先擦刮前额及太阳穴，再擦刮背部脊柱两侧膀胱经循行线；最后刮肘、腋窝。如有恶心，加刮胸部，刮至皮肤潮红或紫红为度。

（2）风寒型先刮风池、大椎、风门、肺俞及肩胛部，再刮前胸、中府、足三里；风热型先刮大椎、少商，或刮曲池、尺泽，点揉外关、合谷，继刮风池、风门、肺俞及肩胛部。

12.拔火罐治疗感冒

①风寒型：可在背部施闪火拔罐，反复吸拔至局部皮肤潮红、温热为度，亦可施行走罐，上下推罐10次左右，再在肺俞留罐10分钟，每日1次。②风热型：可先用梅花针叩刺大椎、陶道、肺俞等穴，至皮肤潮红后闪火拔罐，以微出血为度，每日1次。

13.艾灸治疗感冒

①风寒型：在风池、风门、肺俞、足三里等穴，采用艾炷隔姜灸，每穴3～5壮，每日1～2次。②风热型：在风池、大椎、曲池、外关等穴，采用艾条温和灸，每穴3～5分钟，每日1～2次。

14.药物热熨治疗感冒

适用于风寒型感冒。取老姜、葱头、橘叶各适量，炒热喷白酒少许，用布包热熨头额、胸背及四肢等处，每日1次，连熨2～3日。

15.药物敷贴治疗感冒

①风寒型：取胡椒15g，丁香9g，共研细末，加葱白适量捣烂如糊状，先取药糊适量敷贴大椎穴，包扎固定，再取余下药糊敷于手掌劳宫穴上，并合掌夹于大腿内侧，覆被侧卧，汗出即愈。②风热型：取生石膏、绿豆粉各30g，白芷、滑石各3g，甘油4.5g，薄荷水3.6ml，麝香0.3g，先将前4药共研细末，再加入后3药调匀，每次取药末3克，用冷水调成糊状，分别敷贴于囟会、太阳穴上，用胶布固定，每日换药1次，连敷2～3日。③感冒高热：取芭蕉根500g、食盐30g，共捣烂分敷于中庭、鸠

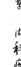

第一章 内科疾病

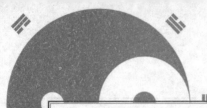

尾、巨阙穴上，干后换新药，直敷至体温下降退热。

16.药物敷脐治疗感冒

（1）取麻黄、香薷各 15g，板蓝根、蒲公英各 10g，桔梗 6g，共研细末，取药末填满脐窝，包扎固定，连敷 2~3 日。

（2）风寒型取生姜、葱白、淡豆豉、盐各适量，共捣烂，炒热包敷脐部，每日 2~3 次，连敷 2 日。

（3）风热型取连翘、薄荷、淡豆豉各等量，共研细末，先取药末 20g，加葱白适量捣烂成糊状，分敷风池、大椎穴上，包扎固定，再取药末填满脐窝，滴冰水(或冷水)浸湿，包扎固定，每日 1 次，连用 2 日。

17.药物推擦治疗感冒

（1）风寒型：取老姜切厚片煨热，先推擦背部督脉经循行线；再推擦肘、腋窝等处，推擦时注意避寒，每日 1 次，连用 2 日。或取生姜、葱白各 30g，食盐 6g，共捣烂加白酒少许调匀，用布包推擦胸背、肘窝、腘窝、手足心等处，推擦至汗出，感冒诸症可除。

（2）风热型：取葱白 25g，薄荷叶 6g，黄酒 25ml，先将葱白绞汁，再将黄酒煮沸，冲泡薄荷叶 1~2 分钟后倒入葱汁混匀，然后用纱布蘸药液推擦前额、太阳、前胸、肘腋窝、手足心、尾闾骨两旁等处，每日 1 次，连用 2 日。

18.药物塞鼻治疗感冒

风寒型取大蒜 2 瓣，捣汁和面制成圆锥状，塞入一侧鼻孔(两侧交替) 10~20 分钟，每日 4~5 次，连用 2 日。

19.药液熏洗治疗感冒

（1）风寒型：取浮萍、生姜、葱白各 30g，白酒适量，水煎取药液熏洗头面及全身。

（2）风热型：药液熏洗同流行性感冒。

20.气雾吸入治疗感冒

取荆芥、防风、藿香、银花各 10g，前胡、川芎、薄荷、甘草各 6g，水煎取药液雾化吸入，每次 20 分钟，每日 3 次。

21.香佩治疗感冒

取羌活、大黄、柴胡、苍术、细辛、吴萸各 3g，或荆芥、防风、柴胡、前胡、川芎、枳壳、羌活、独活、茯苓、桔梗、白芷各 3g，麝香少许，共研细末，装小布袋佩戴胸前，时时嗅闻。

22.推拿治疗感冒

（1）可在攒竹、印堂、太阳、迎香、风池、肩井、肺俞、足太阳膀胱经背部第一侧线、合谷等穴处，运用揉、按、拿、抹等手法及一指禅推、擦、扫散等手法进行治疗。

（2）推拿手部反射区，先点揉太渊；继用指甲切推鼻咽、胸部反射区；再点按舌咽、咽喉反射区，每日 1 次。

23.体针治疗流感

常用穴位有风池、大椎、肺俞、曲池、尺泽、合谷等，风寒袭肺加风门、外关；风热犯肺加列缺、少商；夹湿加支沟、足三里；头痛加太阳。每次选 4 ~ 6 穴，强刺激，用泻法，留针 20 ~ 30 分钟，每日 1 ~ 2 次。据报道，针刺治疗流感 373 例，24 ~ 48 小时退热分别为 53.1% 和 29%。

24.耳针治疗流感

取耳穴肺、气管、内鼻、咽喉、额，每次选 2 ~ 3 穴，强刺激，留针 20 ~ 30 分钟，每日 1 次。亦可用王不留行籽贴压穴上，每日自行按压 3 ~ 5 次，每次 3 ~ 5 分钟。

25.水针治疗流感

发热头痛取风池、肺俞、曲池、合谷等穴，每次选 2 穴，每穴注入柴胡注射液(或大青叶注射液、银黄注射液)0.3 ~ 0.5ml，每日 2 次。

26.放血治疗流感

（1）流感发热汗不出，点刺太阳、少商后挤血少许，或先用白酒擦肺俞至潮红后点刺放血。

（2）先点刺大椎后拔火罐放血 0.3 ~ 0.5ml，或先用梅花针叩

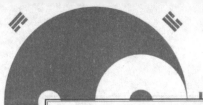

刺大椎、陶道、肺俞至皮肤潮红后再拔火罐，以微出血为度。

27.梅花针治疗流感

沿脊背膀胱经双侧循行线从风池叩刺至膈俞，使皮肤潮红或微出血，每日1次，治疗风热袭表效果显著。

28.刮痧治疗流感

流感发热头痛，全身酸痛，恶心呕吐，可在太阳、曲池及脊柱两侧依次刮痧。

29.拔火罐治疗流感

适用于感冒风寒束表证，可在背部闪火拔罐，反复吸拔，使局部皮肤温热为度。或先在背部脊柱两侧拔罐部位涂擦润滑油少许，然后用闪火拔罐并施走罐法，上下走罐约10次后，在肺俞留罐5分钟。

30.艾灸治疗流感

适用于风寒束表证，取风池、风门、大椎、肺俞、委中、足三里等穴，每次选1～2穴，用艾炷隔姜灸3～5壮，或用艾条温和灸20分钟，每日2～3次。

31.药物敷贴治疗流感

流感高热不退者，取生姜60g，豆豉、食盐各30g，葱白适量，捣烂如糊状，分别敷贴太阳、神阙穴上，用胶布封固，然后用热水袋置穴上热敷，每日2次。

32.药物熏洗热熨治疗流感

适用于流感风寒束表证，取荆芥、防风、木瓜、生姜、威灵仙各10g，川桂枝6g，青葱1把，共捣碎分装入2个布袋，加水煎取药液熏洗头面、四肢，然后再用药袋趁热熨颈项、肩背，两个药袋交替使用，每日2次，每次20～30分钟。

33.药物推擦治疗流感

适用于流感风寒束表证，取生姜、葱白各适量，共捣烂用纱布包裹，蘸热白酒先推擦太阳穴、前胸，再推擦脊柱两侧至皮肤潮红为度。

四、辅助治疗

1.发热时多饮开水，以补充水分。

2.针灸后，可进稀粥或多饮热水，以助发汗退热。

第二节　肺　结　核

肺结核中医称为肺痨，是由结核杆菌引起的一种具有传染性的慢性消耗性疾病。临床主症为咳嗽、咯血，潮热、盗汗、消瘦等。

现代医学认为感染结核杆菌后，病变可能累及全身各器官，而以肺结核为最多见。

一、临床表现

咳嗽、吐痰、潮热、咯血、胸痛、盗汗、气急。

二、诊断要点

1.本病初期往往没有明显的症状，因此除根据临床表现外，还应注意体征及理化检查，才能明确诊断。

2.病灶范围小者，往往缺乏阳性体征，有时在胸上部听到湿性啰音，或呼吸音减弱。病灶范围较大或空洞形成或与支气管相通者，则可有肺实变及空洞性的病理体征。

3.痰液检查发现结核杆菌，对诊断的意义很大。一般验痰的方法有直接涂片法、浓缩法、培养和动物接种等。

4.放射线检查(包括胸透及摄片)为观察本病病理变化的重要

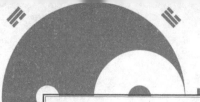

依据，对本病的诊断及确定患病部位、性质、病灶大小等均有一定价值。

5.血沉检查对观察病情是否发展或稳定有帮助。结核菌素试验亦有助于诊断。

6.注意分析临床主要症状，分别主次，以及掌握有否累及脾、肾等脏的情况，做出针对病情的治疗。

三、治疗方法

(一) 辨证分型体针法

慢性病，病程较长，初、中、末三期的病情不同,而且常出现许多兼症，故治法亦较复杂。

1.肺虚证。

【症状】主要表现为肺的症状,得病初期或病灶较稳定时为多见。干咳，或咯少量稠痰，咳声不畅，间或咯血，痰中带血，胸部发闷，或隐隐作痛，咽干口燥，午后五心烦热，夜间盗汗,饮食不多，身体疲乏，舌苔薄，舌质红，脉象细数。

【治则】补肺养阴，清肃肺气。

【处方】肺俞，膏肓，太渊，尺泽。

【加减】痰多者加丰隆；咯血者加鱼际、孔最；胸痛者加内关、痛点。

【加减法】肺痨属虚证,主方各穴，原则上均用提插补法，留针 10～30 分钟。但如呛咳较剧时，太渊、尺泽两穴可酌用泻法以止咳。鱼际、孔最用于止血，进针后应反复行针，使针感向上下传导，效果较好。胸痛于痛点针刺，宜以细针浅刺，做捻转手法。肺阴虚者一般均不用灸法， 每日或间日 1 次，连续治疗才能奏效。

2.脾虚证。

【症状】咳嗽多痰，痰液清稀，或夹少量血丝，午后低热，自汗或盗汗,饮食减少，肠鸣，大便溏薄，腹胀隐痛，神疲乏力，面色㿠白，舌淡少苔，脉象虚大无力等。

【治则】补土生金，肺脾同治。

【处方】肺俞，膏肓，天突，脾俞，中脘，足三里。

【加减】潮热加大椎、间使；盗汗加阴郄、后溪；便溏加天枢、气海。

【加减法】本方中的肺俞、膏肓、脾俞等穴用捻转补法或针后加灸；大椎、间使两穴用提插法，先泻而后补之；阴郄、后溪用平针法；天枢、气海用捻转法并加灸之；天突用提插泻法以平气逆而止咳。

3.肾虚证

【症状】咳呛气急，咳痰量少而质黏，或痰多而黄稠；咳血鲜红，咳时胸骨引痛，午后潮热，寐中盗汗，两颧潮红，心烦口渴，失眠心悸，形体消瘦，男子梦遗滑泄，女子经闭不潮，舌质红绛，光剥无苔或薄黄，脉象细数等。甚则出现喘息气短，面浮脚肿等肾气大虚，气不摄纳的危重症状。

【治则】肺肾同治，补肾纳气。

【处方】肺俞，肝俞，肾俞，三阴交，阴谷，太溪。

【加减】心烦不寐者加神门、复溜；遗精滑泄者加精宫、关元；经闭者加关元、血海；喘息、气短者加气海、关元、膻中。

【操作法】主方各穴，目的在补益肺肾，故一律应用慢提紧按手法以补之。对治心烦不寐之神门应用泻法以清心火，补复溜以养肾阴，以便水火既济。经闭用血海、关元两穴，可用平补平泻法以通经。对治喘急气短各穴，先针以补之，出针后用隔姜灸，每次5～7壮。

（二）综合疗法

1.耳针疗法

【处方1】主穴：肺区敏感点。操作法：一般可用毫针法、电针法，隔日1次，10次为1疗程，连续治疗。

【处方2】主穴取肺区敏感点，辅穴取心、脾、肾、神门、大

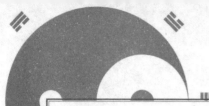

肠、内分泌。用毫针弱刺激或电针法,隔日1次,10次为1个疗程。

【处方3】常用耳穴有肺、脾、肾、气管、神门、内分泌,单耳贴压王不留行籽,每日自行按压数次。两耳交替使用,5日交换1次,10次为1个疗程。

【处方4】耳穴注射法:用0.25%奴佛卡因0.1ml加链霉素0.01~0.05g或异烟肼5~10mg,选择耳穴敏感点,按耳穴注射法缓慢注入,每日1次,2周为1疗程,根据病情连续2~3疗程。

2.实用验方

(1)止汗粉:五倍子50g,朱砂10g,研面共2g。用开水调成糊状,填入脐孔(用药前先将脐孔消毒),包扎固定,每日1次,3次为1个疗程。共治疗肺结核盗汗300例,结果:有效246例(《中国特色医大全》,1996,11)。

(2)秦艽鳖甲汤:百部、海浮石各15g,秦艽、鳖甲、青蒿、当归、知母、黄芩、乌梅、地骨皮各12g,银柴胡10g。水煎服,每日1剂。治疗肺结核中毒症状32例,服药15剂后,体温正常,盗汗停止者29例,减轻者2例,无效1例,总有效率96.89%(《实用中西医结合杂志》,1991,9,534)。

(3)抗痨散胶囊:冬虫夏草、紫河车、菌灵芝、丹参、牡蛎、蜈蚣等组成。每次口服4粒,饭后30~60分钟服,每日2次。治疗结核病2139例,结果:痊愈1744例,好转330例,总有效率96.6%(《中国特色医疗大全》,1996,11)。

3.针刺印堂法

针刺印堂穴后,指压巨骨穴5~10分钟。

治疗肺结核咯血(经药物治疗咯血不止者)15例,结果:咯血停止者126例,有效率84%(《中西医结合杂志》,1984,8,478)。

4.体针治疗肺结核

(1)常用穴有大椎、百劳、肺俞、膏肓、尺泽、太渊、三阴交、太溪。加减：阴虚肺热加列缺、照海；阴虚火旺加肝俞、然谷、行间；气阴耗伤加脾俞、气海；肺虚加中府；脾虚加脾俞、中脘、足三里；肾虚加肾俞、关元、气海、阴谷；潮热加间使、鱼际、劳宫；盗汗加阴郄、后溪、复溜；咳血加膈俞、中府、孔最、鱼际；胸痛加内关；遗精加志室、关元、精宫；经少加脾俞、阴陵泉；经闭加气海、关元、地机。

每次取 3～4 穴，以补法为主，隔日 1 次，10 次为 1 个疗程。据报道，针刺治疗浸润性肺结核 224 例，有效率 83.21%。

（2）针刺透穴疗法：取大椎透结核穴、华盖透璇玑、尺泽；或肺俞透天柱、膻中透玉堂、足三里。咯血加太渊、鱼际或膈俞、侠白。

每日选一组穴，弱刺激，两组穴轮换使用，10 次为 1 个疗程。

5.水针治疗肺结核

（1）常用穴有结核穴、肺俞、膏肓、肺热穴、肾俞。配穴取曲池、孔最、足三里、三阴交。每次取主、配穴各 1 穴，分别注入雷米封注射液 50～100mg，隔日 1 次，15 次为 1 个疗程。

（2）常用穴有结核穴、肺俞、中府。配穴有百劳、膏肓、膈俞、天突、膻中、曲池、足三里。每次选 2～3 穴，分别注入链霉素注射液 0.1g；或维生素 B 注射液 1ml。隔日 1 次，15 次为 1 个疗程。临床用本法治疗肺结核 131 例，有效率 94% 以上。

（3）取耳穴肺区敏感点，单耳注射 0.25% 普鲁卡因 0.1ml 加链霉素 0.01～0.05g；或普鲁卡因 0.1ml 加雷米封 5～10mg。每日 1 次，两耳交替使用，15 次为 1 个疗程。

6.穴位埋植羊肠线治疗肺结核

常用穴有：①结核穴、肺俞透厥阴俞、中府透云门。②百劳穴、厥阴俞透膈俞。③膏肓、肺热穴。加减：痰多加丰隆；咯血加孔最；发热加曲池，每次选 1 组穴，依法植入医用羊肠线，每月 1 次，3 组穴交替使用，共埋植 3 次。

7.刮痧治疗肺结核

先刮百劳、肺俞、膏肓、脾俞、胃俞，点揉(或刮)中脘、列

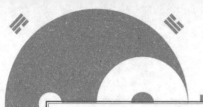

缺；继刮足三里、三阴交，每周 1 次，4 次为 1 个疗程。

8.艾灸治疗肺结核

（1）艾炷瘢痕灸：常用穴有肺俞、膏肓、肾俞、关元、太溪，每次选 1~2 穴，各灸 5~7 壮，灸后使之发灸疮，30 日 1次，可连灸 3 次。

（2）艾炷无瘢痕灸：常用穴有肺俞、膏肓；膈俞、胆俞；大椎、身柱。配穴取风门、心俞、脾俞、胃俞、肾俞、足三里。每次取 1 组主穴，辨证配穴，3 组主穴交替使用，每穴灸 3~5 壮，隔日 1 次，3 次为 1 个疗程。亦可选用艾炷隔姜灸，每穴 5~7壮，或艾条温和灸、温器灸，每穴 10~15 分钟，隔日 1 次，10次为 1 个疗程。

（3）艾灸Ⅲ型肺结核或吸收期患者:主穴有膏肓，配穴取足三里、三阴交。主穴采用艾炷隔姜灸 5~7 壮，配穴采用艾条温和灸，每穴 5~10 分钟，每日 1 次，10 次为 1 个疗程。休息 10 日再进行第二个疗程，主穴更换膈俞、胆俞，配穴同第一疗程；溶解期患者取穴腰俞、足三里；膏肓、三阴交，灸法同上。

9.药物发疱灸治疗肺结核

取结核穴、风门、肺俞、心俞、膏肓，每次选 2 穴，用白芥子末 2g，以蒜汁调成糊状，敷贴穴上，待起疱后除去，4~5 日1 次，共治疗 3 个月。

10.药物敷贴治疗肺结核

取五灵脂、白芥子各 60g，生甘草 6g，共研细末，加蒜泥15g，醋少量捣匀，摊于纱布上，敷于颈椎至腰椎夹脊旁 5cm 处1~2 小时，待皮肤有灼热感时除去。7 日 1 次，3 个月为 1 个疗程。

11.药物敷脐治疗肺结核

肺结核盗汗取五倍子 50g，研细末，加朱砂 10g 混匀，每次取 2g，用开水调成糊状，填入脐中(脐孔先用酒精消毒)，胶布固定，每日 1 次，3 次为 1 个疗程。

12.雾化吸入治疗肺结核

取蒜泥 50g，置雾化器内雾化吸入，每次 30~60 分钟，每周 2 次，3 个月为 1 个疗程。

13.推拿治疗肺结核

（1）阴虚肺热：按揉百劳、肺俞、结核穴，同时点按膏肓俞、心俞，用揉拿三阴法点按内关、太渊等穴，再施舒胁开胸顺气法。

（2）阴虚火旺：轻揉背部，点按百劳、肺俞，用双龙点肾、舒胁开胸顺气法，揉拿三阴、三阳法点按足三里、三阴交、太溪。

（3）气阴耗伤：先在背部揉按搓运之后，点按大椎、风门、肺俞、脾俞、结核穴；继用舒胁开胸顺气法点按三阴交、太溪；再用揉拿三阴法点按百劳、手三里、间使、神门、列缺、鱼际；然后用推脾运胃法点按中脘。

14.气功调治肺结核

在治疗恢复过程中，根据病情可选做放松功、内养功、因是子静坐功、太极功、太极保健功、少林内功、膻中开合法等气功辅以治疗。

此外，根据病情和所处环境条件，可选用海水浴、空气浴及气候疗法，辅以治疗肺结核。

四、辅助治疗

本病初期和病情较轻者，可单用针灸治疗。如病情复杂，后期病情严重，全身衰弱情况明显，兼有并发症者，应与中西药同治，以提高疗效。除治疗外，应重视疗养，配合体疗、食疗，加强摄生，戒除酒色，注意寒温，切忌劳累，方有助于提高疗效。

患者应隔离，对痰液、食具、用具等均应消毒，以防止传染。

第三节　颈淋巴结结核

颈淋巴结结核是由结核杆菌侵入颈淋巴结而引起，可见于各年龄期，而以儿童为多见。全身各淋巴结皆可发生结核，但以颈项腋下淋巴结为多发。

一、临床表现

本病的临床表现，可分为局部症状与全身症状两个方面。

（一）局部症状

本病多发于颈项、耳前耳后及颌下、胸锁乳突肌的前后和深部，或一侧或两侧。开始时淋巴结肿大，如豆粒、果核，少则一两个，多则累累如串珠，皮肤不发红热，不痛，推之可移动。以后逐步发展到淋巴结周围，结块与周围软组织粘连时，则推之不动。化脓时，则肿块增大，疼痛，按之软有波动感，如继发感染则红肿焮热，疼痛加重，溃烂后，流稀薄脓液，日久则形成瘘道，愈合甚慢，或长久不愈，最后形成形状不规则的瘢痕，当瘘道长期不愈时，经常有少许脓性分泌物排出，日久可引起附近皮肤并发瘰疬性皮肤结核。

（二）全身症状

全身症状多出现于化脓期和溃疡期，表现为午后潮热，两颧发红，面色少华，甚则㿠白，五心烦热，夜间盗汗，饮食减少，身体瘦弱等。其由肺结核传变而来者，早期即具有全身症状。

二、诊断要点

1.根据结核病接触史，OT 试验强阳性反应，身体他处有结核病，或有结核中毒症状及局部症状，不难诊断。

2.淋巴结穿刺，发现结核病变，或找到结核杆菌可确定诊断。

3.应与颈部急性化脓性淋巴结眼相鉴别，从其发病较急，局部淋巴结急性炎症与周围血象白细胞增高等，可以鉴别。

4.本病初期为痰气凝结，筋脉瘀滞，后期则常为阴精耗伤，气血两亏，应注意区分实证和虚证。

三、治疗方法

（一）辨证分型体针法
根据颈淋巴结结核的局部症状，以及全身症状等。

1.气郁痰结。

【症状】耳前后与颈腋等处，结核肿胀，质地坚实，推之不移，不红不痛，无明显全身症状。多见于初期，但亦有病史较长而不出现全身症状者，苔脉一般无异常。

【治则】疏肝解郁，软坚消结。

【处方】百劳，天井，肘尖，支沟，阳陵泉。

【操作法】百劳、天井、肘尖三穴，可先针刺，然后用灸，或用小艾炷直接灸，每次 5～7 壮。支沟、阳陵泉二穴行平补平泻手法，留针 20～30 分钟，每日或隔日 1 次。

2.阴虚内热。

【症状】见潮热，盗汗，面色少华，或潮热颧红，五心烦热，失眠，口干咽燥，舌质红而少苔，脉象细数等。多见于中后期瘰疬化脓或溃烂时，但也有未化脓而出现。阴虚内热症状者，则与原有结核病有关。

【治则】养阴清热。

【处方】大椎，间使，三阴交，太溪，膏肓。

【加减】盗汗甚者加阴郄、后溪；失眠加神门、安眠。

【操作法】阴虚内热，针刺应行补法，但内热重时，可适当

第一章 内科疾病

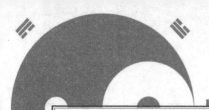

用泻法以清热。如大椎、间使用提插泻法，三阴交、太溪等则用提插补法，其余各穴，均可用平补平泻手法，留针 20～30 分钟，每日或隔日 1 次。

3.气血两虚。

【症状】瘰疬久延，局部溃烂，脓水淋漓，久不愈合，全身虚热不退，自汗盗汗，形体消瘦，饮食少进，面色无华，精神萎靡，舌红或淡而少苔，脉象细弱，多见于久病而成瘰瘵者。

【治则】培补气血。

【处方】肝俞，脾俞，膈俞，膏肓，气海，足三里，三阴交。

【加减】虚热甚者加陶道、太溪。

【操作法】主方各穴均用补法，刺激宜轻，缓慢行针，以得气为度。虚热取陶道退热时，可适当行提插泻法，太溪目的是养阴，故仍宜用补法。

上述阴虚内热与气血两虚证所列处方，均着眼于全身治疗。对于局部症状，亦当同时兼顾，可参照气郁痰结证处理。

(二) 综合疗法

1.实用验方

(1) 消瘰汤加减：猫爪草、白头翁各 25g，煅龙骨、煅牡蛎、夏枯草、浙贝母、连翘各 20g，水煎服，每日 1 剂。药渣煎汤趁热洗患处，治疗瘰疬 54 例。结果：痊愈 42 例，显效 10 例，有效 2 例(《中国特色医疗大全》，1996，12)。

(2) 泽漆膏：含泽漆、蜈蚣、猪苦胆，涂敷患部，有窦道者用纱条浸药膏充填疮口，每日换药 1 次。治疗颈淋巴结核 36 例，用药 1～3 个月，结果：痊愈 34 例(《当代中医外治精要》，1996，113)。

(3) 夏蒲膏：夏枯草、蒲公英各等份，共捣烂，敷贴患处，每日换药 2 次，治疗瘰疬 42 例，敷药 10～15 日，结果：痊愈 35 例，好转 7 例 (《当代中医外治精要》，1996，114)。

(4) 石灰大黄纱条：取石灰粉 400g，置砂锅中炒至烫手后加大黄粉 100g，继续炒至石灰变成微红色，晾凉后过 120 目筛，以香油调成糊状，将纱条浸于药糊中备用，充填疮口或窦道内，治疗淋巴结核 208 例。结果：痊愈 181 例，有效 26 例，总有效率 99.5%（《中医杂志》，1980，3，39）。

（5）猪胆汁膏

猪胆汁与醋按 10：13 的比例，置铁锅中文火煎熬 3～4 小时，成膏后加松香 0.1 份拌匀，涂布于结节、脓肿表面或疮口内，每日或隔日换药 1 次。治疗淋巴结核 53 例，敷药 2 个月，结果：治愈 26 例，有效 21 例，总有效率 88.68%（《中医杂志》，1980，3，38）。

2.体针治疗瘰疬

（1）主穴：①实证取翳风、章门、天井、足临泣、太冲。②虚证取百劳、脾俞、肾俞、天井。颈部加大迎、臂臑、手三里。

加减：腋下加肩井、少海、阳辅；胸胁胀痛加内关、阳陵泉；脘痞纳少加中脘、足三里；咳嗽加肺俞、列缺；盗汗加肓门、阴郄。实证用泻法；虚证用补法或平补平泻法。每日 1 次，10 次为 1 个疗程。临床报道，用金针辅以火针、艾灸治疗本病 200 例，总有效率 96.5%。

（2）毫针法：①用毫针直刺入肿大淋巴结，配刺膈俞、肝俞，中强刺激，每日 1 次，10 次为 1 个疗程。适用于结节期。②取毫针横穿肿大的淋巴结，或通电加温，5 日 1 次，5 次为 1 个疗程。适用于瘰疬未化脓。

3.水针治疗瘰疬

常用穴取结核点、百劳、肺俞、肩外俞、肝俞、天井。每次选取 3～4 穴，每穴注入 5% 当归注射液 0.5ml，隔日 1 次，或取 0.2g/ml 的链霉素液 0.5ml，直接注入肿大的淋巴结内，3～5 日 1 次。亦可取异烟肼注射液 100mg，加 0.5% 普鲁卡因液至 10ml 的混合液浸润注射于肿大的淋巴结周围；或取混合液 1.0ml 注射于腹股沟的正常淋巴结内。每日 1 次，左右侧交替注射，10 日为

第一章　内科疾病

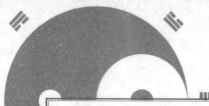

1个疗程，一般需治疗2个月。

4.火针治疗瘰疬

结节期取粗火针烧红后速刺入肿大淋巴结之核心，每核1针，3~4日1次，一般需要治疗4~10次，刺后如形成溃疡，按常规换药处理。

5.芒针治疗瘰疬

天井（或曲池）透刺臂臑，用泻法，使针感上行至肩端，每日1次，左右交替轮换，10次为1个疗程。

6.刺血治疗瘰疬

结节期取京门、曲池、偏历、列缺、太渊、复溜、飞扬、太冲、太白、行间，每次选取3~4穴，用三棱针点刺出血，2~3日1次。

7.挑治治疗瘰疬

在肩胛下方及脊柱两侧寻找略高于皮肤，色微红，按之不退色之结核反应点，用三棱针挑治，将白色肌纤维挑断。亦可在肩井、臂臑、肺俞、八髎及髎间等穴挑治，每周1次。

8.拔火罐治疗瘰疬

结节期可在肩外俞、曲垣、肝俞、胆俞、中府拔火罐，隔日1次。

9.艾灸治疗瘰疬

常用穴有病变淋巴结、百劳、肺俞、膏肓、肝俞、脾俞、肾俞、天井、肘尖、少海。每次选取3~4穴，可选用艾炷（或隔附子饼、葶苈饼、香附饼、茛菪根、商陆、大蒜片、桃树皮）灸、温针灸、药捻灸、桑枝灸，一般每穴每次灸3~7壮，每日1次。

10.药熨治疗瘰疬

结节期取侧柏叶（捣烂）、食盐各适量，共炒热布包，趁热熨患处，每次20~30分钟；或取萝卜切成厚片，煨烫(温度适宜)，趁热熨患处，每日数次。

11.药物外敷治疗瘰疬

（1）结节期：①凤仙花、独角莲、威灵仙、芭蕉根、荔枝肉、百合、红化等鲜草药各适量，任选 1 种，捣烂敷患处，每日换药 1 次。②蓖麻子、大风子、木鳖子、没药、松香各等份，或生南星、生半夏各等份，共捣烂敷患处，每日 1 次。③五倍子末醋调，煅乌龟灰末香油调，夏枯草膏猪胆汁调，任选 1 种，敷患处，每日换药 1 次。

（2）脓肿期：①山慈姑适量，捣烂敷患处。②猪苦胆 10 个（取汁），陈醋 500ml，以文火熬膏，敷药前先用花椒水洗患处，然后敷上猪胆膏，均每日换药 1 次。

（3）破溃后：取文蛤 1 只，金头蜈蚣 1 条，先将文蛤钻 1 孔，蜈蚣研末纳入文蛤内，以纸糊封口后用麦麸炒至纸焦，去纸研细末，加麝香（或冰片代）少许，以食醋调成糊状，敷患处，每日换药 1 次。

12.药物拔核治疗瘰疬

结节期病变淋巴结较小而表浅，且患者体质较好，可取白降粉与米饭捣和；或取白降丹 30g，黑猫齿 6g，红升丹、轻粉各 1g，制成药饼。贴敷肿核处，外用太乙膏覆盖，3 日换药 1 次（儿童 4 日）。肿核小者 7 日可脱落，大者 10 日可将肿核拔出，肿核脱后可用白玉膏掺生肌散等外敷，换药至伤口愈合。本方刺激性很大，使用时必须严格掌握。

13.擦药治疗瘰疬

①瘰疬初起，可取生南星磨汁、野菊花根绞汁、甘遂末醋调、虎耳草捣汁、重楼磨醋，任选 1 种涂搽患处。②取芫花、大戟各等份，水煎收浓膏，调入樟脑 3g，拌匀后擦患处。③取猫爪草 250g，地龙 150g（或毒蛇 1 条），浸泡于白酒 1000ml 中，密封埋入地下 50～100 日后挖出，取药酒擦患处，每日数次。

14.熏蒸治疗瘰疬法

取草乌 15g，红矾 15g，置带喷头熏洗蒸气发生器内，加水 1000ml，加热用蒸气喷熏患处，每次 20～30 分钟，每日 1 次。注意勿使蒸气及药液误入眼、口内。

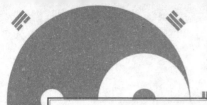

15.气功指针治疗瘰疬

可在翳风、百劳、脾俞、肾俞、中脘、神阙、气海、关元、臂臑、五里、天井、少海、阳池、丘墟、足临泣、太冲等穴施行气功指针，每日1次。

四、辅助治疗

1.对有肺结核病者，应参照肺结核病治法加减出入以治之。

2.已化脓的瘰疬，一般不做切开，待其自行吸收。或用穿刺抽脓，一般每周1次。如脓肿波动明显，或并发感染者，可切开引流，只要局部处理适当，可较快愈合。

3.对已溃烂的疮口，应以提毒祛腐药物外敷，促使脓毒外出，脓水排尽后，再以生肌药物外敷，以利疮口愈合。

4.本病多偏正虚，尤其是有全身症状者，常为气血两虚，故增加饮食营养至为重要。另外如海蛇、荸荠、慈菇等，具有软坚化结作用，宜多服。

第四节　病毒性肝炎

病毒性肝炎是由肝炎病毒引起的急性消化道传染病，一般都以发热，食欲减退，黄疸，肝肿大并有压痛等为主要临床表现，急性期后有部分患者转为慢性，肝功能持续或反复损害。

现代医学把病毒性肝炎大致分甲型（IH）及乙型（SH）两种，甲型肝炎由甲型病毒引起，乙型肝炎则由乙型病毒引起，其传播途径为日常生活接触或食入被病毒污染的食物、饮料后由口腔侵入，亦可经输血或注射等传播。

一、临床表现

本病急性期分黄疸型和无黄疸型，慢性期又分多种类型，其具体表现为。

（一）急性期

1.黄疸型

整个病程的 2~4 个月，开始时有恶寒发热，体温一般不很高，全身乏力，食欲减退，恶心呕吐，肝区胀痛，上腹不适，便秘或腹泻等，继则尿色加深，巩膜发现黄染，波及皮肤，于数日至二周内达高峰。伴有胃肠道症状，有些患者有瘙痒或心率变慢，大便可呈陶土色，肝肿大可达肋缘下 2~4cm，有压痛及叩击痛。经 2~6 周进入恢复期，黄疸和其他症状逐渐消退，食欲增进，肝肿大亦渐消退，少数病例可较长期遗留乏力，上腹不适，厌食脂肪等症状。

2.无黄疸型

本型较黄疸型为多，大多起病缓慢，主要症状为乏力、食欲不振、肝区疼痛、腹胀等，或恶心呕吐、腹泻、头痛低热、肝肿大和压痛，在病程中无黄疸出现。部分患者可无明显症状，仅于体检时发现肝功能不正常，称为隐性感染。

3.重型

包括急性肝坏死型和亚急性肝坏死型，发病率甚低。急性肝坏死型初起多为急性黄疸型，但黄疸迅速加深，肝脏明显缩小，并出现烦躁、神志错乱、谵妄、嗜卧、昏迷、抽搐、便血、呕血、鼻血等，并迅速出现腹水。少数患者一开始即见高热神昏，黄疸并不显著，肝脏迅速缩小，病情极为凶险。亚急性肝坏死型，病程较长，临床症状较轻，主要有黄疸、出血、腹水、肝脏缩小，本型可因肝功能衰竭而发生肝昏迷。

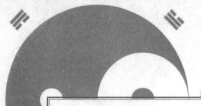

（二）慢性期

急性肝炎，特别是乙型肝炎患者，病情迁延不愈，或反复发作，而进入慢性阶段。可分别为下列数型。

1.慢性迁延型

急性肝炎后迁延不愈，病程超过半年，但仍食欲不振、乏力、腹胀、肝区疼痛、肝肿大压痛等，劳累后则加剧，肝功能轻度不正常或反复波动。

2.慢性活动型

急性肝炎发作后，病情呈进行性发展，病程常在一年以上，肝功能长期不正常，或明显波动，伴有乏力和低热，以及胃肠道症状、面部或下肢浮肿、皮肤瘀点等。部分病例有肝肿大，蜘蛛痣，肝掌，腹水，食道胃底静脉曲张甚或出血等。

3.慢性胆汁瘀积型

急性黄疸型患者，黄疸长期不退，并呈阻塞性，乏力，瘙痒，肝脏肿大，食欲多无明显减退，肝功能接近正常，碱性磷酸酶及胆固醇则明显升高。此类病人预后多良，只有少数发展为胆汁性肝硬化。

二、诊断要点

1.有与肝炎患者接触史，出现黄疸（或无黄疸），乏力，食欲不振，恶心呕吐等消化道症状时，应及时检查。若肝肿大，肝功能损害，谷丙转氨酶增高等，即符合病毒性肝炎的诊断。

2.应根据病史、病程及临床症状、体征等，区分急性、迁延性、慢性等不同类型，并排除胆囊炎、胆石症所致的黄疸胁痛症状，必要时可作超声波检查，摄腹部平片或胆囊造影，以期确诊。

3.对黄疸型者，应根据黄疸的色泽，结合病史、症状，区别阳黄与阴黄，以便分别进行治疗。

三、治疗方法

（一）辨证分型体针法

1.湿热郁蒸，发为阳黄。

【症状】面目全身俱黄，黄色鲜明，发热口渴胸闷，纳呆，胁肋胀痛，腹部胀满，倦怠乏力，皮肤瘙痒，小便赤黄，大便秘结或溏泻，舌苔黄腻，脉象弦滑或濡缓等。常见于急黄疸型肝炎，或迁延性和慢性活动性肝炎的过程中。

【治则】清热利湿。

【处方】大椎，阳纲，阴陵泉，足三里，太冲。

【加减】热偏重者加曲池、合谷；湿偏重者加至阳、脾俞；胁痛甚者加期门、支沟。

【操作法】主方各穴均宜提插结合捻转泻法，反复行针，然后留针。热重证刺曲池、合谷时，应用紧提慢按法；湿重时刺至阳、脾俞，可用平补平泻法；期门应斜刺；支沟可深刺；均行捻转泻法。

2.肝气郁滞，肝脾不和。

【症状】胁肋胀痛，腹胀脘闷，恶心、嗳气，饮食减少，四肢倦怠无力，大便不调，苔薄黄，质淡红，脉象细弦等。多见于无黄疸型肝炎与迁延性肝炎过程中。

【治则】疏肝理气，调和肝脾。

【处方】肝俞，脾俞，阳陵泉，足三里。

【加减】胸闷恶心甚者加内关，胃胀甚者加中脘。

【操作法】本证实热症状不明显，故对主方各穴，均采用平补平泻法，但如肝胆郁结甚时，则应用捻转泻法以疏泄之。内关、中脘均用捻转法以调气机。

3.寒湿困脾，发为阴黄。

【症状】面目全身发黄，黄色晦暗，或如烟熏，神倦乏力，畏寒，饮食减少，脘腹痞闷，或有腹胀，大便不实，口淡不渴，

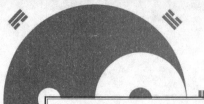

舌质淡、苔白腻，脉象濡缓或沉迟。多见于慢性肝炎、慢性胆汁瘀积型肝炎、肝硬化等症中。

【治则】温化寒湿，健脾和胃。

【处方】胆俞，阳纲，脾俞，阴陵泉，三阴交。

【加减】腹胀甚者加气海、足三里；脘腹痞闷加中脘、内关；畏寒重者加大椎。

【操作法】寒湿之邪，多偏于虚故主方各穴宜用提插或捻转补法，阳纲、脾俞宜针后加灸，每穴各用5~7壮，如腹胀甚者，气海穴亦宜灸疗。中脘、内关，可用平补平泻法，畏寒重者，大椎、至阳两穴先用慢提紧按法，反复运针后，再加灸法,或用温针法。

4.热毒内炽，内陷心肝。

【症状】突然出现黄疸，迅速加深，其色如金，高热，烦躁不安，口渴引饮，胸腹胀满，便秘、尿赤，神昏谵语，或有痉厥，衄血，便血或皮肤出现瘀斑，舌质红绛,舌苔黄燥，脉象弦数等，症情急剧，并迅速恶化，多见于急性和亚急性黄色肝萎缩，应立即中西结合进行抢救，针灸只作为辅助治疗。

【治则】清热解毒，凉血开窍。

【处方】劳宫，涌泉，十二井，委中。

【加减】神志昏迷加人中、百会；四肢抽搐加阳陵、太冲；鼻衄加少商、鱼际；皮肤瘀斑加膈俞、血海。

应积极采取中西医综合治疗挽救，针刺只能起辅助作用。

【操作法】劳宫、涌泉用深刺，行提插泻法，十二井点刺出血，委中刺络放血，神昏时人中、百会用强刺以泻之，抽搐时阳陵泉、太冲宜提插泻法。其他如鱼际、少商、膈俞、血海等均宜泻法，以祛邪热。

5.邪热久留，耗伤阴液。

【症状】肝硬化发展时，低热时作或手足心热，胁肋作痛，口干而苦，形体消瘦，腰背酸软，舌少苔或光红，或尖边有刺，脉象细弦而数，常见于慢性肝炎向早期肝硬化发展时。

【治则】养阴清热。

【处方】大椎，间使，肝俞，太冲，太溪。

【加减】肝脏肿大质硬者加章门、痞根。

【操作法】阴液亏损多属虚证，故主方各穴原则上应用补法，但对于发热患者，针刺大椎、间使以控制低热时，可适当用提插泻法，肝肿硬者章门、痞根亦可适当用泻法以消肿胀。

（二）综合疗法

1.耳针疗法

【处方1】肝、胆、脾、胃。加减：食欲不振加胰胆；肝区痛加神门、皮质下；腹胀加皮质下、胰胆、大肠；失眠加神门、心；转氨酶高者加肝阳、耳尖。

【处方2】常用耳穴有三组：①肝、胆、肝阳、三焦、交感、肝炎点；②肝、脾、神门、交感；③肝、胆、脾、胃、膈。

每次选1组穴，中强度刺激，留针30分钟，每日1次。亦可单耳埋针或贴压王不留行籽，每日自行按压3~5次，两耳交替进行。有人报道，耳穴埋针治疗慢性肝炎100例，治愈50例。

2.实用验方

（1）参芪四物汤：党参、黄芪、生地、当归、赤芍各15g，川芎10g。水煎服，每日1剂，3个月为1个疗程。治疗慢性乙型肝炎45例，结果：基本治愈16例，显效15例，有效9例，总有效率88.8%。治疗后CD_3、CD_4与CD_4/CD_8的比值显著回升，CD_8与B细胞显著下降（《中医杂志》，1995，9，540）。

（2）清热利湿法：茵陈、银花、板蓝根各30g，栀子、枳壳各15g，丹皮10g，大黄、甘草各6g，水煎服，每日1剂。治疗急性黄疸型肝炎124例（甲肝89例，乙肝35例），结果：胆红素恢复正常时间分别为5日38例，10日79例，15日5例，>15日2例；转氨酶恢复正常时间分别为20日16例，30日106例，40日2例（《中医杂志》，1996，6，373）。

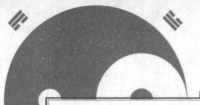

（3）丙肝灵：由水牛角、黄芪、杞子、赤芍、茯苓、柴胡、陈皮、鸡骨草等组成，每次口服 60ml，每日 2 次。治疗慢性丙型肝炎 60 例，结果：基本治愈 15 例，显效 19 例，有效 18 例，总有效率 86.7%。实验研究表明，本药有明显保肝降酶作用，能减轻 D 氨基半乳糖所致的急性肝损害（《中医杂志》，1996，11，673）。

3.针灸辨证治疗无症状 HBsAg 携带者 70 例

取穴：大椎、气海（灸）、足三里（针后加灸）、三阴交，用平补平泻法，留针 30 分钟，其间运针 1 次。灸法用艾条温和灸，至局部皮肤出现红晕为度。加减：偏脾虚湿热者加阴陵泉、行间，针用泻法；偏阴虚者加复溜或太溪，针用补法，隔日 1 次，3 个月为 1 个疗程。

结果：HBsAg 转阴 21 例，HBeAg 转阴 7 例（《中医杂志》，1998，10，38）。

4.体针治疗肝炎

主穴：肝俞、胆俞、章门、期门、膻中。加减：湿热蕴结加阳陵泉、阴陵泉、太冲、内庭；寒湿困脾加脾俞、至阳、足三里、三阴交；肝郁脾虚加阳陵泉、足三里、行间；瘀血阻滞加膈俞、大肠俞、气海；肝肾阴亏加肾俞、关元；热重加大椎；脘痞纳差加中脘、足三里；胸闷呕逆加内关、公孙；腹胀便秘加大肠俞、天枢；困倦乏力加命门、气海；大便溏薄加天枢、关元、足三里；肝功能损害加肝炎点(内踝尖上 2 寸)、太冲；转氨酶升高加大椎、阳陵泉、中封；肝脾肿大加痞根、脾俞。每次选 4～6 穴。急性期用泻法，慢性期用平补平泻法，留针 20～30 分钟，每隔 10 分钟运针 1 次。急性期每日 1 次，慢性期隔日 1 次，7～10 次为 1 个疗程。据报道，针刺治疗急性黄疸型肝炎 151 例，治愈率为 92.1%；治疗迁延性肝炎 36 例，痊愈 19 例；治疗慢性活动性肝炎 3 例，痊愈 2 例。

5.水针治疗肝炎

常用穴有肝俞、胆俞、章门、期门、日月、阳陵泉、足三里、肝炎点、太冲。慢性期加脾俞、肾俞，每次选 2～4 穴。急性期可选用板蓝根注射液、茵陈甘草注射液、维生素 B_1、B_{12} 混合注射液；慢性期可选用当归注射液、胎盘组织液、肝太乐注射液。每穴注入 0.5~1ml，每日或隔日 1 次，10 次为 1 个疗程。

6.穴位埋线治疗肝炎

慢性肝炎可在右侧期门、三阴交，依常规埋植 0 号羊肠线 1~1.5cm，每月 1 次，可埋 2~3 次。

7.刮痧治疗慢性肝炎

先刮大椎、至阳、肝俞、脾俞；继刮膻中、期门、中脘、阳陵泉，点揉太冲，每周 1 次，4 次为 1 个疗程。

8.艾灸治疗肝炎

（1）阳黄：常用穴有至阳、胆俞、阳陵泉，可选用艾炷无瘢痕灸，每穴 3 壮，每日 1~2 次，10 次为 1 个疗程；或用灯火灸，每穴灸 1 燋，每日 1 次，灸至黄疸消退。

（2）阴黄：常用穴有至阳、脾俞、中脘、关元、足三里、三阴交，可选用艾炷无瘢痕灸；或艾条温和灸，每穴 5~10 分钟，每日 1 次；或阳灯火灸，灸法均同上。

（3）慢性期：常用穴有膈俞、脾俞、右期门、天枢、承满、足三里，每次选 2~3 穴，采用艾炷无瘢痕灸，每穴 3 壮，隔日 1 次。

9.药物敷脐治疗肝炎

（1）各型病毒性肝炎丙氨酸氨基转移酶升高者：取甜瓜蒂、秦艽各 20g，丹参、黄芩、紫草、青皮各 10g，铜绿 5g，冰片 2g，共研细末。用药前先用酒精将脐孔擦净后，再把药末纳满脐孔，胶布封固，2 日更换 1 次，3 个月为 1 个疗程。

（2）急黄：取栀子末 15g，面粉 6g，用鸡蛋清调敷脐部，每日 1 次。急黄尿闭，取活田螺数只（去壳），葱白适量，共捣烂，加麝香少许拌匀，敷贴脐部，每日 1 次。

（3）肝脾肿大：取阿魏、硼砂各 30g，共研细末，用酒调敷贴脐部，3 日换药 1 次。

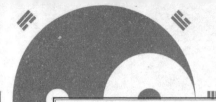

10.药物发疱治疗肝炎

急性肝炎,取毛茛叶适量捣烂,分别敷贴内关、石子头穴(太渊上2寸),待发疱后去药,用消毒注射器抽出疱液,敷以消炎膏。

11.药末吹鼻治疗肝炎

急性黄疸型肝炎,取瓜蒌、丁香、赤小豆各等份,共研细末,取药末少许吹入鼻孔内,使流出黄涕或黄水,每日数次。

12.药液滴鼻治疗肝炎

急黄,取苦葫芦1个,捣碎绞汁或水煎浓汁滴鼻,每侧鼻孔滴入1~2滴药液,使流出黏液黄涕,每日1次。

13.中药煎水浸足治疗肝炎

肝炎肝脾肿大,取三棱、莪术、延胡、乌梅各等份,煎水浸泡双足,每次30分钟,每日1~2次,坚持长期使用。

14.推拿治疗肝炎

(1)自我按摩:慢性肝炎可采用肝区自我按摩,仰卧位,先用手掌在右下胸至右上胸来回揉按100~200次,然后再从右下腹起,围绕脐部作环形轻揉按100~200次,每日早、晚各1处。有利于肝脏血液循环和消积化滞。

(2)点穴:常用穴有至阳、肝俞、腕骨、足三里、太冲。由上而下,用中指平揉和压放相结合,每穴100次,每日1次。

(3)足部推拿:推拿足部反射区肾、输尿管、膀胱、肝脏、胆囊、前列腺(子宫)、淋巴(上身、腹部)等,每日1次。

15.气功调治肝炎

根据病情和体力情况,可选做守一功、化身功、影人功、真气运行功、导引功及六字诀等。

四、辅助治疗

1.适当补充维生素,有助于肝功能的恢复。例如维生素C 100mg,每日3次;复合维生素B,每次2片,每日3次。

2.补充葡萄糖粉,或50%葡萄糖液40ml静脉注射,每日2~

4次。

3.饮食护理亦很重要，饮食以新鲜和清淡者为宜，不要过食肥腻之品，以免助湿生热，忌饮酒和辛辣刺激食物，注意休息，避免劳累，精神要乐观愉快，有助于恢复。

第五节　细菌性痢疾

细菌性痢疾简称"菌痢"，是夏季秋季常见的肠道传染病，以发热，腹痛，里急后重和排脓血样粪便为其特征。

现代医学认为痢疾的病原菌是痢疾杆菌，常见的有志贺氏、福氏、许密氏、宋乃氏、鲍氏等多种，都能产生内毒素，有的还能产生外毒素。细菌进入人体消化道，加之人体由于过度疲劳、暴饮暴食，以及原有消化道疾患等因素，降低了全身及胃肠道局部防御机能，痢疾杆菌，得以侵入肠黏膜上皮细胞，不断繁殖，而引起菌痢。

一、临床表现

潜伏期1~2天，主要表现为消化道症状和全身中毒症状两个方面。消化道症状为腹痛，腹泻，脓血便，里急后重等；全身中毒症状为发热头晕，疲乏无力，甚则高热，精神萎靡，烦躁，严重者面色苍白，四肢厥冷，血压下降，乃至出现昏迷，惊厥，紫绀，呼吸衰竭等危象。由于感受时邪的轻重不同，以及年龄、体质、病程等的差异，主症的表现也不一致，应注意分析。

二、诊断要点

1.根据发热，腹痛，下痢脓血便，里急后重等典型症状，不

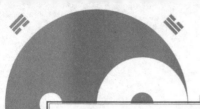

难诊断。结合大便常规检查找到吞噬细胞，大便细菌培养阳性，可以确诊。

2.从发病时间的长短来区别急性或慢性痢疾，一般急性菌痢经久迁延不愈者或反复发作者常转为慢性菌痢。急性菌痢病程超过2个月，即称慢性菌痢，其中包括：①过去有菌痢病史，现无症状，大便培养阳性。慢性菌痢可呈慢性隐伏型、慢性迁延型、慢性菌痢急性发作型，应加以区别。肠镜检查有异常发现者；②痢疾久延，腹痛，大便多稀，带有黏液或脓血者；③痢疾病后，受凉或饮食不节，即发生腹痛，腹泻，脓血便，里急后重等症状者。

3.急性期高热，下痢频繁，呕吐烦躁，甚至出现昏迷，痉厥等或并不出现下痢而见上述症状者属中毒性菌痢，应严密观察。如出现面色苍白，四肢厥冷，血压下降等则为危候。中毒性菌痢无明显下痢症状时，应行直肠指检，掏出少许内容物，作镜检或培养，以明确诊断。

4.应与急性血吸虫病感染、急性胃肠炎、过敏性结肠炎、肠结核等病相区别。并通过大便常规，孵化、培养、X线钡灌肠、肠镜检查等以求确诊。

三、治疗方法

（一）辨证分型体针法

急性菌痢出湿热之邪与积滞互阻而成，多属实证。但由于湿与热邪气之偏胜和积滞之轻重，以及年龄、体质、时令等因素，常表现热重湿轻，湿重热轻，寒湿等不同类型。慢性菌痢多由急性菌痢转变而来，迁延日久，可伤及脾胃之阴或脾肾之阳，多属虚证或虚实夹杂证，故应辨证施治。

1.急性菌痢

（1）热重湿轻证。

【症状】高热持续，一般常在39℃以上，下痢脓血便，赤多白少，每日十数次至数十次，气味腥秽，腹中胀痛阵作，痛则欲便，欲行不畅，里急后重，肛门灼热，小便短赤，口干欲饮，舌苔黄腻，脉滑数有力。

【治则】清热利湿，疏导肠胃。

【处方】大椎，曲池，天枢，气海，足三里。

【加减】初起有恶寒体痛等表证者，加风池、合谷；后重甚者，加中膂俞；噤口不能食，呕吐者，加上脘、下脘、内庭、内关。

上列各穴，对急性菌痢高热与腹痛重，便次多，症情较重时，每日针刺2～3次，甚至6小时1次，症状缓解后逐渐减少为每日1次，直至治愈为止（其他各证相同）。

【操作法】急性菌痢，多属实证，故宜针以泻之，根据病深宜深刺的原则，对腹部各穴应刺1.5寸以上，四肢各穴可刺入2寸（成人），行提插结合捻转泻法。要求提插幅度大些，捻转频率快些，反复行针，加强针感，使腹部穴位向四周放射，四肢各穴向上下传导。然后留针1～2小时，每隔5～10分钟行针1次。一般在留针期间，腹痛便可缓解，亦不想排便，如有便意，给予行针即可控制。在开始治疗的第一、二次，应严格按要求操作，以期迅速缓解病势。

（2）湿重热轻证。

【症状】身热不甚，或不发热，大便多为黏液或夹脓血，赤少白多，便次多较热重证为少，腹痛，里急后重，口渴不欲多饮，脘闷不思食，或兼呕恶，头昏且重，神倦乏力，舌苔淡黄浊腻，脉象多见濡数。

【治则】清化湿浊，疏通气机。

【处方】阴陵泉，三阴交，天枢，气海，上巨虚。

【加减】脘闷胃呆者加中脘、足三里；恶心呕逆者加内关、内庭。

【操作法】湿重热轻，也属实证，原则上宜用泻法，以提插泻法为主，反复行针，以挫病势。但对于不发热或症状较轻的患者，亦可应用平补平泻法以调理气机。胃肠气机通畅，湿浊之邪

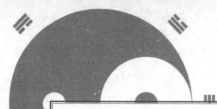

也自消退，达到止痛止泻的目的。

（3）寒湿证。

【症状】由于感受寒湿阻于肠道，以致传导失常，或痢疾后期，热邪已去而湿浊留滞不化，影响胃肠功能。故下痢每为白色黏胨，或稍带血丝，腹胀而绵绵作痛，大便欲行不畅，后重频频，纳食减少或兼呕恶，口黏不渴，舌质淡苔白淡，脉来濡缓。

【治则】温中散寒，化湿导滞。

【处方】天枢，气海，足三里，阴陵泉，隐白。

【加减】胃胀者加中脘，呕恶者加内关。

操作法：寒湿属实，治宜泻法，但寒证常偏虚，尤其是病程较长，热去湿留的患者，正气常偏虚，虚实互见，当予补泻兼施，或先补后泻或先泻后补。针法中的阳中隐阴，阴中隐阳可因症采用。此外寒则温之，非灸不可，各穴针刺后可以加艾条灸。腹部各穴，用艾炷灸，每穴 3～5 壮。

（4）疫毒证（中毒性痢疾）。

【症状】发病急骤，下痢脓血，腥臭异常。腹中剧痛，大便日数十行，里急后重特甚，高热持续常达 40℃ 以上，渴欲饮水，烦躁不安。如热毒内陷心营，则出现神志昏迷，人事不省等症，甚则出现四肢痉挛抽搐等症。如不及时抢救，则出现面色苍白，大汗淋漓，呼吸急促，肢冷脉伏，血压下降等危候。

【治则】①邪热鸱张，高热不解者，清泻热邪，通腑导浊。②邪热内陷，神志昏迷者，清营泻热，醒脑开窍。③虚脱而见面白自汗，气促脉微欲竭者，急予回阳固脱。

【处方】①十二井，尺泽，委中，内庭，合谷，天枢，上巨虚。②人中，合谷，神门，内关，中冲，劳宫，涌泉。③关元，神阙，素髎，人中，内关。

加减：口噤不开加颊车；痰浊上涌加丰隆。

操作法：十二井穴，用三棱针点刺，出血数滴；委中、尺泽，均于静脉处放血，每穴可放 1ml 左右；人中穴，针尖向上斜刺，进针 5~7 分钟，连续用提插法；合谷、内关均向上针刺，反复提插捻转，使针感向上臂放散；神门、劳宫、涌泉深刺行捻转泻法；中冲浅刺疾出；神阙用隔盐灸，关元用隔姜灸，以大艾炷连续施灸，可多至数十壮；素髎深刺，行提插捻转手法，连续行针；内庭、合谷、天枢、上巨虚的操作要求与热重湿轻证相同，可参阅。

2.慢性菌痢

（1）脾胃阴虚证。

【症状】痢疾久延不愈，腹泻频作，黏稠如胨，或夹脓血，腹痛后重，午后潮热，口干而苦，心烦，夜眠不实，饮食不多，形体消瘦，精神倦怠，舌质红少苔，脉象多细数。

【治则】养阴清热，清肠止泻。

【处方】大椎，间使，三阴交，太溪，天枢，足三里。

【加减】心烦不寐加神门；后重甚者加中膂俞。

【操作法】大椎、间使用提插泻法，以治潮热，一般应在潮热前针刺，效果较好。三阴交太溪用提插补法，天枢、足三里用平补平泻法。均留针 30 分钟，每日 1 次。

（2）脾肾阳虚证。

【症状】痢疾反复发作，时轻时重，下痢清稀，或完谷不化，或五更泄泻，夹有白色黏液或紫暗血色，腹部隐隐作痛，肛门重坠，甚至滑泄不禁、脱肛，饮食不化，面色无华，四肢不温，怕冷，口淡无味，舌质淡，舌苔白，脉象沉细无力。

【治则】温脾补肾，固涩止泻。

【处方】脾俞，天枢，关元，足三里。

【加减】大便不禁，脱肛者，加长强、百会；夹有积滞，腹痛下痢较多者，加上巨虚。

【操作法】久痢属虚，治宜补法，兼有实象者，可酌用泻法。方中脾俞、肾俞、关元等穴均用捻转补法，针后加灸，或用艾炷灸每穴 3~5 壮，三里用平补平泻法，或先泻后朴法，脱肛刺长强穴时，针尖沿尾闾骨下方向上斜刺，进针 1~2 寸，行提插法，

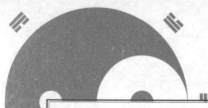

肛口有较强烈收缩感为适度，百会针后加灸，每日或间日1次。

（二）综合疗法

1.耳针疗法

【处方1】大肠，小肠，直肠。加减：口噤不食者加刺贲门。

【处方2】大肠、小肠、直肠、脾、胃、肾、神门、交感、皮质下，每次选3～4穴。急性期用强刺激，每日1～2次；慢性期用弱刺激，隔日1次。亦可埋针或贴压王不留行籽。

2.体针治疗菌痢

（1）常用穴有天枢、足三里、上巨虚、地机。湿热痢加大横、丰隆、隐白；噤口痢加中脘、内关、内庭；寒湿痢加气海、阴陵泉；慢性菌痢加脾俞、胃俞、关元、三阴交、照海；发热加大椎、曲池、合谷；恶心呕吐加内关；里急后重加中膂俞、阴陵泉；赤多加膈俞、血海、阴陵泉；白黏液多加关元、阴陵泉。急性期用强刺激，每日1～3次，不留针；症状减轻后用中强刺激，每日或隔日1次，留针20～30分钟，每隔10分钟运针1次，亦可采用电针法。临床报道，针刺治疗急性菌痢1238例，治愈率为92.4%。

（2）透穴法取足三里透上巨虚、大肠俞透小肠俞、天枢透大巨，每日1次。

3.水针治疗菌痢

急性菌痢可选用庆大霉素注射液2万单位分别注入双侧足三里，每日1次。腹痛、便次频繁可选用0.2%普鲁卡因注射液或5%葡萄糖注射液分别注入天枢、关元，每穴0.5～1ml，每日1次。

4.刺血治疗菌痢

菌痢高热惊厥，先用三棱针点刺百会、人中、内关，然后再刺大椎、十宣、委中，每穴放血2～3滴。

5.穴位磁疗治疗菌痢

慢性菌痢取神阙、关元、足三里、腹泻特效穴（外踝直下赤白肉际处），每穴敷贴500～1500高斯磁片，亦可选用旋磁法。

6.刮痧治疗菌痢

先刮脾俞、大肠俞，点揉天枢、气海；继刮曲池、合谷、阴陵泉、上巨虚、下巨虚，每周1次。

7.拔火罐治疗菌痢

常用穴有大椎、脾俞、胃俞、大肠俞；中脘、天枢、关元；大肠俞、关元俞、天枢、关元、腹结。每次选1组穴，施闪火拔罐15分钟。选用第二组穴位时，可先行走罐后留罐；选用第三组穴位时，可采用刺络拔罐法。

8.艾灸治疗菌痢

（1）慢性菌痢：常用穴有脾俞、肾俞、大肠俞、神阙、天枢、关元、足三里，每次选2～4穴，可选用艾炷(或隔蒜、姜)灸、神阙隔盐灸，每穴灸5～7壮，或艾条温和灸，每穴10分钟，或温针灸，每穴2壮，每日1次。

（2）久痢脱肛：在百会、关元施艾炷麦粒灸或艾条温和灸，灸法同上。

9.药物敷贴治疗菌痢慢性菌痢

取吴萸、白胡椒各6g，共研细末，和蒸饭适量同捣成药饼，敷贴下腹部。

10.药物热熨治疗菌痢

寒湿痢取吴萸30g，食盐120g，共炒热，用布包热熨腹部。

11.药物敷脐治疗菌痢

（1）湿热痢：取大黄末1g纳入脐窝，以胶布固定，每日换药1次。

（2）寒湿痢：取吴萸12g，滑石9g，甘草1.5g，共研细末，每次取药末适量分别敷贴神阙、止泻穴上，用胶布固定，每日换药1次。

（3）噤口痢：取活田螺（去壳）数只捣烂，加麝香（或冰片代）少许调匀，敷贴脐上，每日换药1次。

12.药液灌肠治疗菌痢

（1）急性菌痢：可选用5%～10%大蒜液100ml，或取银花、

第一章 内科疾病

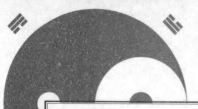

蒲公英各 30g，当归、赤芍、黄柏各 15g，甘草 6g，浓煎取药液100 ~ 200ml，保留灌肠，每日 1 ~ 2 次。

（2）慢性菌痢：可选用 3% 黄连液 200ml；或取马齿苋 30g，五倍子 10g，浓煎取药液 200ml，加入青黛散(或锡类散)、三七粉各10g；或取白头翁、黄柏各 15g，黄连 6g，浓煎取药液 100 ~ 200ml。任选一方，每晚保留灌肠。

四.辅助治疗

1.患者应予隔离，休息，进流质或半流质饮食，以素食为宜。

2.口服钾钠饮料，以补充丢失的液体和电解质。

3.对高热、大便次数过多、有明显失水现象者，应及时给予输液。

第六节　支气管炎

支气管炎是因支气管受到细菌、病毒的感染或受到物理、化学因素的刺激以及过敏等引起的炎症。临床分急性支气管炎与慢性支气管炎两类。慢性者如治疗不及时，病延日久，可并发肺气肿、肺源性心脏病，严重影响健康及劳动力，甚至危及生命。

现代医学认为急性支气管炎多在受凉或过度疲劳的基础上，遭受病毒感染而引起，常见的病毒有鼻病毒、副流感病毒、呼吸道融合病毒、腺病毒等。细菌感染往往在病毒感染的基础上发生，最常见的细菌是流感嗜血杆菌和肺炎球菌。其次为物理和化学性刺激，如冷空气、粉尘及某些刺激性气体；某些寄生虫病，如钩虫、蛔虫等的幼虫在肺脏移行时，均可引起支气管炎。

慢性支气管炎的病因，除与病毒、细菌感染有关外，还与长期大量吸烟、大气污染以及对某些致敏因素过敏有关，如细菌、粉尘、化学气体等。老人对气候变化亦非常敏感，受冷后常致发作。其次维生素 A、C 的缺乏，老年人性腺及肾上腺皮质功能减退；喉头反射减弱；呼吸防御功能退化以及植物神经功能失调等，都是本病发病的内因。

一、临床表现

急性支气管炎起病较急，一般先有鼻塞流涕，咽痛声嘶，恶寒发热，头痛骨楚等上呼吸道感染症状，但以咳嗽为主症。初起多干咳，胸骨后有刺痒闷痛之感，1~2 天后有痰，初为黏痰，以后为脓性痰，甚者可伴有血丝。

慢性支气管炎病程缓慢，每次发作的时间都在 2 个月以上，症状逐渐加重，多在寒冷季节发病，咳嗽、咯痰为主要症状，咯痰多为大量黏液泡沫痰，尤以晨起为甚、冬季症状较显著，天暖则减轻或消失。在急性呼吸道感染时，症状迅速加剧，痰量增多，黏稠度增加，或呈黄脓性，偶有痰中带血。喘息型支气管炎患者，在症状加剧或继发感染时，常有哮喘样发作，气急不能平卧。

二、诊断要点

1.急性支气管炎

（1）一般先有畏寒发热，鼻塞咽痛等上呼吸道感染症状。

（2）咳嗽为主要症状，初为干咳，继则有痰。

（3）胸部听诊可闻及粗糙呼吸音，并可有干湿啰音，但咳嗽后啰音性质与部位易改变或消失。

（4）血白细胞数大多正常或略偏高；胸部 X 线检查亦无异常或仅见肺纹理增粗。

（5）注意与其他呼吸道疾病如肺炎、肺结核、支气管癌、支气管内膜结核等相鉴别。

2.慢性支气管炎

（1）患者常有长期吸烟或经常吸入刺激性气体及尘埃的病

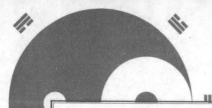

史，发病缓慢，病程较长，症状逐渐加重。

（2）以咳嗽、咯痰为主要症状，多为大量黏液泡沫痰，早晚较甚，入冬尤剧。

（3）常有下呼吸道继发感染、患者恶寒发热，咳嗽加剧，痰呈脓性；甚则气喘。少数患者由于反复急性感染而引起肺气肿、支气管扩张，甚至肺源性心脏病。

（4）胸部听诊在肺底部可闻及干、湿啰音，喘息型支气管炎可听到哮鸣音，长期发作的病例可有肺气肿的体征。X线检查，可见两肺下部纹理增粗或呈条索状，若合并支气管周围炎，可有斑点阴影重叠其上。合并细菌性继发感染时，血白细胞总数及中性粒细胞数升高。

（5）应注意与支气管扩张症、肺结核、肺癌、矽肺等其他呼吸道疾病相鉴别。

三、治疗方法

（一）辨证分型体针法

急性支气管炎以实证多见，治疗以祛邪为主，重点在肺；慢性支气管炎，以本虚标实多见，治疗以扶正祛邪为主，重点在脾肾，宜攻补兼施，标本并治。

1.风寒束肺。

【症状】咳嗽痰白，鼻塞流涕或伴恶寒发热，头痛骨楚，舌淡红，苔薄白，脉浮紧。

【治则】疏风散寒，宣肺化痰。

【处方】风池，风门，肺俞，太渊，合谷。

【加减】热甚加大椎；咳甚加天突；鼻塞加迎香。

【操作法】以上诸穴均用泻法强刺激留针。风门、肺俞二穴可加隔姜片灸或艾条灸，取寒则留之，寒则温之意。

2.风热犯肺。

【症状】咳嗽痰黄，质稠难出，口干咽痛或伴身热头痛，舌

针灸综合疗法

边尖红，苔薄黄，脉浮数。

【治则】祛风清热，宣肺化痰。

【处方】大椎，曲池，肺俞，尺泽。

【加减】咽痛甚加鱼际、少商。

【操作法】以上诸穴均用泻法强刺激。鱼际、少商用三棱针点刺出血。

3.燥热伤肺。

【症状】干咳无痰或痰少而黏，咯出不爽，甚则痰中夹血，鼻燥咽干，胸膺闷痛或兼发热头痛，大便干结，小便短赤，舌红少津，苔薄黄，脉细数。

【治则】清肺润燥。

【处方】肺俞，尺泽，内关，合谷。

【加减】胸痛甚加膻中。

【操作法】泻肺俞、尺泽、合谷，补内关，膻中用泻法。

4.痰湿阻肺。

【症状】咳嗽痰多，痰白而黏，易于咯出，咳声重浊，胸胁满闷或喘促短气，纳呆腹胀，舌淡红，苔白腻，脉滑或濡。

【治则】健脾燥湿，肃肺化痰。

【处方】肺俞，脾俞，太渊，足三里，丰隆。

【加减】气喘加天突、膻中、气海。

【操作法】肺俞、脾俞、足三里用补法加灸，丰隆泻法强刺激。天突、膻中、气海，平补平泻法，针灸并用。

5.肝火灼肺。

【症状】咳嗽气逆，阵阵发作，痰少而黏，咯出不易，甚则痰中带血，伴胸胁胀痛，咽喉干痒，目赤口苦，尿赤便结，舌边尖红，苔薄黄，脉弦数。

【治则】清肝泻火，润肺止咳。

【处方】肝俞，肺俞，鱼际，支沟，行间。

【加减】胁痛加阳陵泉；咽喉干痒加太溪；痰中带血加尺泽。

【操作法】各穴均用泻法，刺宜较强，间歇留针 15～20 分钟。

6.肺肾阴虚。

【症状】干咳无痰或痰少而黏，或痰中带血，口干咽燥，五心烦热，午后颧赤，夜出盗汗，形体消瘦，舌红少苔，脉象细数。

【治则】养阴清火，滋肾润肺。

【处方】肺俞，肾俞，膏肓俞，太溪，天突，尺泽。

【加减】盗汗加阴郄。

【操作法】把以上六穴分成两组，每日选取一组，交替轮田。诸穴均用补法。

7.脾肾阳虚。

【症状】咳嗽气喘，动则尤甚，痰液清稀。面色㿠白，形寒肢冷，短气懒言，声音低怯，纳呆便溏或兼面肢轻浮，小便不利，质淡胖或淡紫，舌下静脉青紫曲张，苔薄白或白腻，脉沉细。

【治则】温阳健脾，补肾纳气。

【处方】脾俞，肾俞，肺俞，中府，气海，关元，足三里，丰隆。

【加减】面肢浮肿，小便不利加阴陵泉，三阴交，命门；胸闷心悸，唇甲紫绀加心俞、内关。

【操作法】把以上八穴分成两组，每日选取一组，交替轮用。诸穴均用补法加灸。

(二) 综合疗法

1.电针疗法

处方：按毫针疗法辨证取穴。

操作法：各穴针刺得气后，接上电针治疗仪，通电 15 分钟。急性支气管炎可每日针刺 1 次，慢性者隔日 1 次。

2.穴位埋植羊肠线法

取肺俞、天突、列缺、足三里，每次选 1 对穴，常规埋植羊肠线，20 日 1 次，诸穴交换进行，配合中药敷脐。具体方法为：取苍耳子、白芥子、延胡各 30g，麻黄、细辛各 15g，丁香、肉桂各 10g，共研细末，用药前先取姜汁将脐孔涂擦湿润后，再把药末纳入脐孔，用胶布封固，2 日更换 1 次，10 次为 1 个疗程。治疗急慢性支气管炎 112 例，结果：临控 34 例，显效 40 例，好转 33 例，总有效率 95.6%（《中国特色医疗大全》，1996，103）。

3.实用验方

（1）阳和汤加减：熟地 30g，党参 24g，炙麻黄 20g，白芥子、地龙各 15g，淫羊藿 12g，鹿角片、五味子、炙冬花、北细辛、干姜各 10g，上肉桂 5g。咳甚加炙马兜铃、天竺黄；喘甚加苏子、莱菔子、葶苈子、紫石英；喘而汗出加麻黄根、煅龙骨、煅牡蛎；痰多去党参，加皂荚、胆星、竹沥；形寒背冷加制附子，水煎服，每日 1 剂，配合温阳片(阳和汤方加紫河车等)5 片，每日 3 次口服。治疗老年性顽固性咳喘 50 例，结果：临控 15例，显效 24 例，好转 9 例，总有效率 96%（《江苏中医》，1992，9，3）。

（2）水蛭疗法：水蛭 3g～6g 为主，辨证加减治疗慢支（久咳）36 例，结果：基本治愈 27 例，总有效率 94.4%（《中国特色医疗大全》，1996，99）。

（3）四子散：白芥子、紫苏子、五味子、罂粟壳、细辛各 10g，白芷 5g 敷脐，用药前先将脐窝清洁消毒，然后取药粉 10g，用姜汁 2～3 滴与蜂蜜调成膏状，敷贴于脐部，胶布封固，2 日更换 1 次，10 次为 1 个疗程。治疗喘息性气管炎 58 例，贴敷药 3 个疗程，结果：痊愈 32 例，显效 16 例，好转 5 例，总有效率 91.4%（《当代中医外治精要》，1996，102）。

（4）采用冬病夏治法治疗慢支 239 例。

方法：取背部两侧大杼、肺俞、厥阴俞(或魄户、神堂、譩譆)，在三伏天先用补法针刺得气后起针，然后将预先调制好的白芥子药饼（由白芥子、洋金花、细辛、甘遂、麝香、姜汁等组成）敷贴在针刺后穴位上，3～4 小时左右除去，从头伏（夏至

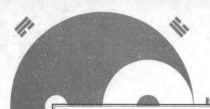

后的第 3 个庚日）开始，每伏（10 日）1 次，每年 3 次，连续治疗 3 年，结果：痊愈 101 例，好转 98 例，总有效率 83.3%（《中医杂志》，1996，12，730）。另有一组报道，在三伏天取双侧肺俞、心俞、膈俞，喘甚加定喘，敷贴白芥子药饼（白芥子、延胡各 30g，甘遂、细辛各 15g，麝香 1.5g），治疗慢支 108 例，结果：痊愈 67 例，好转 29 例，总有效率 88.89%（《当代中医外治精要》，1996，485）。

4.小针刀治疗慢支方法

用小针刀在肺俞（双）、孔最（双）治疗，每穴拨动 2～3下，3 日 1 次，一般治疗 3～5 次。单用小针刀在定喘、大杼、风门、肺俞、心俞、厥阴俞等穴治疗慢性支气管炎 18 例，7～10日 1 次，3 次为 1 个疗程，结果：治愈 9 例，显效 6 例，进步 2例，总有效率 94.4%（《当代中医外治精要》，1996，398）。

5.体针治疗慢支

常用穴有肺俞、膏肓、璇玑、太渊。痰湿蕴肺加脾俞、中府、阴陵泉、足三里、丰隆、公孙；痰热阻肺加鱼际、三阴交、太溪；肝火犯肺加肺俞、尺泽、支沟、阳陵泉、太冲、行间；肺肾两虚加肾俞、天突、尺泽、太溪；脾肾两虚加脾俞、肾俞、气海、关元、足三里、丰隆；喘息气促加定喘、天突、膻中、关元、足三里。每次取主穴 1～2 个，辨证配穴，中强度刺激，或加艾灸，隔日 1 次，10 次为 1 个疗程。综合近年针刺治疗本病的临床报道 12篇资料，共治疗急慢性支气管炎 2561 例，总有效率 89.5%。

6.耳针治疗慢支

常用耳穴有咽喉、支气管、肺、脾、肾、神门、肾上腺、角窝中、对屏尖，强刺激，留针 1 小时，隔日 1 次，10 次为 1 个疗程。亦可贴压王不留行籽，每日自行按压 4～5 次。据报道，耳针治疗本病 112 例，有效率 90.2%。

7.头针治疗慢支

针刺额旁 1 线，直对目内眦，自眉冲穴向下沿足太阳膀胱经循行线刺 1 寸深，快速捻针(200 次/分)1～2 分钟，隔日 1 次。

8.足针治疗慢支

针刺足穴 23、29 号穴，强刺激，留针 30 分钟。

9.电针治疗慢支

常用穴有风门、肺俞、天突、中府、屋翳、尺泽、太渊、合谷等，每次选 2 对穴位，针刺得气后接通电针治疗仪。选用疏密波，针感强度以患者能耐受为度，留针 30 分钟，隔日 1 次，5次为 1 个疗程。

10.水针治疗慢支

常用穴有大椎、风门、大杼、定喘、肺俞、脾俞、肾俞、天突、中府、膻中、足三里，每次取 2 穴，诸穴交替使用，可根据病情选用三黄、黄连素、鱼腥草、维生素 B_1、丙酸睾丸酮、维丁胶性钙、1%普鲁卡因等注射液及 25%胚胎组织液等之一种，每次每穴注入 0.5～1ml，每日或隔日 1 次，5 次为 1 个疗程。临床报道，维丁胶性钙注射液注射大杼、肺俞，治疗本病 104 例，总有效率 92.4%；普鲁卡因穴位封闭治疗本病 500 例，近期治愈率84.7%。

11.羊肠线埋植治疗慢支

常用穴有风门、定喘、肺俞、肾俞、天突、膻中，每次选1～2 穴，常规消毒后，植入医用"0"号羊肠线，包扎固定，30日 1 次，一般埋植 3 次。临床报道，埋线治疗慢支 500 例，总有效率 96%。

12.兔脑（或肾上腺）穴位埋藏治疗慢支

常用穴有定喘、肺俞、天突、膻中、足三里、丰隆，每次选1～2 穴，常规消毒后，每穴植入兔脑垂体混悬液 0.5ml 或肾上腺组织 1 个，每月 1 次，一般埋植 3 次。临床报道，兔脑垂体埋入定喘、膻中治疗慢支 116 例，有效率 94%。

13.磁片穴位敷贴治疗慢支

常用穴有定喘、肺俞、中府、膻中、内关、阴陵泉、复溜，

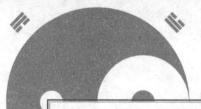

每次选 3 ~ 5 穴，用 800 ~ 1500 高斯的磁片，贴敷于穴上，15 日为 1 个疗程，可连续贴敷 4 个疗程，亦可选用电磁法。

14.刮痧治疗慢支

先刮大椎、风门、肺俞、身柱；继刮中府、膻中、尺泽、太渊；最后刮肾俞，每周 1 次，4 次为 1 个疗程。

15.拔火罐治疗慢支

常用穴有大椎、定喘、肺俞、膏肓、膈俞、脾俞、肾俞、膻中、丰隆，采用闪火拔罐 20 分钟，每日 1 次，5 次为 1 个疗程。亦可选用针罐、药罐、针药罐，或施走罐法(沿足太阳膀胱经背部自大杼至膈俞上下推罐约 10 次)，以局部皮肤出现红晕为度。

16.艾灸治疗慢支

（1）常用穴有大椎、身柱、肺俞、膏肓、脾俞、肾俞、气海、丰隆，每次选 2 ~ 4 穴，可选用艾炷（或隔姜、白芥子）灸、艾条温和灸或温针灸。亦可于每年夏季三伏天施艾炷瘢痕灸，每次灸 1 ~ 2 穴，灸后使之发灸疱，10 日灸 1 次，连灸 3 次，效果较佳。临床报道，隔姜灸治疗慢支 282 例，总有效率 94%。

（2）在少商（双）施艾炷直接灸 3 ~ 5 壮，每日 1 次，10 次为 1 个疗程。

17.药物发疱灸治疗慢支

取斑蝥末如米粒大，或毛茛末用姜汁调成糊膏状如绿豆大，敷贴于肺俞、脾俞、肾俞、气海穴上，待出现灼痛发小疱时去药，敷料覆盖，任其自然吸收，如水疱破溃，可外涂龙胆紫药水预防感染。临床报道，针刺后加敷斑蝥等中药治疗慢支 705 例，总有效率 90.2%。

18.药物敷贴治疗慢支

（1）取百部、白芥子各 25g，氨茶碱 10g，醋酸强的松 50mg克，扑尔敏 40mg，热性咳喘加石膏 20g，共研细末，应用时取生姜适量捣烂，加药末 0.5g 混匀，以咳为主敷肺俞（双）；喘为主敷膏肓（双）；咳喘俱重加敷风门，敷贴 20 小时后取下，发病时每周敷 2~3 次，症状消失后改为每周 1 次，连续敷贴两个月。临床报道，咳喘膏贴敷治疗慢支 503 例，有效率 73.26%~90.2%。

（2）肝火痰热咳嗽，取瓜蒌 1 个，青黛 15g，贝母 50g，共研细末，用蜂蜜调成膏状，分别敷贴于大杼、肺俞、后溪等穴，包扎固定，每日 1 次。

（3）肺气虚咳嗽，取五味子或罂粟壳各适量研末，用醋调成膏状，分别敷贴于肺俞、膏肓、膻中、神阙、气海等穴，每日 1 次。

（4）咳喘痰多，取胡椒 7 粒，桃仁 10 粒，杏仁 4 粒，栀子仁 3g，共捣烂，每晚以鸡蛋清调敷涌泉穴(双)，包扎固定，晨起除去。

19.药物热熨敷贴治疗慢支

（1）先取白凤仙花茎叶适量，水煎取浓汁，用纱布浸药液趁热擦熨胸背部俞募诸穴后，再取白芥子末 60g，白芷末、轻粉各 4.5g，用蜂蜜调制药饼敷贴于背部第三胸椎处，隔日换药 1 次。

（2）先取苏子、白芥子、莱菔子各适量，共炒热用布包，趁热熨胸背俞募诸穴后，再取上药各等份，共研细末，用醋调敷大椎、陶道、肺俞、肝俞、天突、膻中等穴，隔日换药 1 次。

20.药物敷脐治疗慢支

取苍耳子、白芥子、延胡各 30g，麻黄、细辛各 15g，肉桂、丁香各 10g，共研细末。先用姜汁酒精将脐窝擦拭干净，然后取药末填满脐窝，用胶布封固，2 日换药 1 次，10 次为 1 个疗程。据报道，敷脐治疗慢支 312 例，有效率 90%。

21.药物推擦治疗慢支

咳嗽痰涎壅盛，取肉桂末适量，用香油 15g，煮沸 5 分钟后，以乱头发团蘸药油推擦胸部，每日 2~3 次。

22.气雾吸入治疗慢支

可选用热参气雾剂（市售）或款冬花 15g，茯苓 12g，紫菀、紫苏、厚朴、杏仁、半夏、陈皮、葶苈子各 9g，麻黄、甘草各 6g，置壶式雾化器中雾化吸入，每日 1 次。

第一章 内科疾病

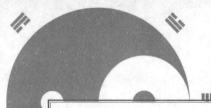

23.烟熏治疗慢支

取款冬花、木鳖子各30g，共研细末，每次取药末3g，用棉纸卷成药捻子，点燃熏鼻孔吸入，每日早、晚各1次。

24.药枕治疗慢支

取野菊花、夜交藤、枸杞、丹皮、海螺、白芷、虎杖各300g，樟脑、冰片各10g，艾绒500g；或海蛤壳500g，龙胆草、海螵蛸、黄芩、柴胡、雄黄各250g，青黛200g，分别烘干共研粗末，装枕心，制成枕头，令患者睡时枕之，长年应用。

25.推拿治疗慢支

（1）在定喘、肺俞、脾俞、肾俞、天突、膻中、中脘、气海、丰隆等穴，运用揉、按、抹、摩、擦、捏脊等手法施治。

（2）内功推拿，用中指点天突，三指推揉中府、云门、华盖、膻中等穴，然后掌擦前胸。

（3）按揉拍击，一手按揉肺俞穴，另一手指端轻轻拍打前胸中府、云门穴。

（4）用手指按压第7颈椎至第7胸椎间的穴位。

此外，根据所处环境条件及病情，还可选用矿泉水浴、海水浴、日光浴、呼吸体操及森林、气候、洞穴等疗法以调治慢性支气管炎。

第七节　支气管哮喘

支气管哮喘是一种发作性的肺部过敏性疾病。其临床特征为反复发作的阵发性带哮鸣音的呼吸困难，属于祖国医学"哮证"、"喘证"、"痰饮"范畴。

现代医学认为本病的形成，与体质的特异反应性（或称遗传过敏体质）有关，哮喘患者中约50%有过敏性疾病的家族史。

外源性（吸入性）哮喘，致敏原来自体外。常见的吸入性抗原种类极多，如各种花粉、屋尘、尘螨、动物毛、真菌孢子以及多种有机粉尘等等；亦有因进食某些食品过敏而引起发作者。内源性（感染性）哮喘致敏原来自体内，为细菌或病毒感染的产物。

目前认为本病的发生与免疫因素和环—磷酸腺苷（cAMP）及环——磷酸鸟苷（cGMP）在细胞含量的比值有关。

一、临床表现

支气管哮喘典型发作前，常有咳嗽、胸闷、喷嚏等先兆症状，亦有在夜间突然发作，顿时胸闷气急，喉间哮鸣，咳嗽多痰。患者多被迫采取坐位，两手前撑，两肩耸起，严重者可有唇指紫绀，颈静脉怒张，冷汗淋漓。发作时间不一，短则数分钟，长则数小时，甚至持续数日才逐渐缓解。发作停止前，先咳出大量黏液性痰，随即呼吸畅通，行动自如。

总之，本病临床表现以哮鸣气急，呼吸困难为主证。有冷哮、热哮之分，虚喘、实喘之别，原因不同，表现各异，宜注意辨别。

二、诊断要点

1.根据典型的哮喘症状。

2.发作时胸廓饱满隆起，呈桶状胸，胸锁乳突肌紧张，腹壁强直，肺部叩诊呈过清音，听诊呼吸音减弱，呼气延长，两肺满布哮鸣音及干啰音，若伴有支气管炎或继发感染时，可闻及湿性啰音。

三、治疗方法

（一）辨证分型体针法

哮喘辨证，首先应辨虚实。实喘呼吸深长有余，但以呼出为快，气粗声高，脉象数而有力，病势急骤，其治在肺，重在祛邪

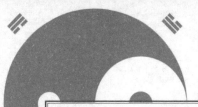

理气。虚喘呼吸短促难续，但以深吸为快，气怯声低，脉象沉细或浮大中空，病势较缓，时轻时重，其治在肾，重在扶正培元。

实喘病情的发展，往往与正虚有关，虚喘病情的加重，也常因复感外邪，因此虚实夹杂的情况亦很常见，临证时应根据标本缓急辨证施治。

1.寒饮伏肺。

【症状】遇寒触发，胸膈满闷，呼吸急促，或喉中痰鸣，咳痰稀白，初起多兼恶寒发热，头痛无汗，鼻流清涕，舌淡红，苔白滑，脉浮紧。

【处方】风门，肺俞，天突，膻中，尺泽，太渊。

【加减】喘甚加定喘；发热加大椎。

【操作法】均用泻法留针；胸背腧穴加隔姜片灸或艾条灸；风门、肺俞两穴针灸后，再加拔火罐。

2.痰热遏肺。

【症状】胸闷，喉中哮鸣，声高息涌，痰黄质稠，咯出不爽，伴发热口，舌质红，苔黄腻，脉滑数。

【治则】清肺化痰，降气平喘。

【处方】肺俞，尺泽，列缺，天突，膻中，丰隆。

【加减】热者加合谷。

【加减法】诸穴均针用泻法，强刺激间歇留针，每隔5分钟行针1次，30分钟左右，待喘促稍平后再出针。

3.脾肺气虚。

【症状】咳喘气短，动则如剧，咳声低怯，痰多清稀，自汗畏风，神疲力乏，食少便溏，舌质淡，苔薄，脉濡细。

【治则】健脾益肺，化痰平喘。

【症状】肺俞，脾俞，膏肓，膻中，气海，足三里。

【加减】喘甚者加定喘。诸穴加拔火罐。肺俞、膏肓、膻中三穴亦可采用化脓灸法。

【操作法】以上诸穴针用补法，并加艾条熏灸，灸的时间可较长，30分钟左右，还可在背部诸穴加拔火罐。肺俞、膏肓俞、膻中三穴亦可采用化脓灸法。

4.肺肾阴虚。

【症状】短气而喘，咳嗽痰少，头晕耳鸣，口干咽燥，潮热盗汗，舌红苔少，脉象细数。

【治则】滋阴益肺，补肾纳气。

【处方】肺俞，肾俞，太渊，气海，关元，太溪，三阴交。

【加减】盗汗甚加阴郄。

【操作法】以上诸穴针用补法。取穴较多，可分成两组交替轮用。

5.心肾阳虚。

【症状】喘促短气，呼多吸少，动则喘甚，气难接续，形瘦神惫，畏寒肢冷，尿少浮肿。甚则喘急不安，心悸烦躁，冷汗淋漓，四肢厥冷，唇甲青紫，神识不清，舌质紫暗或有瘀点瘀斑，苔薄白，脉沉细或微弱结代。

【治则】温肾纳气，强心固脱。

【处方】肺俞，心俞，肾俞，气海，关元，内关。

【加减】出现喘急不安，唇甲青紫，神识不清者加水沟、素髎。

【操作法】针用提插捻转补法，反复行针；气海、关元并用大炷艾灸以回阳固脱。水沟、素髎可用电针。

本型症情危重，有呼吸骤停，甚至猝死的危险，除针灸治疗外，必须加用中西药物积极抢救。

（二）综合疗法

1.耳针疗法

【处方1】平喘，肾上腺，气管，肺，皮质下，交感。操作法：上穴分两组，每次取3穴，用强刺激，留针10～15分钟，每日1次，10次为1疗程。

【处方2】平喘，肺，脾，肾，交感，神门，支气管，皮质下，肾上腺，内分泌。操作法：每次选3～4穴，中等刺激，留针30分钟，每日1次，5次为1个疗程。亦可单耳埋针或贴压

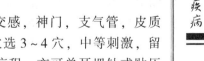

王不留行籽，两耳轮换使用，每日自行按压 3 ~ 5 次，5 日交换 1 次。多用于发作期。

2.实用验方

（1）喘根治注射液治疗：由巴戟等 3 味中药提取物制成 2ml 肌注，每日 1 次，连用 20 日，停药 5 日，再用 20 日，治疗支气管哮喘 100 例，结果：临床治愈 22 例，显效 33 例，有效 30 例，总有效率 85%（《中医杂志》1997，9，541）。

（2）针刺治疗过敏性支气管哮喘 25 例。

方法：取穴：①百会、通天、上星、印堂、迎香、中府、膻中、内关、合谷、足三里、三阴交。②风池、大椎、定喘、喘息、肺俞、膈俞、脾俞、肾俞、大肠俞。开始治疗时每周两组穴位轮换各针 2 次；两周后第 1 组穴针 2 次，第 2 组穴针 1 次；4 周后每组针 1 次，平补平泻，针定喘穴时将针感导向胸中效佳。

结果：显效 14 例，好转 10 例，总有效率 96%（《中医杂志》，1997，6，344）。

（3）针灸配拔火罐治疗支气管哮喘 155 例。方法：先针膻中，向下平刺 1.0 ~ 1.5 寸，再针肺俞（双），向下斜刺 2.0 ~ 2.5 寸，中等刺激，平补平泻，留针 20 ~ 30 分钟，每隔 5 分钟运针 1 次，起针后在针眼处拔罐 5 ~ 10 分钟，起罐后让患者带艾条回家在上述穴位自行温和灸 10 ~ 20 分钟，每日 1 次，7 ~ 10 次为 1 个疗程。结果：治愈 45 例，好转 74 例，总有效率 76.7%（《中国特色医疗大全》，1996，106）。

（4）取中药液：由麻黄 50g，苏子、地龙各 40g，生大黄 30g 制成 40% 水浸溶液 400ml，25 ~ 45ml，置抽气罐内吸拔于肺俞（双）20 ~ 40 分钟，每日 1 次，10 次为 1 个疗程。治疗支气管哮喘 102 例，治疗 2 个疗程，结果：治愈 31 例，好转 62 例，总有效率 91.2%（《中国特色医疗大全》，1996，104）。

（5）艾灸少商（双），每穴 3 ~ 5 壮，每日 1 次，10 次为 1 个疗程。治疗支气管哮喘 37 例，结果：临控 5 例，有效 22 例，总有效率73%（《中国特色医疗大全》，1996，107）。

2.体针治疗支气管哮喘

（1）取穴：定喘、肺俞、天突、膻中、尺泽、列缺、丰隆。风寒袭肺加大椎、风门；风热壅肺加曲池、鱼际、合谷。用泻法，留针20分钟，每日1次，10次为1个疗程。据报道，针刺治疗顽固性哮喘64例，有效率71.8%。用于发作期常。

（2）取穴：定喘、肺俞、膏肓、关元、太渊。肺脾气虚加脾俞、膻中、中府、气海、足三里、丰隆、太白；肺肾两亏加肾俞、气海、关元、复溜、三阴交、太溪；肺气、心阳俱虚加心俞、厥阴俞、肾俞、气海、内关、神门，并可在神阙、关元穴区域施大面积温灸；尿少水肿加水分、阴陵泉。用补法，留针30分钟，隔日1次，10次为1个疗程。用于缓解期。

3.头针治疗支气管哮喘

针刺头穴胸腔区，进针后快速（200次/分）捻针，持续0.5~1分钟，留针10分钟，重复捻针2次，隔日1次，5次为1个疗程。

4.手针治疗支气管哮喘

针刺手穴肺点、咳喘点，强刺激，留针3~5分钟。

5.电针治疗支气管哮喘

（1）取内关、肺热穴（身柱旁开5分），选用疏密波，每次20~30分钟，每日或隔日1次。

（2）取定喘、肺俞、孔最、鱼际，咳嗽加天突；痰多加足三里、丰隆，方法同上。

6.水针治疗支气管哮喘,多用于哮喘发作期

（1）取双侧定喘穴，每穴注入异搏定注射液2.5mg。

（2）取定喘、中府、膻中，每次选2穴，各注入0.1%肾上腺素0.1~0.2ml。

（3）取气舍、气户，每穴注入胎盘注射液0.5ml，每日1次。

（4）取天突、水突，每穴注入0.5%普鲁卡因注射液2.5ml。

（5）取定喘（双），用生地和附子注射液1.0ml，交替注射，

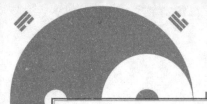

隔日1次，10次为1个疗程。

（6）取定喘、足三里，分别注入黄芪注射液0.5ml，每日1次。据报道，用本法防治哮喘3年，总有效率84.15%。

7.皮内针治疗支气管哮喘

常用穴有定喘、肺俞、天突、膻中、丰隆，每次选2~3穴，皮下埋针，2日换1次。

8.刺血治疗支气管哮喘

哮喘发作时，点刺大椎、肺俞、尺泽，每穴放血数滴。

9.梅花针治疗支气管哮喘

哮喘发作时，叩刺鱼际至尺泽手太阴经循行线、两侧胸锁乳突肌部，每次15分钟，叩至皮肤潮红为度。

10.羊肠线埋植治疗支气管哮喘

常用穴有大椎、定喘、肺俞、厥阴俞、中府、膻中。在哮喘发作期，每次选2~3穴，皮肤消毒局麻后，植入"籽子"号羊肠线于穴下肌肉层内，30日1次，每年3次。

11.割治治疗支气管哮喘

取掌1、大椎；掌2、膻中；掌3、掌5，每次取1组穴，7~10日割治1次，3组穴轮换使用，3次为1个疗程。

12.刮痧治疗支气管哮喘

先刮大椎、定喘、肺俞；继刮天突、膻中、中府及前胸；最后刮尺泽及上肢内侧，每周1次，4次为1个疗程。

13.拔火罐治疗支气管哮喘

（1）闪火拔罐：在肺俞、膏肓拔罐15分钟或配合在脊柱两侧采用走罐，每日1次。过敏性支气管哮喘取风门、肺俞、膻中、神阙等穴，闪火拔罐15~20分钟，每日1次，10次为1个疗程。

（2）刺络拔罐：常用穴有大椎、大杼、风池、风门、定喘、肩中俞、肺俞、脾俞、肾俞、大肠俞。在哮喘发作时，先用梅花针叩刺至皮肤潮红渗血后，再行闪火拔罐10分钟，重叩处吸拔出血，每日1次，症状缓解后隔日1次，5次为1个疗程。

（3）药液水罐：取麻黄25g，苏子、地龙、生大黄各20g，制成灭菌水浸液200ml，应用时先将药液加温至45℃，然后用注射器抽取药液45ml，注入紧叩于肺俞上的水罐内，抽出罐内空气，使罐紧吸在穴位上，夹紧导管，留罐20～40分钟，每日1次，10次为1个疗程（王洪伟经验）。

14.艾灸治疗支气管哮喘

多在缓解期施灸。常用穴有大椎、风门、肺俞、膏肓、天突、膻中、脾俞、肾俞。每年在小暑至白露期间，每次选1～2穴，每穴灸3～5壮，灸后敷以膏药，使其化脓成灸疮，隔日灸1次，共灸3～4次；或艾炷麦粒（或隔姜）灸，每次选3～5穴，各灸5～7壮，以灸至皮肤潮红为度，每日1次，10次为1个疗程。亦可温针灸，每次选3～5穴，每穴灸2壮，每日1次，5次为1个疗程。据报道，化脓灸治疗哮喘229例，有效率70.6%。

15.冷针治疗支气管哮喘

风热犯肺取定喘、肺俞；风寒犯肺取膻中、经渠，针温为0.5℃～10℃。哮喘停止后改肺俞、中府，针温0℃～5℃。肺脾气虚取肺俞、膏肓；天突、中府、足三里，针温0℃～5℃。肺肾气虚取身柱、肾俞（或气海）；中府、太溪，针温0℃～10℃。以上均两组穴位轮换使用，留针30分钟，每日1次。

16.药物发疱灸治疗支气管哮喘

适用于缓解期或小发作时。取斑蝥1只（去翅足），捣烂敷穴上（取穴同艾灸），待发疱后除去，保持局部清洁；或取毛茛叶适量，捣烂敷贴大椎穴上，使之发疱后除去。均10日1次，3次为1个疗程。

22.药物敷贴治疗支气管哮喘

（1）风寒束肺：取麻黄4g，细辛3g（或胡椒4粒），共研细末，撒阳和膏上，敷贴肺俞，2日换1次；或取草乌、南星、白果各6g，

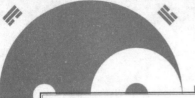

共研细末，用姜汁调敷肺俞、膻中穴上，每日换 1 次；或取桃仁 60g，栀子 20g，杏仁 6g，胡椒 3g，糯米 2g，共研细末，用鸡蛋清调成糊状，分敷涌泉（双）及与之相对应的足背阿是穴上，12 小时后除去，隔 12 小时后再敷贴第二次，3 次为 1 个疗程。

(2) 冬病夏治法：在夏季三伏天哮喘缓解时，取白芥子、延胡各 30g，甘遂、细辛各 15g，共研细末，入麝香少许调匀，每次取 1/3 量，用姜汁调制药饼，于初伏午时分别敷贴于肺俞、膏肓、百劳或大椎穴上，4~6 小时后取下，每伏（10 日）1 次，共 3 次，连续敷贴 3 年；或每年农历五月初五日中午，先用肥皂水及盐水清洁背部皮肤，于 12 时正先取麝香末 1~1.5g，均匀地撒在第 7 颈椎至第 12 胸椎间宽 3cm 的正中线区域内，再取紫皮大蒜头（去皮）捣烂成蒜泥后敷贴于麝香之上，1 小时后除去，清洁皮肤，涂以硼酸软膏，敷料覆盖，包扎固定，每年 1 次，连敷 3 年。临床报道，用本法防治哮喘 608 例，有效率 70.6%。

23.药物热熨治疗支气管哮喘

(1) 风寒束肺：取麻黄（研细）、老姜（捣烂）、面粉各 120g，和匀加酒炒热，用布包热熨背部；或取鲜荆芥 500g，鲜洋金花 20g，地龙 20 条，共捣烂，平摊于 1~7 胸椎，以热水袋熨 30 分钟，每日 1 次。

(2) 风热犯肺：取芫花、黄菊花、踯躅花各适量，共炒热熨前胸(以缺盆、天突、膻中为重点)、气海，每次 20 分钟，每日 1 次。

(3) 肺脾气虚：取半夏、厚朴、苍术、白术、陈皮各 20g，甘遂、大戟、干姜、白芥子各 10g，共炒热布包热熨背部。

(4) 痰浊阻肺：取苏子、白芥子、莱菔子各 50g，炒热布包熨背俞穴，每次 30 分钟，每日 2 次。

24.药物推擦治疗支气管哮喘

(1) 风寒束肺：取肉桂粉 20g，香油 10g，煮沸待温，用头发团蘸药液揉擦背部，每日 1 次。

(2) 风热犯肺：取凤仙花根适量，水煎浓汁，趁热用纱布蘸药液在背部用力推擦至发热为度，每日 1 次。

25.药衣治疗支气管哮喘

取麻黄、杏仁、干姜、桂枝、细辛、前胡、白前、炒莱菔子各15g，半夏、厚朴、陈皮各20g，紫苏、磁石、款冬花各30g，共研细末，缝入药衣内，常穿在身上，长期应用。

26.气雾吸入治疗支气管哮喘

（1）风寒束肺：取艾叶挥发油30ml，或麻黄、桂枝、杏仁、甘草各10g，苏叶、橘红各5g，水煎取液，用超声雾化吸入，每次40分钟，每日1～2次。

（2）风热犯肺：取麻黄5g，黄芩、杏仁各10g，桑白皮15克，银花20g，石膏30g，用法同上。

27.药液洗足治疗支气管哮喘

取鱼腥草60g，地龙、苏子各30g，五味子20g，沉香（后下）10g，鸡蛋2个，加水共煮30分钟。食蛋，用药汤浸泡双足30分钟，每晚1次，10次为1个疗程。

28.推拿调治支气管哮喘

（1）可在风池、大椎、肺俞、肾俞、命门、天突、中府、云门、膻中、足三里、丰隆等穴运用按揉、一指禅推、拿、擦等手法施治。①哮喘发作期，自胸骨前缘开始，向下作轻快、有规律按摩，逐渐增加压力，反复操作多次，如喘息气急可先按揉肺俞、膏肓后，再施上法按摩手法。②哮喘甚时，先在双侧定喘、风门、肺俞、肩中俞施以一指禅推法；再按揉命门与肾俞，每穴1～2分钟，手法从轻到重，以患者有明显胀痛感为度；然后在督脉和足太阳膀胱经背部第一侧线上用小鱼际擦至透热为度。

（2）拍击治疗：一手按揉肺俞，另一手指端轻轻拍打中府、云门，咳痰不畅可捶拍胸背部，以促进痰液排出。

（3）按脊治疗：用指按第7颈椎棘突至第7胸椎棘突15分钟，每日1次，连续按压3～5日。

（4）按压耳穴：①哮喘发作时可重点按压强刺激耳穴肺、气管、交感，待症状稍缓解后，再按压大肠、神门、内分泌，捏揉肾

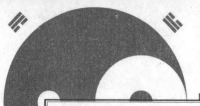

上腺。②哮喘缓解期，可缓慢持久有力地按压肺、脾、气管、大肠，捏揉内分泌、肾上腺、对耳尖、神门。每日1次，经常按压。

（5）足部推拿：推拿足部反射区甲状旁腺、肺和支气管、肾脏、输尿管、膀胱、淋巴（上身、腹部）等，每晚1次。

29.气功调治支气管哮喘

哮喘发作期可选练放松功、保健功；哮喘缓解期可选练内养功、保肺功、呼吸体操、体态练功等。

四、辅助治疗

1.积极锻炼身体，改善体质，防止受凉及过度疲劳。

2.有过敏性病史的患者，应积极查明过敏原，避免再次吸入、接触或食入。饮食一般宜清淡，忌食辛辣厚味，戒烟忌酒，对鱼、虾、螃蟹等易致过敏的"发物"应慎食。

3.若哮喘发作剧烈而呈持续状态，经一般治疗12小时后仍不能控制者，称"哮喘重度发作"，要加强护理和严密观察，注意呼吸、血压、脉搏、咳痰和喘息等情况。如有条件，应反复测定动脉血氧、二氧化碳分压及 pH 值等。及时给予吸氧，必要时须用辅助呼吸器，并需加用解除支气管痉挛、控制感染及抗过敏等中药或西药治疗，要注意水、电解质和酸碱的平衡。

此外，可根据所处环境条件及病情选用矿泉浴、海水浴及洞穴、气候等疗法。

第八节　冠状动脉硬化性心脏病

冠状动脉硬化性心脏病，简称"冠心病"，是指因冠状动脉发生粥样硬化而产生了管腔狭窄或闭塞，导致心肌缺血缺氧而引起的心脏病。冠心病的临床表现以心绞痛、心肌梗死、心律不齐、心力衰竭、心脏扩大等为主。心电图可有心肌缺血型相应的图像变化。

现代医学认为，本病的病因和发病机理还未完全阐明，原因可能是多方面的，其中脂质代谢失常，血流动力学的改变和动脉壁本身的变化是主要的因素。神经内分泌系统调节着脂质代谢和血流动力学的变化，因此神经内分泌的失调，必然也在动脉粥样硬化的发病机理中具有重要的影响。

一、临床表现

冠心病的临床症状，随着病理进程的缓急轻重可分为：

（一）隐性冠心病

无临床症状，故亦称无症状冠心病，但心电图有心肌缺血表现。然而本型可以突然转变为"心绞痛"、"心肌梗死"，甚至突然出现心律失常或心脏停搏而猝死。

（二）心绞痛

其特征为阵发性前胸压榨样疼痛感觉，主要位于胸骨后部，可放射至心前区与左上肢，偶有伴濒死的恐惧感觉，往往迫使病人立即停止活动，重者还出汗，疼痛历时 1～5 分钟，很少超过15 分钟，休息或含用硝酸甘油后，在 1～2 分钟内消失。常在体力劳累、情绪激动、受寒、饱食、吸烟时发生，贫血、心动过速或休克亦可诱发。不典型的心绞痛，疼痛可位于胸骨下段、左心前区或上腹部，放射至颈、下颌、左肩胛部或右前胸，疼痛可很轻或仅有左前胸不适发闷感。

近年来根据心绞痛的预后及选择治疗方法的不同，又分为稳定型、初发型、不稳定型、卧位型、变异型、中间综合征及梗死后心绞痛等不同类型。

（三）心肌梗死

以剧烈而较持久的胸骨后疼痛，休克，心律失常，心力衰竭，发热，白细胞增多，血沉快，血清酶活力增高，和恶心呕吐等胃肠道症状，以及进行性心电图变化为特征，部分病人有先兆症状。

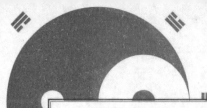

（四）心肌硬化

是心肌长期供血不足，心肌纤维发生营养障碍与萎缩，以致纤维组织增生所致。其临床特点是心脏逐渐扩大，发生心律失常和心力衰竭。

二、诊断要点

（一）冠状动脉硬化性心脏病

1.有典型心绞痛发作或心肌梗死而无重度主动脉瓣狭窄、关闭不全，主动脉炎，也无冠状动脉栓塞或心肌病等证据者。

2.男性在 40 岁，女性 45 岁以上的病人，休息时心电图有明显心肌缺血表现，或心电图运动试验阳性，无其他原因可查，并有下列 3 项中之 2 项者：①高血压；②高胆固醇血症；③糖尿病。

如无有关临床症状，可诊断为无症状冠心病。

3.40 岁以上病人有心脏增大、心力衰竭，或乳头肌功能失调，伴有休息时心电图明显缺血表现，而不能用心肌病或其他原因解释，并有下列 3 项中之 2 项者：①高血压；②高胆固醇血症；③糖尿病。

（二）心绞痛

1.胸骨后或心前区突然剧烈绞痛或压迫感，发作诱因多与运动、情绪激动、饱餐等有关。

2.疼痛多持续数分钟（不超过 15 分钟），休息或口含硝酸甘油后能缓解。

3.心绞痛发作时，心电图可有心肌缺血表现，不发作时，心电图运动试验可呈阳性。

三、治疗方法

（一）辨证分型体针法

冠状动脉硬化性心脏病有虚实之分。实证有"寒凝心脉"、"痰浊痹阻"和"瘀血阻络"；虚证有"心肾阳虚"、"阳衰气脱"

和"心脾两虚"等。但临床上常虚实夹杂，型与型之间相互交织，辨证时应仔细分析。

1.寒凝心脉。

【症状】心痛每因受寒后卒然发作。痛势如绞，心痛彻背，形寒怕冷，甚则四末不温，冷汗出，心悸气短，苔薄白，脉紧。

【治则】温阳宣痹，活血祛瘀。

【处方】心俞，厥阴俞，内关，通里，膻中。

【加减】疼痛不止加郄门；恐惧神烦加神门。

【加减法】心俞、厥阴俞针尖向脊柱斜刺，中等或强刺激，使针感由背及胸，并可加艾条悬灸；内关、通里捻转结合提插泻法；膻中沿皮下横刺，针尖沿胸骨向下，捻转结合提插泻法，并可加灸。以上各穴皆可留针至痛止或缓解，每日1次，必要时一日可数次。郄门、神门均用捻转结合提插泻法及留针。

2.痰浊痹阻。

【症状】心胸疼痛骤作，时缓时急，胸中憋闷，心悸气短，恶心甚或呕吐，头重体倦，口气重浊，舌质淡，苔厚白腻，脉弦滑或沉弦。

【治则】通阳宣痹，豁痰泄浊。

【处方】心俞，巨阙，膻中，丰隆，内关。

【加减】恶心呕吐加中脘、足三里；咳嗽痰多加太渊。

各穴均用泻法，胸背俞穴用中等刺激，四肢穴位用强刺激。心俞针尖斜向脊柱，使针感由背及胸；膻中沿皮下横刺，针尖沿胸骨向下或斜向痛处。均可留针至疼痛缓解或消失，每日或隔日1次。

3.瘀血阻络。

【症状】心胸疼痛，如刺如绞，痛有定处，胸闷短气，心悸不宁，舌唇紫暗，或有瘀斑瘀点，舌下青筋怒张，脉细涩或结代。

【治则】活血化瘀，通络止痛。

【处方】心俞，巨阙，膈俞，内关，郄门。

【加减】因气机逆乱而气滞血瘀者加膻中；因痰瘀互阻者加足三里、丰隆。

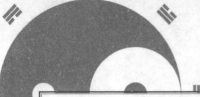

【操作法】胸背俞穴和四肢穴均用捻转结合提插泻法。背俞穴针尖斜向脊柱，使针感由背及胸可采用间歇留针法，留至疼痛缓解或消失。每日1次，必要时1日数次。

4.心肾阳虚。

【症状】心悸气短，心胸憋闷，或虚里隐痛，稍动则加剧，形寒怕冷，四肢不温，自汗神怯，舌淡，苔薄白，脉虚细或结代，可伴见下肢浮肿。

【治则】温补心肾，益气利尿。

【处方】肾俞，关元，气海，内关，足三里。

【加减】尿少浮肿明显加阴陵泉；形寒怕冷，四肢不温加灸神阙；不思纳谷加中脘。

【操作法】各穴均用捻转补法，并加艾条悬灸或隔姜灸。形寒怕冷加神阙，但灸不针；尿少浮肿明显加阴陵泉，用捻转结合提插泻法；中脘用平补平泻（注意肝大时不宜深刺）。每日或隔日1次。

5.阳衰气脱。

【治则】回阳救逆，益气复脉。

【处方】神阙，气海，关元，内关，足三里，百会。

【加减】昏迷休克加人中；呼吸微弱加素髎；心痛不能缓解加郄门。

【操作法】神阙、气海、关元艾灸30分钟；内关、足三里百会针刺用补法。

6.心脾两虚。

【症状】心前区剧烈疼痛，良久不能缓解，胸闷气憋欲脱，面色灰暗，惊恐不安，四肢厥冷，冷汗淋漓，鼻尖不温，甚则昏厥，口唇、舌质、指甲淡白或青紫，尿少浮肿，苔白滑，脉沉细欲绝或见结代，血压下降。

【治则】补心脾，益气血。

【处方】心俞，脾俞，内关，足三里。

【加减】纳谷不香加中脘；脉疾结代加神门。

【操作法】神阙、气海、关元、百会均用艾条悬灸20~30分钟或更长时间，亦可采用大片生姜灸10~30壮；内关、足三里用捻转补法；昏迷休克加刺人中；呼吸微弱加刺素髎。均用强刺激久捻针；心痛不能缓解时加郄门，强刺激间歇留针。每日1次，必要时一日数次。

冠心病的针灸治疗虽有较好疗效，但在心绞痛急性发作及急性心肌梗死时，病情变化急剧，预后险恶，在治疗上应采用中西医结合的综合措施，积极抢救。

（二）综合疗法

1.耳针疗法

【处方1】心，肾，交感，内分泌，皮质下，胃。操作法：每次选用3~5个耳穴，强刺激留针30~60分钟，每日或隔日耳针治疗。

【处方2】心、神门、皮质下、交感、脾、肝、肾、肾上腺、内分泌、小肠，每次选3~5穴，中强度刺激，留针30分钟，每日或隔日1次。亦可单耳埋针或贴压王不留行籽，每日自行按压数次，每次10分钟，两耳交替使用，3日更换1次，5次为1个疗程。

【处方3】在耳穴心行电针，留针30分钟，每日1次，治疗冠心病20例，每周针6日，治疗4周后，结果：心绞痛显效6例，减轻5例；心电图显效3例，改善9例（《中医杂志》，1995，11，664）。

【处方4】心绞痛发作时捏揉耳穴心、交感、耳背心；缓解期可加压小肠。亦可在穴上贴压决明子或磁珠后，再行按压，效果更佳。

2.实用验方

（1）蒲辅周老中医经验方：人参90g，石菖蒲、香附各60g，丹参、茯苓各30g，鸡血藤、远志肉、制没药、血竭、琥珀各15克，共研细末，每次1.5~3g，开水冲服，每日3次（《心血管疾病研究》，1998）。

（2）调理脾胃法：采用调理脾胃法，辨证选药，治疗胸痹

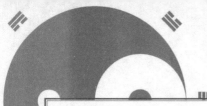

（冠心病）300例，结果：心绞痛显效181例，改善105例，总有效率95%。心电图有缺血改变的287例患者中，治疗后显效69例，好转73例，总有效率49.4%；治疗前对硝酸甘油依赖者147例，治疗后停用者79例，减量者44例，硝酸甘油停减率83.7%（《中医杂志》，1996，10，606）。

（3）大蒜素注射液60mg，加入5%葡萄糖液500ml中静滴，每日1次，10次为1个疗程。治疗不稳定型心绞痛34例，结果：心绞痛有效率82%，心电图有效率62%。对劳力型心绞痛有效率100%，对高血糖患者还有显著的降血糖作用（《中医杂志》，1997，10，604）。

（4）中药膏剂：含三七、川芎、细辛、麝香等，穴位（①膻中、膺窗、乳根、玉堂、紫宫、内关。②心俞、膈俞、至阳、内关）交替敷贴，用药前穴区皮肤先用75%酒精擦拭后，再用艾条温和灸至皮肤稍红，然后将中药膏贴穴上，用胶布封固，保留24小时除掉，每周2次，6次为1个疗程。治疗冠心病心绞痛54例，结果：心绞痛显效25例，改善21例，总有效率85.2%；治疗前心电图不正常者39例，治疗后显效9例，改善11例，总有效率51.3%（《中医杂志》，1995，10，603）。另组报道，冠心膏（含丹参、川芎、冰片等）贴于膻中、虚里（或心俞），每日1次，2周为1个疗程，治疗冠心病心绞痛120例，结果：心绞痛显效44例，有效64例，总有效率90%；心绞痛缓解时间：1～3分钟84例，3～5分钟24例；心电图显效24例，改善36例，总有效率50%（《中医杂志》，1996，10，604）。

3.体针治疗冠心病

（1）常用穴有心俞、厥阴俞、膻中、巨阙（灸）、内关、通里、足三里。心脉瘀阻配膈俞、阴郄、血海、太冲；痰浊壅盛配肺俞、中脘、丰隆、阴陵泉；气阴不足配阴郄、三阴交、太溪；心阳不振配命门（灸）、巨阙、气海、关元，每次选4～6穴，中度刺激，留针30分钟，间歇运针2次，每日1次，10次为1个

针灸综合疗法

疗程。临床报道综合资料，针灸治疗冠心病心绞痛 631 例，心绞痛总有效率 91.11%，心电图有效率 66.8%，硝酸甘油停减率 87.95%。另组报道，治疗 621 例，总有效率 89.2%，硝酸甘油停减率 93.6%，心电图有效率 53.2%。

（2）取膻中、内关、神门，针膻中时，实证针尖向下用泻法，虚证针尖向上用补法，捻针 1~2 分钟后用胶布固定针柄，留针 3~4 小时。

（3）取巨阙、水沟、郄门，针巨阙时针尖斜向下，不留针，水沟轻刺，留针 30 分钟。

4. 头针治疗冠心病

针刺头穴胸腔区、血管舒缩区，进针后快速捻针（200 次/分）3 分钟，留针 30 分钟，其间反复捻针 3 次，以针感强烈者效佳，隔日 1 次。

5. 眼针治疗心绞痛

针刺眼穴心区、上焦区，每日或隔日 1 次。

6. 舌针治疗心绞痛

针刺舌穴心区、上焦穴，留针 5 分钟，隔日 1 次。

7. 手针治疗心绞痛

针刺手穴心点、小肠点，留针 5 分钟，每日 1 次。

8. 电针治疗冠心病

针刺胸椎 1~4 棘突间隙正中线旁开 8 分，左右共 4 对穴，每次取上下错位的 1~2 对穴，交替使用，以 15~30° 角斜刺 1.5 寸，得气后接通电针治疗仪，针感强度以患者能耐受为度，留针 20 分钟，每日 1 次，5 次为 1 个疗程。

9. 微波针治疗冠心病

心绞痛发作期间，取内关（双），施以微波针治疗，每日 1 次，15 次为 1 个疗程。

10. 水针治疗冠心病

常用穴有心俞、厥阴俞、膻中、内关、郄门、足三里、三阴交，每次选 2 穴，各注入 5% 普鲁卡因 2.5ml，亦可选用丹参注射

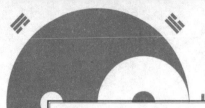

液、毛冬青注射液、灵芝注射液、当归注射液、红桂注射液中之一种，每穴注入 0.5~1.0ml，隔日 1 次，5 次为 1 个疗程。此外，心绞痛发作或心肌梗死心绞痛剧烈时，可于内关穴（双）各注入度冷丁稀释液（度冷丁 10mg 加注射用水 5ml）2.5ml，有立即止痛效果。如果疼痛不缓解，在间使（双）再注入 2.5ml，有加强止痛作用。

11.芒针治疗冠心病

心绞痛时，从膻中进针，得气后针尖向下，沿皮透刺，经中庭、鸠尾至巨阙。

12.直流电药离子导入治疗冠心病

在心前区用 10%三七醇提取液或补阳还五汤水煎液作直流电药离子透入，每次 20~30 分钟，每日 1 次，5 次为 1 个疗程。

13.磁疗治疗心绞痛

心绞痛发作时，可用静磁器在心前区、膻中、内关、神门等穴轻轻摩擦治疗，有利于心绞痛缓解。平时可在穴区敷贴磁片，可减少心绞痛发作。

14.拔火罐治疗冠心病

取心俞、厥阴俞、督俞，闪火拔罐，反复吸拔 20 次，直至皮肤潮红充血或瘀血为度，每日 1 次，5 次为 1 个疗程；或在足太阳膀胱经背部第一侧线施走罐 10 余次，然后在心、脾、肾俞留罐 10 分钟，隔日 1 次，5 次为 1 个疗程。

15.艾灸治疗冠心病

在膻中、内关、足三里等穴施艾条温和灸，每次 20 分钟，每日 1 次。临床报道，采用本法治疗冠心病 138 例，总有效率86.2%，心电图有效率 63%。

16.药物敷贴治疗冠心病

（1）心绞痛发作时，在心痛放射点或取心俞、厥阴俞、膻中、虚里、内关、通里、神门、三阴交，每次选 2~3 穴，根据病情选用通心膏、冠心膏、心绞痛宁膏、冠心止痛膏之一种，敷贴穴上，12~24 小时除去，可暂时缓解心绞痛。

（2）心绞痛发作期间取大黄、丹皮、乳香、没药、当归、川芎、细辛、半夏、白芷、生姜各等份，制成止痛膏敷贴心俞、厥阴俞、膻中、心前区、内关，可缓解心绞痛，改善心电图。

（3）心绞痛心虚血瘀者，取生姜、桂枝、樟脑、冰片、松节油、木瓜、阿魏、羌活、当归、没药各等量，制成膏药，敷贴于心前区，2 日换药 1 次，连敷贴 2~3 次。

17.药物敷脐治疗冠心病

取白芍末 27g，厚朴末 10g，山楂浸膏 2g，甘草浸膏 0.8g，葛根浸膏 1g，鸡血藤挥发油 0.6ml，细辛挥发油 0.1ml，冰片少许，用黄酒调成糊状，填满脐眼，用胶布固定，2 日换药 1 次。

18.气雾吸入治疗冠心病

心绞痛发作时，可选取寒心舒气雾剂（适用于寒凝心脉）或热心舒气雾剂（适用于气滞血瘀）对准舌下喷雾 1~2 下，具有止痛作用。

19.推拿治疗冠心病

（1）用一指禅推拿法推膻中、心前区、心俞、厥阴俞、膈俞、膏肓、神堂，按至阳，按揉灵道、通里、阴郄、神门、曲池、足三里、太冲，拿内关，拂灵墟、神藏，抹肩胛区内侧缘。

（2）在左灵墟、屋翳、天池、心俞等穴，采用擦法，200圈/分，每穴 4 分钟。

（3）按压第 7 颈椎至第 7 胸椎棘突，重点按压至阳，心绞痛发作时按 6 分钟，预防发作可按 3 分钟。

（4）按摩心俞、厥阴俞或华佗夹脊压痛点，以及上脘、下脘、神阙、关元，对心绞痛有缓解作用。

（5）心绞痛可用红花油做介质，揉、捏拿手部反射区心穴、冠心区，按揉心肺区，点揉中泉，每日 1~2 次。

（6）心绞痛可推拿足部反射区心脏、胃、肾脏、肾上腺、膀胱、输尿管等穴，每晚 1 次。

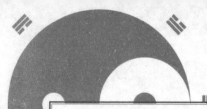

20.气功调治心绞痛

心绞痛缓解期及心肌梗死恢复期，可根据病情和个人具体情况选练强壮功、放松功、内养功、守一功、规中功、太极内功、真气运行功，意守丹田，自然呼吸，每次30~60分钟，每日2~3次。也可选练铜钟功，意守膻中、内关、劳宫。练功前先擦内关、合谷、膻中、足三里、三阴交等穴。

四、辅助治疗

1.饮食宜清淡，多食富有维生素 C 的食物，体重超标准者，应限制饮食量，并食用低脂、低胆固醇膳食，限制糖的摄入量，严禁暴饮暴食及饮用烈性酒类。

2.注意劳逸结合，适当参加体力劳动和体育锻炼，保证充分睡眠。生活有规律，保持乐观情绪，避免情绪激动。

3.积极治疗与本病有关的高血压、高脂血症、肥胖症、痛风及糖尿病等。

第九节 心 肌 炎

心肌炎是指心肌中有局限性或弥漫性的急性、亚急性或慢性病变。心肌炎常为各种全身性疾病中的一部分，轻度心肌炎的临床表现较少，诊断较为困难。近年来，由于对心肌炎的病原学有了进一步的了解，诊断方法也有相应的改进，心肌炎已成为常见的心脏病之一而日益受到重视。

现代医学认为，心肌炎的病因来自下列三个方面：①传染病程中的心肌炎，致病病原体有细菌、病毒、真菌、立克次体、螺旋体或寄生虫等感染。②过敏或变态反应。③化学和物理因素等引起。致病病原体可直接侵犯心肌，也可使其产生的毒素侵犯心肌，使心肌中的小血管内皮受到损坏，或对外来或自体抗原产生免疫反应而损害心肌。免疫反应可以是直接对异体蛋白或多糖抗原的过敏，也可间接由抗体与组织细胞结合而发生局部过敏。

一、临床表现

多数心肌炎患者有胸闷，心前区隐痛，心悸，乏力，恶心，头晕等，部分患者以心律或脉律不齐为首先引起的症状，少数患者有昏厥。重症患者可在短期内迅速发生急性心力衰竭或心源性休克。

在体征方面一般有暂时的心脏扩大，心率改变中，心率增速与体温升高不相称，亦可有心动过缓。在心音改变中，心尖区可闻收缩去吹风样杂音。半数以上患者有各种心律失常，以异位心律和房室传导阻滞为最常见。

实验室检查发现白细胞计数可上升，红细胞沉降率增速，心肌酶谱有变化，病变范围广泛者血清谷—草转氨酶可升高。

心电图检查见 ST-T 波异常和 Q-T 间期延长为主要的心损害图形，房室传导阻滞或束支传导阻滞，异位心律中有房性、结性、室性心动过速，心房扑动、颤动等。

X 线检查发现心影可扩大，心搏动减弱。超声心动图、心脏彩超、ECT 心脏断层扫描有的患者可有异常。

二、诊断要点

1.发病前不久有急性感染史，或同时伴有急性传染病表现。

2.有胸闷、气短、心悸、胸痛或脉来参伍不调等主要症状者。

3.有心脏扩大、心律失常或心力衰竭，但无心瓣膜病、高血压、冠心病、肺心病、心包病及甲状腺病等证据者。

4.心电图 ST-T 波有异常。

5.白细胞计数可升高，急性期红细胞沉降率增速，心肌酶谱

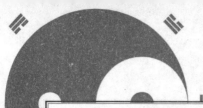

有变化,病变范围广泛者血清谷—草转氨酶能升高。

本病需与冠心病、高血压性心脏病、心脏神经官能症及心包积液等鉴别。

三、治疗方法

(一)辨证分型体针法

1.邪热传心。

【症状】心悸,胸闷,短气,虚里隐痛,心烦失眠,口干口苦,尿黄便秘或午后低热。舌红或舌尖红,苔黄腻或黄燥,脉细数。

【症状】清心火,养心阴佐以宁神。

【处方】心俞,厥阴俞,内关,神门,三阴交。

【加减】低热盗汗加阴郄;心烦易躁加太冲;心痛明显加郄门。

【操作法】心俞、厥阴俞中等刺激泻法,进针时用45°角向脊柱斜刺,进入1~2寸左右时,针尖已达横突根部,即可采用行针手法加强针感,并使针感向前胸放射。然后用补泻手法,不必留针,要严防刺中胸膜发生外伤性气胸。内关、神门强刺激泻法,间歇留针20~30分钟,三阴交中等刺激,平补平泻,亦可间歇留针。低热盗汗加阴郄,心痛明显加郄门,心烦易躁加太冲,均用强刺激泻法,间歇留针。每日1次。

2.痹证入心。

【症状】发热汗出,肢节红肿疼痛,屈伸不利,胸闷心痛,心悸气短,口干作渴,尿黄便干。舌质红,苔黄腻,脉滑数。

【治则】清心宁神,祛风除湿。

【处方】心俞,厥阴俞,大椎,内关,神门,曲池。

【加减】风湿活动明显加手三里透温溜、阳陵泉透阴陵泉;心痛明显加加郄门;关节红肿疼痛可参照关节炎选穴。

【操作法】心俞、厥阴俞中等刺激泻法,进针方向、深度及针感同"邪热传心"条。大椎强刺激泻法,针尖微向下使针感向下放射、内关、神门、曲池皆强刺激泻法。若风湿活动明显，加手三里透温溜，用5寸长毫针在手三里穴斜进，到达肌层后再将针水平向温溜穴透刺，并作较大幅度捻转，使产生强烈针感并向手腕放射。阳陵泉透阴陵泉，亦用3寸长毫针从阳陵泉穴刺入，针尖指向阴陵泉，针尖透至阴陵泉穴皮下为度，切不可透穿，亦作较大幅度捻转，使产生强热针感，均采用泻法。若心痛明显可加郄门，强刺激泻法。伴见关节红肿疼痛时，参照关节炎选穴针之。每日1次。

3.心阴（血）虚。

【症状】心肌炎迁延不愈，心悸胸闷，心烦失眠，两颧桃红，潮热盗汗，手足心热，口干咽燥。舌边尖红，少津少苔，尿黄便干，脉细数者属心阴虚；若见面色无华，唇舌淡白，头晕目花，心悸失眠，健忘多梦，脉来细弱。

【治则】养心阴，补心血，佐以宁神。

【处方】心俞，脾俞，内关，足三里，三阴交。

【加减】盗汗加阴郄；头晕目眩加风池；心动过速加神门。

【操作法】以上各穴均采用中等刺激补法，静止留针15～20分钟，偏于心阴虚心火旺，见有口干咽燥，舌红少津者但针不灸。偏于心血虚，见有面色无华，唇舌淡白者，针灸并用。如伴盗汗加阴郄，中等刺激泻法，头晕目花加风池，中等刺激平补平泻；心动过速加神门，强刺激泻法。每日1次。

4.心气（阳）虚。

【症状】心肌炎迁延不愈，心悸气短，动则加剧，疲乏自汗，面色无华，舌淡苔傅白，脉虚细或有结代。若兼见形寒肢冷，心胸憋闷，面足浮肿，舌质淡嫩，脉沉迟结代者属心阳虚证。

【治则】益心气，温心阳，佐以补益元气。

【处方】心俞，肾俞，足三里，膻中，神阙，气海。

【加减】脉结代加间使、神门；浮肿尿少加阴陵泉；心痛憋闷加内关、郄门。

【操作法】以上各穴除神阙外均采用中等刺激补法，并可用

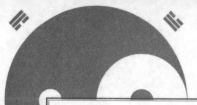

隔姜灸5~7壮，或艾条悬灸每穴3~5分钟。神阙穴但灸不针。如出现脉结代加间使、神门强刺激补法，浮肿尿少明显时加阴陵泉，用强刺激泻法，心痛憋闷加内关、郄门用强刺激泻法。每日1次或隔日1次。

（二）综合疗法

1.耳针疗法

【处方1】心，交感，神门，皮质下，小肠。操作法：每次选2~3个耳穴，轻刺激，留针20~30分钟，每日1次。必要时可采用埋针，冬季5~7天，夏季2~3天。

【处方2】常用耳穴有心、小肠、皮质下、内分泌、交感、神门、脑点、肾，每次选2~3穴，两耳交替使用，捻针轻刺激，留针20~30分钟，间歇捻针，每日或隔日1次，5~10次为1个疗程。

2.实用验方

（1）齐律汤：生地30g，党参、丹参、炙甘草各15g，苦参12g，麦冬、阿胶、生姜、大枣各10g，桂枝6g，水煎服，每日1剂。治疗虚证室性早搏84例，服药4周，结果：显效39例，有效35例，总有效率88.1%，其中以气虚、气血、气阴两虚型疗效最好（《中医杂志》，1995，10，605）。

（2）振心复脉汤加减：生龙骨、生牡蛎、珍珠母各30g，太子参、炙甘草各15g，桂枝、茯苓、茯神各10g，远志6g，大枣5枚，水煎服，每日1剂。治疗室性早搏64例，服药2个月，结果：痊愈40例（其中服药1个月21例、2个月19例），好转19例，总有效率92.19%（《中医杂志》，1995，11，669）。

（3）稳心冲剂：稳心冲剂9g冲服，每日3次，4周为1个疗程，治疗心肌炎并发心律失常89例，总有效率91.3%；心电图总有效率89.4%；24小时动态心电图总有效率66.7%（《中医杂志》，1996，6，348）。

（4）脉康胶囊：内含附子、土鳖虫等温阳通脉药物，3粒内服，每日3次。治疗老年缓慢性心律失常76例（其中

针灸综合疗法

病窦 34 例、可疑病窦 12 例、传导阻滞 6 例、窦缓 24 例），结果有效率 90.27%，心电图、24 小时动态心电图、体外血栓长度、血生化指标等均有明显改善（《中医杂志》，1996，9，545）。

（5）参附汤加味：黄芪 40g，丹参 30g，红参、附片、郁金、川芎、白术、茯苓、路路通、炙甘草各 10g，水煎服，每日 1 剂。治疗病态窦房结综合征 3 例，结果：痊愈 1 例，显效 2 例（《中国特色治疗大全》，1996，73）。

（6）针刺治疗心律失常 30 例。

主穴取百会、膻中、通里、内关、神门、大陵，配穴取血海、足三里、丰隆、三阴交，每次选取 5～6 穴，诸穴轮换使用。气滞血瘀者用泻法；体虚气弱以补法为主；一般情况用平补平泻法，留针 20～30 分钟，每日 1 次，10 次为 1 个疗程。结果：痊愈 15 例，显效 8 例，好转 6 例，总有效率 96.7%（《中国特色治疗大全》，1996，70）。另组报道，针刺神门治疗心律失常 42 例（其中窦性心动过速 29 例、室上速 13 例）。结果：前者有效 27 例，占 93.1%；后者有效】1 例，占 84.6%（《中国特色治疗大全》，1996，71）。

3.体针治疗心肌炎

（1）主穴取心俞、巨阙、内关、神门、阴郄、郄门、膻中。心虚胆怯配胆俞、阴陵泉、足三里、丘墟；心气虚配脾俞、膈俞、劳宫、足三里；心阴虚配三阴交；阴虚火旺配厥阴俞、肾俞、太溪；心血瘀阻配膈俞、血海、大陵、太冲；心阳不振，水气凌心配百会、脾俞、三焦俞、气海俞、关元、水分、足三里、丰隆、阴陵泉。每次选 4～6 穴，用平补平泻法，留针 30 分钟，每日或隔日 1 次，5 次为 1 个疗程。临床报道，针刺治疗心律失常 220 例，激动起源性失常有效率 86.4%，传导异常性心律失常有效率 18.2%；治疗冠心病心律失常 100 例，总有效率 90%。

（2）心房纤颤取俞府，进针后斜向璇玑，缓缓进针，以针感

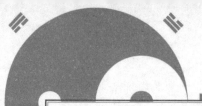

向右颈项部及左肩放射为得气，留针20分钟。

4.腕踝针治疗心肌炎

针刺上1、上2，每日1次，留针60分钟，5～10次为1个疗程。

5.电针治疗心肌炎

主穴取：①郄门、神门。②心俞、厥阴俞。心血不足配膈俞、脾俞、足三里；痰火上扰配内关、丰隆；水饮内停配脾、胃、三焦俞。每次选1组穴，辨证配穴，采用疏密波，针感强度以患者能耐受为度，留针30分钟，隔日1次，5～10次为1个疗程。

6.水针治疗心肌炎

冠心病出现心律失常取心俞、厥阴俞、神门、内关，每次选2穴，各注入复方丹参注射液0.5～1.0ml，每日1次，5～10次为1个疗程。

7.磁疗治疗心肌炎

将静磁器放在心前区、内关及足心轻轻摩擦，每次15分钟，每日3～4次，大多数患者心悸症状得到缓解。

8.艾灸治疗心肌炎

气虚血瘀型取关元、神门；阴虚火旺型取少冲、至阴；肾虚水泛型取三阴交、太溪。采用艾条温和灸至局部皮肤稍红，每日早、晚各1次，10次为1个疗程。

9.药枕治疗心肌炎

心虚胆怯取生磁石、生铁落、海蛤壳各500g，远志300g，石菖蒲200g；心血不足取丹参1000g，当归、川芎、桑椹子各200g，冰片10g；心阴亏虚取磁石、代赭石各500g，生地300g，五味子、桑椹子各200g，赤芍、稀莶草各150g，地龙100g，冰片5g；心阳不振取公丁香、肉桂心各500g，大附子200g，麻黄150g，细辛100g，依法制成药枕，令患者常枕之。

10.推拿治疗心肌炎

（1）先按摩心俞、厥阴俞、神道、至阳、内关、三阴交，每穴1分钟；然后揉按膻中，先轻后重，以胸部舒畅为度，每日1次。

（2）在心前区顺时针揉摩 3~5 分钟至局部发热后，再按揉中府、乳根各 5 分钟，每日 1 次。

（3）按压第 7 颈椎至第 7 胸椎间穴位，每日 1 次。

（4）阵发性心动过速可同时重按内关、合谷，待心率减慢后，再用较轻手法按揉 2 分钟。

（5）心律失常，每晚推拿足部反射区心脏、肾脏、淋巴(胸)、肾上腺、胃、输尿管、膀胱等。

四、辅助治疗

1.卧床休息，减轻心脏负荷，一般约需数周，随着病情好转，逐渐增加活动量。

2.积极去除原发病及病因。

3.进食易于消化和富含维生素及蛋白质的食物。

4.并发心律不齐时，要做好思想解释工作，排除患者不必要的思想顾虑，必要时进行中西医综合治疗。

第十节　高血压病

血压病或称原发性高血压，是病因尚未十分明确，而以动脉血压增高为主要临床表现的一种独立疾病（以收缩压等于或高于 160mmHg，舒张压等于或高于 95mmHg，二者有一项经核实即可诊为高血压病。凡收缩压大于 140mmHg、小于 160mmHg，或舒张压大于 90mmHg、小于 95mmHg，可诊为临界高血压）。晚期可导致脑、心、肾等器官的病变。本病发病率颇高，与年龄、职业、家族史有一定关系。

高血压也可以作为某种疾病的一种症状，如泌尿系统疾病、

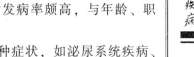

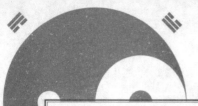

心血管疾病、内分泌疾病、颅内疾病等发生的高血压，称为"症状性高血压"，或称"继发性高血压"，须与高血压病相区别。

现代医学认为本病的病因和发病原理尚未完全明了，通过临床观察和动物实验，可能有关的因素是与中枢神经系统及内分泌体液调节功能紊乱有关。其次年龄、职业和环境等影响也有密切联系。此外家族性高血压史、肥胖和超重体型、高脂质和高钠盐食谱、嗜酒吸烟等因素的影响，促使高血压病的发病率增高。

一、临床表现

根据高血压病起病的缓急和病情进展情况，可分为缓进型和急进型两类，临床上见到的多数是缓进型，急进型仅占 1%~5%。

（一）缓进型高血压病（亦称良性高血压）

起病隐匿，病程进展缓慢，早期仅在精神紧张、情绪波动或劳累后出现轻度而暂时的血压升高，去除原因或休息后即可恢复，以后病情发展，血压可逐步升高，并趋向持续性或波动幅度很小。但有近半数病人可无症状，常在体检时偶然发现高血压。高血压病所表现的症状和体征有：

1.脑部表现

头痛、头晕和头胀，或头部沉重，颈项板紧感，这是高血压病常见的神经系统症状。重要的脑部病变包括一时性或间歇性脑部血管痉挛，发作时除头痛外，可有暂时性失语失明，肢体活动失灵，甚则偏瘫，但绝大多数在 24 小时内恢复。

2.心脏表现

早期症状体征不明显，有时可感心悸，心尖搏动有力，主动脉瓣区第二心音亢进或呈金属调，心尖区可闻吹风样收缩期杂音，晚期形成高血压性心脏病。X 线可见心脏左心室增大，心电图示左心室肥厚或兼有劳损。

3.肾脏表现

肾小动脉硬化、肾功能衰退时，有多尿和夜间多尿，尿常规检查有少量蛋白及红细胞，尿比重降低，酚红排泄试验下降。病变进一步损害，可发生尿毒症，血浆非蛋白氮和肌酐、尿素氮常增高。

4.眼底视网膜细动脉变化

早期出现视网膜动脉痉挛变细，有轻度动脉硬化，为Ⅰ级。以后动脉硬化反光增强，呈银丝样，动静脉交叉压迫，为Ⅱ级。晚期除血管硬化外，还有出血、渗出物，为Ⅲ级。视神经乳头水肿为Ⅳ级。

（二）急进型高血压病

其临床表现基本上与缓进型高血压病相似，但有病情严重，发展迅速，视网膜病变和肾功能很快衰竭等特点。血压显著升高，舒张压持续在 130～140mmHg 或更高。常于数月至 1～2 年内出现严重的脑、心、肾损害，发生脑血管意外，心力衰竭及尿毒症，常伴有视力模糊或失明，尿蛋白（++～+++），血尿和管型尿，最后因尿毒症等而死亡。

（三）高血压分期

根据 1979 年我国修订高血压临床分期标准为：第一期高血压，血压达到确诊高血压水平，临床无心、脑、肾并发症。第二期高血压，血压达到确诊高血压水平，并有下列各项中之一项者：①X 线、心电图或超声检查有左心室肥大；②眼底检查见有眼底动脉普遍或局部狭窄；③蛋白尿或血浆肌酐浓度轻度上升。第三期高血压，血压达到确诊高血压水平，并有下列各项中之一项者：①脑血管意外或高血压脑病；②左心衰竭；③肾功能衰竭；④眼底出血或渗出，有或无视神经乳头水肿。

二、诊断要点

1.凡血压持续高于正常范围，并能排除症状性高血压时，即可诊断为高血压病。

2.对高血压病进行分期：主要参考尿常规，心脏 X 线、心电

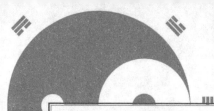

图和眼底检查的资料。

3.高血压病与症状性高血压的鉴别。主要通过细问病史、体格检查和实验室检查，来排除各种原因引起的症状性高血压，尤其对年轻高血压病人，及具有高血压病所罕见的一些表现时，更应注意排除症状性高血压。

三、治疗方法

（一）辨证分型体针法

高血压病有虚实之别。痰、火、风、瘀为主要病理变化时为实，如肝火亢盛、痰浊上扰等型。肝肾阴虚或进一步发展为阴阳两亏时为虚，如阴虚阳亢，阴阳两虚等，但往往虚实夹杂，宜仔细分析。

1.肝火亢盛。

【症状】头痛眩晕，面红目赤，口苦咽干，烦躁易怒，便秘尿黄。舌红苔黄，脉弦数。

【治则】清肝泻火。

【处方】风池，太冲，行间，曲池，合谷。

【加减】烦躁失眠加神门；便秘加支沟。

【操作法】各穴除风池外均用捻转结合提插泻法，间歇留针。针感要求逆经传达，符合"迎而夺之"之法。风池针尖向对侧眼眶进针，使针感上达巅顶，能立解头痛头晕之苦，平补平泻，并可作静止留针。每日1次。

2.痰浊上扰。

【症状】眩晕头痛，头胀如蒙，胸脘痞满，呕恶痰涎，纳呆心悸，肢体困重。舌苔白腻，脉弦滑。

【治则】平肝泄浊。

【处方】百会，风池，中脘，曲池，丰隆。

【加减】恶心呕吐时加足三里；胸脘痞闷加内关。

【操作法】百会、风池、中脘皆用平补平泻法，百会根据头痛部位可向前后左右沿皮横刺，曲池、丰隆捻转结合提插泻法，间歇留针，每日1次。

3.阴虚阳亢。

【症状】头痛头晕，耳鸣目眩，头重脚轻，烦躁易怒，心烦失眠，腰膝酸软，肢体麻木或手足颤抖。舌质正常或偏红，苔少或薄白，脉细弦。

【治则】育阴潜阳。

【处方】肝俞，肾俞，太冲，三阴交，风池，内关。

【加减】心悸失眠严重者加神门；肢体麻木明显者加曲池、阳陵泉。

【操作法】肝俞、肾俞捻转补法，不留针。太冲捻转结合提插泻法，并可留针。三阴交、内关平补平泻。风池针尖向对侧眼眶进针，使钟感向巅顶放射，平补平泻，亦可留针。每日或隔日1次。若肝阳上亢，心神被扰心烦，失眠严重时加泻神门用强刺激。风痰痹阻经络出现麻木时加曲池、阳陵泉，平补平泻。

4.阴阳两虚。

【症状】头晕目花，心悸耳鸣，腰酸腿软，筋肉抽搐，失眠多梦，夜间多尿。若偏阴虚者，有五心烦热，口干咽燥，舌红少苔少津，脉细弦数；若偏阳虚者，有畏寒肢冷，尿清便溏，下肢浮肿，舌质淡，苔薄，脉沉细。

【治则】滋阴助阳。

【处方】肾俞，关元，气海，百会，风池，三阴交。

【加减】偏阴虚而心悸失眠者加神门；咽干舌燥加太溪；偏阳虚而下肢浮肿者加阴陵泉。

【操作法】肾俞、关元、气海、三阴交均用捻转补法，若偏阳虚各穴可加灸。风池、百会平补平泻。百会针尖方向根据头痛部位可向前后左右进针。重泻神门再补太溪，泻阴陵泉，补足三里。

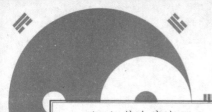

（二）综合疗法

1.耳针疗法

【处方1】降压沟，神门，交感，心，枕。操作法：每次选用3～5个耳穴，中等刺激，留针20～30分钟，每日1次。或埋针，夏季2～3天，冬季5～7天。

【处方2】主穴取皮质下、降压沟、肾上腺、心、神门、交感；配穴取内分泌、太阳、额、肝、肾、耳尖。每次选4～5穴，针刺后捻针半分钟，留针1～2小时。亦可埋针或贴压王不留行籽，每日按压2～3次，2～3日更换1次。据报道，耳针治疗高血压33例，有效率达90%。

【处方3】高血压脑病，针刺耳穴脑、脑干、肝阳、降压沟，针法同上。

2.实用验方

（1）复方罗布麻丸：罗布麻、臭梧桐各40g，钩藤、决明子、夏枯草、炒杜仲各30g，丹参、川芎、三七、黄芩、石决明、野菊花、怀牛膝、桑寄生、益母草、豨莶草、青木香、莱菔子、制首乌、桑白皮各20g，黄连、丹皮、夜交藤、汉防己、马兜铃各10g，研面9～18g，口服，每日2～3次。治疗高血压110例，服药15日，结果：近期治愈48例，显效37例，有效23例，总有效率98.29%（《中国特色医疗大全》，1996，85）。

（2）玄参丹参饮加减：丹参、何首乌各15g，钩藤、石决明各12g，玄参、杜仲、杞子、桑寄生、怀牛膝、车前子各10g，水煎服，每日1剂。治疗高血压76例，（其中Ⅰ期13例、Ⅱ期39例、Ⅲ期24例，病史3～30年），结果：显效39例，有效32例，总有效率93.4%（《湖北中医杂志》，1987，5，20）。

（3）磁石降压煎剂：磁石、党参、黄芪、当归、桑枝、枳壳、乌药、白芍、牛膝、石决明、蔓荆子、白蒺藜、炒杜仲各6g，独活18g，每晚煎汤浸泡双足1小时，治疗高血压20例，效果满意，浸泡1～3次血压可以降至正常（《四川中医》，

1988，3，23）。

（4）气功疗法：气功治疗高血压104例，20年系统跟踪随访结果：疗效为85%～92.9%，累计病死率17.39%。脑卒中病死率11.5%，表明气功有稳定血压、预防脑卒中、改善预后的功效（《中西医结合杂志》，1986，1，9）。

3.体针治疗高血压

（1）主穴取风池、曲池、合谷、足三里、太冲。肝阳上亢配太阳、阳陵泉、行间；阴虚阳亢配百会、神门、阴陵泉、三阴交；痰湿内盛配内关、丰隆、解溪、太白；肾精不足配关元、气海、复溜、太溪；阴阳两虚配气海、关元。每次选3～5穴，行中强度刺激，留针30分钟，每日或隔日1次，10次为1个疗程。临床报道，针刺治疗高血压511例，有效率72%～76%。

（2）针刺劳宫穴，深度达掌背真皮受阻时为止，留针15～20分钟，留针期间用拇、食指轻轻向前捻针2～3次，以出现酸麻胀痛为度，先针左侧，然后针右侧，每日1次。治疗期间忌食虾、带鱼、鳗鱼（朱成康经验）。

（3）高血压脑病，主穴取百会、人中、风池、内关、合谷、三阴交，配穴取太阳、昆仑，每次选3～4穴，针刺行中强刺激，每日1次。

4.鼻针治疗高血压

针刺鼻穴高血压上、下点穴、心穴、肝穴。刺高血压上点时，以左手拇食指夹持穴位，右手持针，从上而下沿皮横刺2cm，忌向下外方向刺，以免刺伤眼睛，得气后有胀感或放散到鼻部。

5.舌针治疗高血压

取神根穴、腋旁穴、支脉穴、心穴。用毫针快速进针，斜刺1寸，留针5分钟，每日或隔日1次。

6.腕踝针治疗高血压

针上1区（双），留针2小时，每日或隔日1次，或埋针1～2日更换1次。

7.足针治疗高血压

针刺足穴 7 号、16 号、22 号、太冲穴，中强度刺激，每日或隔日 1 次，10 次为 1 个疗程。

8.电针治疗高血压

主穴取曲池、足三里、太冲，头痛甚加太阳、合谷。应用导平治疗仪，频率为 1～2 赫兹，中强度刺激，每次 30 分钟，隔日 1 次，10 次为 1 个疗程。

9.水针治疗高血压

(1) 取内关、足三里；合谷、三阴交；曲池、太冲，每次选 1 组穴，每穴注入 0.25% 普鲁卡因 1ml，隔日 1 次，3 组穴位交替使用，5 次为 1 个疗程。

(2) 取单侧肝俞、三阴交，各注入当归注射液 0.5ml，每日 1 次，两侧交替，5 次为 1 个疗程。

(3) 取合谷、太冲；足三里、三阴交，每次取 1 组穴，各穴注入利血平 0.1ml，隔日 1 次，两组穴交替使用，10 次为 1 个疗程。临床报道，穴位注射治疗高血压 116 例，Ⅰ、Ⅱ期有效率 90%，Ⅲ期 70%～80%。

10.火针治疗高血压

取百会，常规消毒后用火针点刺 2 次，每次间隔 10 秒钟，速进速出，深度达到帽状腱膜为止。针后不按穴，如有出血，让其自止；然后仰卧，在气海用同样方法点刺 3 次，深度为 1.5cm，出针后速按针孔。每日 1 次，治疗 3 日后隔日 1 次，14 次为 1 个疗程，连续治疗 2 个疗程（王映辉经验）。

11.放血治疗高血压

在单侧耳尖或太阳穴点刺放血 3～5 滴；或在耳背静脉放血 5～10 滴，两耳交替使用，3 日 1 次，3 次为 1 个疗程。

12.梅花针治疗高血压

采用轻叩刺前额、后脑、眼区、颈椎、脊柱两侧及四肢末端，每日或隔日 1 次，10 次为 1 个疗程。

针灸综合疗法

13.割治治疗高血压

取耳穴高血压点、降压点，局部消毒后割治，刀口约 0.1cm 长，深度不穿透骨膜，见血即可，7 日 1 次。

14.穴位埋线治疗高血压

取穴曲池、足三里；心俞、太冲，每次选 1 组穴埋植羊肠线，每月 1 次，可连埋 3 次，两组穴交替使用。

15.磁疗治疗高血压

（1）主穴取曲池、内关、百会、足三里、三阴交，配穴取风池、太阳、神门、太冲，每次选 2～4 穴，用磁场强度为 600～2000 高斯的磁片敷贴穴位上。开始磁疗时，宜用磁性强度较低的磁片，敷贴穴位宜少，时间宜短，如无反应，再逐渐增加。亦可选用交变电磁法或旋磁法，每日治疗 20～30 分钟，持续 1 个月。也可用 500 高斯的磁带戴在内关部位，每日戴 12 小时，1～3 个月为 1 个疗程。

（2）取耳穴心、神门；肝、肾、降压沟。每次选 1 组穴位，敷贴直径 3mm，磁场强度为 400 高斯的磁珠，每周换 1 组穴位，3 组穴位循环敷贴，直至血压下降或恢复正常，如敷贴 9 周无效，即可停止敷贴，改用其他方法治疗。

16.微波针治疗高血压

在曲池（双），采用微波针灸治疗，每次 5 分钟，每日 1 次，15 次为 1 个疗程。

17.激光照射治疗高血压

取人迎，用氦—氖激光照射，功率 1～4mV，波长 6.382 埃，间距 50mm，时间 3 秒钟，10 次为 1 个疗程。亦可配合照射曲池、足三里、耳穴降压沟等。据报道，采用激光照射治疗高血压 53 例，有效率 88%。

18.拔火罐治疗高血压

常用穴有心、肝、肾、脾俞、肩井、肩中俞。肝阳上亢加太阳；痰火上扰加前额正中、肺俞、膀胱俞；痰浊阻逆加肺俞。闪

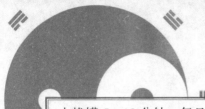

火拔罐 5～10 分钟，每日 1 次，5～10 次为 1 个疗程。

19.艾灸治疗高血压

临床报道，灸治高血压 20 例，有效率 90%。①各型高血压：取足三里、绝骨，施以艾炷瘢痕灸，用麦粒大艾炷灸 3～7壮，以穴位起小疱为度，灸毕贴小胶布以促发灸疮，待灸疮痊愈后可再灸。②肝阳上亢之高血压：取风池、肝俞、行间、侠溪、太冲，每次选 2～4 穴，施以艾条温和灸或温针灸，每穴 10～20分钟，每日或隔日 1 次，5～10 次为 1 个疗程。③肾精不足之高血压：取百会、肾俞、三阴交、太溪、涌泉，每次选 2～3 穴，施以艾炷麦粒灸，每穴 3～5 壮，隔日 1 次，3 次为 1 个疗程，或艾条温和灸，每穴 10 分钟，每日或隔日 1 次，10 次为 1 个疗程。④痰浊阻逆之高血压：取内关、丰隆、中脘、阴陵泉，每次选 2～4 穴，施以艾炷隔姜(或山楂片)灸，每穴 5～7 壮，或艾条温和灸，每穴 10 分钟，每日或隔日 1 次，5 次为 1 个疗程。

20.药物敷贴治疗高血压

(1) 肝阳上亢之高血压：①取吴萸末 30g，或川芎、牛膝各50g，吴萸、蓖麻仁各 250g，牛黄 2.5g，共研细末，用食醋调制成药饼，每晚临睡前敷贴于涌泉穴，次晨除去，10 次为 1 个疗程，连敷 3～4 个疗程，疗程间休息 3～4 日（龚明远经验）。②取葛根 15g，地龙、蝉蜕各 9g，黄连、土鳖虫、白芥子、延胡各 6g，白花蛇 3 条，蜈蚣 9 条，共研细末，用姜酊调制成小饼，在药饼中心放麝香少许，分别敷贴于双侧心、肝、肾俞及关元穴，3 日换药 1 次。

(2) 肾精不足之高血压：取桃仁、杏仁各 12g，栀子 3g，胡椒 3 粒，糯米 14 粒，共捣烂。分 3 次用鸡蛋清调成糊状，于每晚临睡前敷贴于涌泉穴，次晨除去，6 次为 1 个疗程。

21.药物敷脐疗法

(1) 肝阳上亢之高血压：取利眠宁 2.5mg，双氢克尿噻 5mg，地巴唑 4mg，利血平 0.06mg，硫酸胍生 1 毫克，淀粉 25mg，共研匀。先用温水将脐洗净，然后纳入药粉，胶布固定，每周 1 次。

（2）痰浊中阻之高血压：取胆汁制吴萸、醋制明矾、地龙各100g，朱砂50g，环戊甲噻嗪12.5g，罗布麻醇提取物10g，龙胆草醇提取物6g，共研细末。先用温水将脐窝洗净，然后取药末0.3g，纳入脐中，胶布固定，每周换药1次。

22.中药液洗足治疗高血压

取钩藤100g，煎水加冰片少许，或夏枯草30g，钩藤、菊花各20g，桑叶15g，每晚临睡前煎水趁热浴足30~45分钟，10日为1个疗程。

23.药枕治疗高血压

阴虚阳亢型取生石膏、决明子、夏枯草、苦丁茶、青木香、灯心草、桑叶、菊花、薄荷、川芎、蚕砂、紫草、丹皮、菖蒲、桑枝各100g；痰浊中阻取明矾2000g，竹茹、磁石各300g，豨莶草200g，旋覆花100g，灯心草适量，依法制成药枕，常枕之。

24.香佩治疗高血压

取菊花、夏枯草、晚蚕砂、石菖蒲各等份，装入长条布袋中，围在颈部，长期应用。

25.推拿治疗高血压

（1）各种高血压：可选用一指禅推法推膻中、肺俞、心俞、膈俞、厥阴俞、神堂、膏肓，按压至阳、内关，按揉灵道，拂灵墟、神藏，抹肩胛内缘；或采用内功推拿法，用拇指平推、扫散乔空（用力稍重，时间要长些）。肝阳上亢之高血压患者俯卧，医者站在患者头顶侧，用双手自太阳穴推至风池穴，重复3~5次；再用一手拇指和食指相对点两侧太阳穴，另一手揉拿头部，重复2~3次；然后按压百会、风池。痰湿阻逆之高血压患者，医者用双手揉拿上、下肢各2~3次，提拿腹部2~3次，然后按压曲池、内关、足三里及丰隆。

（2）治疗高血压病可先按压耳穴耳尖、心、神门、内分泌，再指甲推肾上腺、耳背沟，亦可贴压磁珠后再按压，每日数次。

（3）治疗高血压病可推拿足部反射区头（脑）、耳、肾脏、

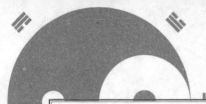

膀胱、输尿管、平衡器官（内耳迷路）等穴，每晚1次。

26.气功调治高血

压各种高血压，可选练松静功、强壮功为主，或练太极内功、虚明功，并可配合练保健功、意气功、太极拳等功法。

四、辅助治疗

1.饮食清淡，少吃动物脂肪及其内脏，戒烟酒。高血压中期患者宜少盐饮食。若肥胖者应节制食量。

2.生活要规律，经常参加适当的体育锻炼，注意劳逸结合。

3.要善于控制自己感情，不论喜怒哀乐，都要适可而止。

4.气功和太极拳有降压作用，练气功时间越长，打太极拳能坚持不懈，其降压效果也就越好。

5.症状明显，血压较高，应配合应用降压药及镇静药。

第十一节　胃　　炎

胃炎系指各种原因所致的胃黏膜的炎性变化。按胃镜检查所见的黏膜形态和病理资料，分为急、慢性胃炎慢性胃炎又分为浅表性、慢性萎缩性与慢性肥厚性胃炎三种。

一、临床表现

急性胃炎多有上腹部不适，胀满，疼痛，食欲减退，恶心呕吐等。

慢性胃炎的症状多不典型，病程缓慢，反复发作。以胃痛、呕吐、痞满为主证。各型慢性胃炎，临床表现有所不同。除胃部饱胀，嗳气或疼痛外，呕吐较少见。浅表性胃炎，一般以饭后上腹部不适，有饱闷、压迫或灼热感，嗳气后较舒适，偶有恶心、吐酸及一时性胃痛；萎缩性胃炎主要表现为食欲减退，饭后胀满，上腹部钝痛及贫血、消瘦、疲乏和腹泻等全身症状；肥厚性胃炎以上腹痛为主要表现，进食或服碱性药物可使疼痛缓解，酷似消化性溃疡，部分病人可有上消化道反复出血，但大量出血较少见。

总之，本病以胃痛、呕吐、痞满为主证，但原因不同，病机各异，症状自亦有区别，必须注意分析。

二、诊断要点

1.急性胃炎多有饮食不节或服刺激性药物等病史及突发胃脘部胀满疼痛，恶心呕吐，食欲减退等典型症状，不难诊断。

2.慢性胃炎的临床表现颇不一致，缺乏明显的特点，主要症状有上腹疼痛，以隐痛、钝痛、胀痛、刺痛较为多见，无节律性，常伴胀满，食欲不振，恶心呕吐，消化不良，泛酸嗳气，消瘦乏力，有时大便隐血试验阳性等。上腹部压痛范围较广泛。

3.X线贝餐检查对慢性胃炎的诊断并不十分可靠，阳性率亦不高。

4.纤维胃镜检查是诊断和鉴别各类型胃炎的主要方法。

5.胃液分析：慢性胃炎大多趋向于低酸，但由于类型不同，情况也不一样。浅表性胃炎，胃酸大多正常；萎缩性胃炎大多降低；肥厚性胃炎大多增高。

6.其他如胃酸分泌功能的检查、血清胃泌素测定及壁细胞抗体的检查等，均有利于慢性胃炎的诊断及分类。

三、治疗方法

（一）辨证分型体针法

1.急性胃炎

（1）寒凝气滞。

【症状】胃痛暴作，痛势较剧，畏寒喜暖，得热痛减，恶心

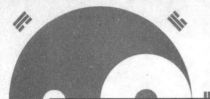

呕吐，或泛唾清水稀涎，或伴恶寒发热，口不渴喜热饮，舌淡红，苔薄白，脉弦紧。

【治则】温中散寒，和胃止痛。

【处方】中脘，内关，足三里，公孙。

【加减】呕吐甚者加胃俞；恶寒发热者加大椎、合谷；痛甚加梁丘。

【加减法】胃痛、呕吐剧烈者，应先针四肢腧穴内关、足三里、公孙，用捻转结合提插泻法强刺激，间歇留针，每隔2~3分钟行针1次。待胃痛稍缓，再刺中脘，用平补平泻法，刺激不宜过强，静止留针20~30分钟，同时加艾条温灸，灸后中脘还可加拔火罐。病情严重者，可每日针灸2~3次。

(2) 湿热中阻。

【症状】胃脘灼热胀痛，得食如剧，或食入即吐，嘈杂吞酸，口苦而干，渴不多饮，口气重浊，舌边尖红，苔黄腻，脉滑数。

【治则】清热燥湿，和胃降逆。

【处方】中脘，内关，足三里，内庭，三阴交，阴陵泉。

【加减】呕吐甚者加金津、玉液，胃热重者加厉兑。

【操作法】胃痛甚者宜先刺四肢腧穴，用泻法强刺激，间歇留针，每隔2~3分钟行针1次，待胃痛稍缓解，再刺中脘，用平补平泻法，静止留针20~30分钟。

(3) 食积停滞。

【症状】胃脘胀满,疼痛拒按，嗳腐酸臭，恶闻食气，恶心呕吐，吐后痛减，口气重浊，大便不爽，舌淡红，苔厚腻，脉弦滑。

【治则】消食导滞，和胃畅中。

【处方】中脘，下脘，天枢，足三里。

【加减】呕吐加内关。

【操作法】以上诸穴皆用泻法，强刺激，间歇运针15分钟，每日1次。

2.慢性胃炎

（1）肝郁气滞。

【症状】胃脘胀满，疼痛连胁，或痛无定处，胸闷太息，嗳气频作，每因烦恼郁怒而诸症加重，甚则痛势急迫，心烦易怒，嘈杂吞酸或恶心呕吐，甚则呕血、黑便，口干而苦，舌质红，苔薄黄，脉弦数。

【治则】疏肝理气，和胃止痛。

【处方】中脘，肝俞，期门，内关，足三里，阳陵泉。

【加减】肝火犯胃，痛势急迫者，加太冲；呕血、黑便者，加膈俞、血海。

【操作法】肝俞、期门、内关、阳陵泉皆用泻法。刺期门时宜注意针刺角度及深度，应在第7肋骨的上缘进针，以避免刺伤肋间血管，针尖方向可向前正中线斜刺，亦可向外侧斜刺，深度在0.8寸左右，不宜过深，以免刺破胸膜。中脘、足三里平补平泻，留针20～30分钟。泻太冲，强刺激；膈俞、血海，针用泻法，留针15分钟。

（2）脾胃虚寒。

【症状】胃痛隐隐，绵绵不绝，喜温喜按，饥饿痛甚，得食则缓，纳呆脘胀，或泛吐清水，面色少华，形瘦神疲，畏寒肢冷，大便溏薄，甚则呕血或黑便，舌质淡胖，苔薄白而滑，脉细弱。

【治则】健脾益气，温中和胃。

【处方】脾俞，胃俞，章门，中脘，足三里。

【加减】兼呕血黑便者加膈俞、气海。

【操作法】以上诸穴皆用补法加灸，脾俞、胃俞、中脘灸后还可加拔火罐。如有肝、脾肿大者，针刺章门穴时宜严格掌握深度，以免发生刺破肝、脾引起内出血等严重针刺事故。

（3）胃热阴虚。

【症状】胃脘隐隐灼痛，痛无定时，嘈杂如饥，但饥而不欲食，口干思饮，食少便结，舌红少苔，脉细数或弦细。

【治则】养阴益胃，清热润燥。

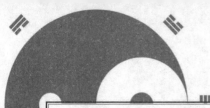

【处方】胃俞，中脘，内关，三阴交，太溪，内庭。

【加减】口干便结者加承山。

【操作法】胃俞、中脘平补平泻；内关、三阴交、太溪针用补法；内庭用泻法。

（二）综合疗法

1.耳针疗法

【处方1】胃，脾，交感，神门。

【处方2】脾、胃、脑、神门、下脚端、皮质下。肝胃气滞加肝、胆；泛酸加交感；口干加口、三焦；纳少加内分泌。每次选4~5穴，疼痛较重时，用强刺激；较轻时用弱刺激，留针30分钟，间歇运针，每日或隔日1次；或单耳贴压王不留行籽，两耳交替使用，5日更换1次，5次为1个疗程。

2.体针治疗慢性胃炎

（1）常用穴有脾俞、胃俞、中脘、章门、气海、内关、足三里、公孙。肝气犯胃加梁门、期门、阳陵泉、丘墟、太冲；胃阴不足加三阴交、太溪；瘀血阻络加膈俞、肝俞、血海；口干津少加照海；大便干加支沟、上巨虚。每次选3~5穴，以补法为主，留针30分钟，间歇运针，每日或隔日1次，10次为1个疗程。据报道，针灸治疗本病86例，有效率94.2%。

（2）以中脘为中心，依次透上脘、建里、阴都、梁门。透建里时，使针感向脐周传导，留针2~3分钟，透阴都、梁门时，要求针感向上腹部、两胁下放散，隔日1次（申卓彬经验）。

3.鼻针治疗慢性胃炎

常用鼻穴有胃穴、肝穴、脾穴、消化三角穴。刺胃穴得气后，可透脾穴，肝穴透胆穴，留针10~20分钟，间歇运针，每日或隔日1次，10次为1个疗程。

4.水针治疗慢性胃炎

常用穴有胃俞、中脘、足三里，每次选1对穴，可选用黄芪注射液、徐长卿注射液、复方当归注射液、胎盘注射液、维生素类注射液、生理盐水及 0.5%～1%普鲁卡因，任选 1 种，每穴注入 2ml，隔日 1 次，10 次为 1 个疗程。临床报道，徐长卿注射液穴位注射治疗慢性胃炎 40 例，有效率 92.5%。

5.梅花针治疗慢性胃炎

轻叩背部俞穴，每日或隔日 1 次，10 次为 1 个疗程。

6.埋针治疗慢性胃炎

常用穴有脾俞、胃俞、上脘、中脘、足三里、上巨虚，每次选 2～3 穴，皮下埋针，2～7 日更换 1 次。

7.割治治疗慢性胃炎

常用穴有掌 4、肝俞；掌 6、脾俞；上脘、中脘。每次割治 1 组穴，3 组穴交替使用，10 日 1 次，3 次为 1 个疗程。

8.穴位敷磁治疗慢性胃炎

常用穴有胃俞、中脘、足三里、内关，选用磁场强度为 500～1500 高斯的磁片，敷贴穴上，直至症状消失。

9.透热治疗慢性胃炎

脾胃虚弱或虚寒，可在上腹部施以超短波或红外线透热治疗，每日 1 次，5 次为 1 个疗程，有利于症状缓解。

10.拔火罐治疗慢性胃炎

在背部俞穴拔火罐 15～20 分钟，每日 1 次，10 次为 1 个疗程。

11.艾灸治疗慢性胃炎

常用穴同体针疗法，每次选 2～4 穴，施以艾炷隔附子饼灸，每穴 5～7 壮，或艾条温和灸、温针灸，每穴 5～10 分钟，每日 1 次，适用于脾胃虚弱或虚寒。

12.实用验方

（1）从肾论治慢性萎缩性胃炎 156 例：药物用菟丝子、白芍、石斛、茯苓各 15g，黄精、杜仲、吴萸、党参各 10g，丁香 6g。偏阳虚加附子、肉桂、干姜；偏阴虚加生地、麦冬、沙参、杞子；气阴两虚加黄芪、附子、生地、山药。结果：痊愈 41 例，显效 73 例，好转 39 例，总有效率 98%（《黑龙江中医药》，

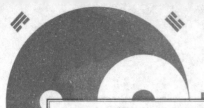

1991，3，17)。

(2) 疏肝健脾法：方药用四逆散合四君子汤加减：柴胡、白芍、郁金、陈皮、茯苓、枳壳、太子参、炒白术、炙甘草。湿重加厚朴；热重加黄连；气滞加佛手、香橼皮、绿萼梅；嗳气加旋覆花；血瘀加丹参；胃阴不足加沙参、石斛。治疗老年性萎缩性胃炎 50 例，每日 1 剂，水煎服。服药 8 周，结果：显效 16 例，有效 30 例，总有效率 92%，其中 10 例经胃镜证实，胃黏膜及病理检查均有明显改善(《中医杂志》1997，7，392)。

(3) 益气活血方加减：炒党参、炒山药、香茶菜、白花蛇舌草各 15g，茯苓、炒白术、炒白芍各 12g，三棱、枳壳、乌梅、炙甘草各 10g。水煎服，每日 1 剂，2 个月为 1 个疗程。治疗慢性萎缩性胃炎 105 例，服药 3 个疗程，结果：显效 58 例，好转 35 例，总有效率 88.57%。胃黏膜萎缩、肠上皮化生和不典型增生的有效率分别是 84.1%、74.1%、73.3%(《中医杂志》，1998，9，546)。

(4) 胃安胶囊：含黄芪、白术、茯苓、山药、生地、丹参、当归、赤芍、白芍、龙葵、厚朴、丹皮、半枝莲、白花蛇舌草。4 粒口服，每日 3 次，3~6 个月为 1 个疗程。治疗慢性萎缩性胃炎 31 例，结果：治愈 15 例，显效 10 例，有效 5 例，总有效率 96.8%(《中医杂志》，1998，9，539)。

(5) 辨证治疗慢性胃炎并发溃疡性结肠炎 57 例：其中肝郁气滞型 15 例，用香砂六君子汤合痛泻要方加减；胃肠湿热型 17 例，用戊己丸合香连丸加味；脾胃虚寒型 16 例，用香砂六君子汤合四神丸加减；寒热错杂型 9 例，用半夏泻心汤合驻车丸加减，均每日 1 剂，水煎分 3 次服。服药 30~90 日，结果：治愈 23 例，有效 28 例，总有效率 89.5%(《中医杂志》，1997，2，89)。

13.药物外敷治疗慢性胃炎

肝胃气滞取大黄、栀子、郁金、香附、玄明粉各 30g，共研细末，姜汁调成糊状，敷胃脘痛处；脾胃虚寒取灶心土、吴萸、薄荷、葱白各等量，和醋炒热，布包熨胃脘痛处，均每日1次。

14.推拿治疗慢性胃炎

常用穴有脾俞、胃俞、肝俞、胆俞、中脘、足三里、公孙、太冲等，施以一指禅推法、揉法、摩法、按法、擦法、搓法。患者先仰卧，医者在中脘运用轻重适中的环形揉摩15分钟后，接着分别按揉足三里、公孙、太冲各1分钟。然后患者改用俯卧，医者在肝俞、胆俞、脾俞、胃俞上分别按揉1分钟；再用小鱼际擦上穴；然后患者取坐位，医者立其身后，同时掌擦两胁，以透热为度，再自上而下搓两胁肋部3～5遍，每日1次，有助脾胃运化，解痉止痛的作用。此外，亦可每晚临睡前推拿足部反射区胃、十二指肠、淋巴（上身）、腹部等穴。

15.指压治疗慢性胃炎

医者以右手拇指端呈45°角，点压神道穴3～5分钟，压力以患者能耐受为度，一般在指压1分钟后疼痛可缓解，若还未缓解，可适当延长时间（熊源清经验）。

16.气功调治慢性胃炎

以练内养功为主，每次30～60分钟，每日1次，还可结合揉腹及练太极拳。

四、辅助治疗

1.急性胃炎呕吐甚者，酌情禁食，给予静脉补液，纠正水和电解质的紊乱，病情好转后，可先给少量流质饮食，以后再逐步改为清淡易消化的半流质饮食到普食。

2.慢性胃炎患者，应做到进食有规律，细嚼慢咽，避免刺激性食物及药物，戒烟忌酒。治疗口腔、鼻腔及咽喉慢性感染灶。保持精神愉快，避免过度疲劳。

第一章 内科疾病

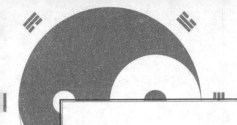

第十二节　消化性溃疡

消化性溃疡是指仅见于胃肠道与胃液接触部位的慢性溃疡。其形成和发展与胃液中的胃酸和胃蛋白酶的消化作用有关。临床上以周期性发作，节律性上腹部疼痛为特点，常伴有反酸嗳气，恶心呕吐等症。本病可发生于任何年龄，但以青壮年为多，男性比女性为多。溃疡病如防治不当，可发生严重的并发症，如幽门梗阻、大出血、胃穿孔等。

现代医学认为消化性溃疡是一种多病因的疾病，有的病因较为明确，有的迄今尚未完全明了。神经精神因素对消化性溃疡的发病或病情加重有重要关系。持续强烈的精神紧张和忧虑、沮丧等情绪，长期过度的脑力劳动，加之缺乏应有的休息和调节，致大脑皮层功能发生紊乱，使大脑皮层和皮层下中枢的协调关系失常，迷走神经的兴奋性增高，促使胃酸和胃蛋白酶分泌增多，胃平滑肌痉挛；同时精神紧张又可使交感神经兴奋性增高引起胃黏膜下血管痉挛与胃平滑肌痉挛，造成黏膜的供血不足，局部缺血，抵抗力减弱，易被胃液自家消化，形成溃疡。

其次是饮食因素，如暴饮暴食，长期不规则进食，均可破坏胃液分泌的节律性。辛辣烟酒等的刺激，某些药物如水杨酸类、肾上腺素皮质激素和利血平等对胃黏膜的作用；幽门功能障碍及胆汁反流刺激等，除可造成胃黏膜损害外，有的还可刺激胃酸分泌增多，成为促使溃疡形成的局部因素。

此外，遗传因素、地理环境及某些内分泌失调或肿瘤等，均

针灸综合疗法

和消化性溃疡的发生有一定的关系。

一、临床表现

上腹部疼痛是消化性溃疡的主要症状。疼痛的程度一般较轻，疼痛的性质表现不一，如隐痛、钝痛、胀痛、锥痛、烧灼样痛、饥饿样痛等。但疼痛有节律性的特点，胃溃疡多在食后半小时发生，经1~2小时后，逐渐缓解，直到下次进食后再次出现上述规律；十二指肠溃疡疼痛，常在餐后2~3小时发生，持续不减，直至进食或服制酸剂后缓解，定时发生的半夜疼痛也是十二指肠溃疡的另一特点。疼痛的部位，溃疡多在上腹正中或剑突下；十二指肠溃疡多在脐上。少数不典型病例，平时并没有上腹部疼痛的症状，直到溃疡出血，呈现呕吐、便血，甚至穿孔时才被发现。

本病以胃痛、吐酸、嘈杂、呕吐为主症。

二、诊断要点

1.根据慢性、周期性反复发作的病程，节律性的上腹部疼痛，多可做出临床诊断。

2.纤维胃镜检查可以确诊是良性溃疡还是恶性溃疡。

三、治疗方法

（一）辨证分型体针法

本病发病原因很多，但以情志不舒和饮食所伤最为常见，治疗时应根据病因证候的不同辨证施治。此外，由于本病在胸椎7~12两旁背俞穴处多出现压痛点，根据《内经》"以痛为腧"的选穴原则予以针灸，往往取得较好疗效，故对本病的治疗在配穴处方时宜多用背俞穴。

1.肝胃气滞。

【症状】胃脘胀痛，连及两胁，吐酸嗳气，嘈杂如饥，胸闷

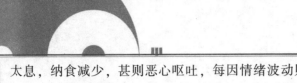

太息，纳食减少，甚则恶心呕吐，每因情绪波动则诸症加重，舌淡红，苔薄白，脉弦。

【治则】疏肝理气，和胃止痛。

【处方】膈俞，肝俞，胃俞，中脘，期门，足三里。

【加减】恶心呕吐加内关；胃痛甚者加梁门、梁丘；反酸嘈杂加脾俞、公孙。

【操作法】膈俞、肝俞、期门针用泻法，留针；胃俞、中脘、梁门、足三里平补平泻，留针；恶心呕吐针泻内关，强刺激留针；胃痛甚者针泻梁丘、足三里，强刺激留针；反酸嘈杂加脾俞、公孙泻法留针。背部及腹部腧穴，在留针过程中，同时用艾条薰灸。

2.肝胃郁热。

【症状】胃脘疼痛，痛势急迫，食后加剧，胃中灼热，口干而苦，反酸嘈杂，心烦易怒，便干尿赤，舌红苔黄，脉象弦数。

【治则】舒肝泄热，和胃止痛。

【处方】肝俞，胃俞，中脘，足三里，内庭，太冲。

【加减】胃痛甚加梁丘、三阴交；便秘加支沟、承山。

【操作法】腹背诸穴用泻法中等刺激，四肢诸穴用泻法强刺激，各穴留针20~30分钟。

3.胃阴不足。

【症状】胃脘隐痛，似饥似嘈，食后饱胀，心烦少寐，口干少津，大便干结，舌质红，少苔或无苔，脉象细数。

【治则】养阴益胃。

【处方】脾俞，胃俞，中脘，内关，足三里，三阴交，太溪。

【加减】纳呆饱胀加梁门、天枢；大便干结加支沟，承山。

【操作法】以上诸穴针用平补平泻或先泻后补法，间歇留针15~20分钟。纳呆饱胀者钟泻梁门、天枢，大便干结者泻支沟、承山，强刺激。

4.脾胃虚寒。

【症状】胃脘隐痛，喜暖喜按，饥时痛甚，得食则缓，或泛吐清水，面色㿠白，神疲力乏，手足欠温，大便溏薄。若伴发幽门梗阻者，则脘腹胀满，朝食暮吐或暮食朝吐，舌淡苔白，脉象沉细。

【治则】健脾益气，温中和胃。

【处方】脾俞，胃俞，章门，中脘，足三里。

【加减】合并幽门梗阻，呕吐反胃者加内关、下脘、气海、关元；便溏泄泻者加天枢、气海；呕血、黑便者加膈俞、气海。

【操作法】以上诸穴均用补法，留针，在留针的同时，背部及腹部俞穴，加艾条灸，可点燃二支艾条同时熏灸15～20分钟至皮肤红晕为度。亦可起针后用隔姜片灸5～7壮，或拔火罐。

5.气滞血瘀。

【症状】胃痛拒按，痛如锥刺，固定不移，食则痛剧，或有呕便血，舌质紫暗或有瘀斑点，脉细涩或细弦。

【治则】活血化瘀，理气和胃。

【处方】膈俞，肝俞，脾俞，中脘，足三里。

【加减】合并上消化道出血见呕血、黑便者去中脘，加内关；伴有失血性休克者，取人中、百会、气海、关元；合并急性穿孔者，取中脘、梁门、天枢、内关、足三里。

【操作法】血瘀作痛，针用泻法，膈俞穴及足三里均可用较强的刺激留针加灸；中脘中等刺激加灸。若发生消化道出血时，应根据出血量的多少及全身情况，用平补平泻法或补法；若出现失血性休克者，则取人中强刺激，百会、气海、关元用艾炷灸5～7壮。合并急性穿孔者，取中脘、梁门、天枢、内关、足三里，诸穴皆用泻法强刺激；留针30～60分钟，每隔10分钟行针1次，亦可用电针疗法，每隔4～6小时针治1次。

溃疡合并上消化道出血，有时出血量大，除针灸治疗外，尚需结合药物治疗，如已发生失血性休克者，必须及时应用输血、补液等急救措施。

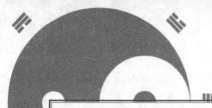

（二）综合疗法

1.耳针疗法

【处方1】胃、十二指肠、脾、肝、神门、交感、皮质下、下脚端、脑，每次选2~3穴，强刺激，留针30分钟，隔日1次，亦可埋针或贴压王不留行籽。

【处方2】胃，脾，交感，神门，皮质下。

2.体针治疗消化性溃疡

常用穴位取脾俞、胃俞、中脘、章门、内关、足三里。肝气犯胃加期门、阳陵泉、太冲、大敦；肝胃郁热加行间、内庭；脾胃虚寒加关元、气海；瘀血阻络加膈俞、三阴交、公孙。实证用泻法，虚证用补法，留针20~30分钟，每日或隔日1次。据报道，针刺治疗十二指肠溃疡40例，有效率92.5%。

3.头针治疗消化性溃疡

针刺头穴双侧胃区，留针30分钟，或加用电针，隔日1次。

4.眼针治疗十二指肠溃疡

在右眼小肠区内寻找相应点针刺，用经区法，隔日1次。

5.面针治疗消化性溃疡

主穴取肝、胃点，配穴取脾、胆、小肠、大肠点，留针15~30分钟，隔日1次。

6.足针治疗消化性溃疡

针刺足穴6、19号穴，每日1次。

7.电针治疗消化性溃疡

常用穴有脾俞、胃俞、内关、足三里、公孙，采用电针20分钟，隔日1次。

8.水针治疗消化性溃疡

常用穴有脾俞、胃俞、相应夹脊穴、中脘、梁门、内关、足三里，每次选1~2对穴，可选用0.5%~1%普鲁卡因2ml、硫酸阿托品0.5mg、维生素$B_1$100mg、红花注射液、当归注射液，每穴注射0.5~1.0ml，每日或隔日1次。

针灸综合疗法

9.割治治疗十二指肠溃疡

常用耳穴有十二指肠、交感、皮质下、小肠、大肠，每次割治2~3穴，10日1次，两耳穴位交替进行。

10.穴位埋植羊肠线治疗消化性溃疡

常用穴取：①胃俞透脾俞、足三里透上巨虚(左)。②中脘透上脘、足三里透上巨虚(右)。③胃仓透意舍、相应夹脊穴，每次选1组穴，按常规埋植羊肠线，3组穴位轮换，每月1次，连埋3次。临床报道，穴位埋线治疗本病970例，有效率89%。

11.刮痧治疗消化性溃疡

先刮肝俞、脾俞、胃俞、胃仓；再点揉中脘、气海、关元；然后刮或点揉内关；最后刮梁丘、阳陵泉，每周1次，6次为1个疗程。

12.艾灸治疗消化性溃疡脾胃虚寒证

常用穴取脾俞、胃俞、中脘、神阙、梁门、足三里，每次选3~5穴，可选用艾炷隔姜灸，每穴7~9壮；或艾条温和灸，每穴5~10分钟，以局部温热为度。亦可用温针灸，神阙用隔盐灸。

13.实用验方

（1）胃速康粉，由肉桂、香附、丁香、连翘、甘草、痢特灵、胃舒平、阿托品、安定组成，治疗消化性溃疡150例，4周为1个疗程。结果：溃疡愈合率为97.3%（《中华消化杂志》，1987，4，213）。

（2）健脾补气，活血祛瘀，托毒生肌方药。热证方：黄芪20g，蒲公英、仙人掌各15g，桑叶10g，三七粉（分冲）5g；寒证方：黄芪20g，白芍15g，桂枝、干姜各10g，砂仁、三七粉（分冲）各5g）水煎服，每日1剂，治疗幽门螺杆菌阳性消化性溃疡34例，4周为1个疗程。结果：治愈21例，好转11例，总有效率为94.12%，幽门螺杆菌清除率为70.5%，根治率为64.71%（《中医杂志》，1995，4，222）。

（3）益气温中散寒方药。黄芪20~30g，丹参20g，白芍

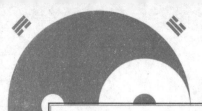

10~20g，山药 10g，肉桂、乌药各 6~10g，延胡、砂仁后下、炙甘草各 6g，高良姜 3~6g，水煎服，每日 1 剂，治疗顽固性十二指肠球部溃疡 48 例，3 个月为 1 个疗程。结果：症状改善显效 24 例，总有效率为 91.6%；溃疡愈合显效 23 例，总有效率89.5%（《中医杂志》，1995，6，344）。

（4）消疡丸。苍术 12g，厚朴、半夏、陈皮、白及各 10g，生磁石、生大黄各 6g，硇砂 0.2g。每次服 6g，每日 3 次，治疗十二指肠溃疡 110 例，疗程 6 周。结果：溃疡愈合率为 86.3%，总有效率为 93.7%；HP 感染阳性率由 85% 下降到 28.75%（《中医杂志》，1998，8，478）。

14.药物外敷治疗消化性溃疡脾胃虚寒证

（1）取粗食盐 500g，炒热后用布包熨脘腹部，或取生姜60g，葱白 30g，共捣烂炒热，趁热敷贴痛处，每日 1 次。

（2）取白芥子末适量，用温水调成膏状，敷贴神阙穴，每日 1 次。

（3）取暖脐膏 1 张，烘软后敷贴腹部，或取健脾膏（由白芍、白术、茯苓、香附、当归、枳壳、半夏、陈皮、黄连、吴萸、白蔻仁、黄芪、党参、广木香等组成）分别敷贴于上脘、中脘，每日 1 次。

15.药衣治疗消化性溃疡

取高良姜、香附、檀香、陈艾叶各 60g，广木香、草果、公丁香、陈皮、枳壳、干姜各 15g，共研细末，制成药衣，经常穿护在胃脘部，直到症状消除。

16.推拿治疗消化性溃疡

（1）先在胃脘部施一指禅推、摩法，使热透胃腑；再按揉中脘、气海、天枢、足三里；然后在背部膀胱经循行线自上而下进行推、按、揉手法，重点推按肝、脾、胃、三焦俞。肝气犯胃加推按膻中、章门、期门，重按肝、脾、膈俞；脾胃虚寒轻按揉气海、关元、足三里，直擦督脉，横擦左侧背部胸 7~12 及肾俞、命门。出血时不宜按摩。

（2）先按压耳穴胃、十二指肠、交感，再捏揉缘中、皮质下、神门，亦可先贴压王不留行籽后再施按压。

（3）消化性溃疡可推拿足部反射区胃、十二指肠、腹腔神经丛、淋巴（上身、腹部）等。

17.指针治疗消化性溃疡

用中指末端重按双侧夹脊穴、胆俞，顺时针旋转10分钟。

18.气功治疗消化性溃疡

可选用放松功、内养功等进行自我治疗，但出血期不宜练气功。

四、辅助治疗

1.消化性溃疡的发生和发展与精神情绪有密切关系，因此保持乐观的情绪、规律的生活、劳逸结合的工作，是十分重要的。

2.注意饮食宜忌，根据病情给与流质、半流质、软食或普食；要有规律地定时进食，细嚼慢咽，切忌暴饮暴食，饥饱不匀。急性发作期可少量多餐，以清淡易消化的食物为宜，限制肥甘厚味及汽水等饮料，禁忌烟酒辛辣等刺激性食物。对上消化道大量出血者，应予禁食，少量出血者宜进流汁。合并幽门梗阻者，亦应禁食2～3天，必要时放置胃管，连续48～72小时抽吸出胃内容物，如病情显著好转，可改给流质饮食。

3.有活动性上消化道出血者，应绝对卧床休息，并注意观察血压、脉搏、每小时尿量的变化，出血量大者，必须及时输血、补液并结合药物治疗。严重的幽门梗阻及急性穿孔，在针药并治无效时，应及时进行手术治疗。

第十三节 肠　炎

　　肠炎是指各种原因引起的急性或慢性肠壁黏膜的炎症性病变。临床上分急性肠炎和慢性肠炎两种。急性肠炎多是由病毒、细菌、霉菌或肠寄生虫等原因引起的急性肠道感染性炎症，其中以病毒性肠炎和细菌性食物中毒最为常见，急性腹泻为主要临床表现，一半多伴有恶寒发热等全身症状。细菌性食物中毒引起的急性胃肠炎，以呕吐、腹痛、腹泻为主症，严重者除急性腹泻外，尚有剧烈腹痛和频繁呕吐，甚则引起脱水和休克。

　　慢性肠炎是一个多因素的肠道慢性炎症症候群，主要指肠道的吸收功能紊乱与肠壁的慢性炎症改变，临床表现为腹痛腹泻、腹胀肠鸣、大便稀薄或兼夹黏液和脓血等，或腹泻与便秘相交替，反复发作，缠绵难愈，以致身体虚弱，变症丛生。

一、临床表现

　　1.急性肠炎或急性胃肠炎多起病急骤，腹痛腹泻，常伴恶寒发热。腹痛多较严重，呈阵发性绞痛；腹泻数次至20余次不等，多为黄水样或黄糊状便，部分病人的粪便可为脓血黏液样，但很少有里急后重症状。由于腹泻及呕吐，患者常有失水现象。个别病人可能休克。

　　2.慢性肠炎一般起病缓慢，病情轻重不一，症状以腹泻为主，一般每日 2～4 次，大便间夹脓血和黏液，常伴阵发性腹痛和里急后重，排便后可缓解。经过数天发作后，继有长短不一的症状缓解期，此时大便可完全正常，但有反复发作的趋势。

二、诊断要点

（一）急性肠炎或急性胃肠炎

1.发病较急，突然发生腹痛腹泻，大便呈水样，一日数次至十数次，或吐泻交作，常伴全身发热。

2.常有外感或不洁饮食史。

3.实验室检查发现白细胞计数，总数多在 1 万 /mm³ 以上，中性粒细胞亦偏高。粪便镜检可见少量红细胞及白细胞。严重嗜盐菌食物中毒，可见大量红细胞及白细胞。用粪便、呕吐物或可疑食物作细菌培养，可获致病菌。在严重脱水、酸中毒时可出现血中二氧化碳结合力降低，非蛋白氮含量增高及血钠、血钾的降低。

（二）慢性肠炎

1.起病缓慢，初期症状往往是大便带血或腹泻，大便不成形，内有黏液和脓血。腹痛伴有里急后重，但排便后可获缓解。严重时可有发热、恶心呕吐，食欲减退、贫血及消瘦等全身症状。缓解期及发作期常交替出现。

2.轻症及缓解期体检无阳性体征，后期及严重病例有左下腹或全腹压痛，肠鸣音亢进，可扪及痉挛状结肠段。

3.实验室检查发现血常规呈贫血，在疾病急性期有中性粒细胞增多现象。粪便中有脓细胞、红细胞，但反复检查、培养等，无特异性结肠炎的病原体发现。

4.肠镜检查局部变化与急性菌痢相似，可见糜烂等。

三、治疗方法

泄泻多因湿邪伤脾所致，即所谓"湿盛则濡泄"，故治疗上以健脾利湿为原则，兼祛风、寒、暑、热之邪。在脏腑方面，与"脾虚"关系最密切，因脾虚失运，水湿内生，或湿邪困脾，脾运

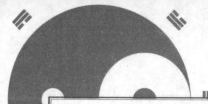

失司。肝肾与泄泻虽亦有关，但均需在脾胃虚弱的基础上才能发生。故治疗上以扶脾补虚为主，兼以温肾或抑肝。

（一）辨证分型体针法

1.急性肠炎

（1）寒湿泄泻。

【症状】腹痛肠鸣，大便清稀，水谷相杂，甚如水样，肢体困重，或伴恶寒发热，头痛骨楚，舌淡红，苔白腻，脉濡缓。

【治则】运脾利湿，解表散寒。

【处方】大肠俞，天枢，气海，合谷，足三里，阴陵泉。

【加减】发热甚者加大椎；若泻下过甚有虚脱现象者加神阙、关元、百会。

【操作法】以上诸穴均用泻法强刺激，留针 20～30 分钟，在留针过程中，配合艾条温灸，或出针后用隔姜片灸法。发热高者加泻大椎、曲池，有虚脱现象者神阙、气海、关元、百会，均用大炷艾灸十数壮。对于症重者一日可针灸 2～3 次。

（2）湿热泄泻。

【症状】腹痛即泻，泻下急迫，势如水注，或泻而不爽，便色黄褐，或间夹黏液、脓血，气味秽臭，肛门灼痛，或兼后重，烦热口渴，小便短赤，或兼呕恶，舌质红，苔黄腻，脉滑数。

【治则】清热利湿，调和肠胃。

【处方】天枢，气海，合谷，上巨虚，阴陵泉，三阴交。

【加减】热重加曲池、太白；呕吐加内关、中脘。

【操作法】以上诸穴均用泻法，反复提插捻转以增强针感，间歇留针 30 分钟。吐泻甚者，一日可施针 2～3 次。

（3）伤食泄泻。

【症状】腹痛拒按，肠鸣辘辘，泻下粪便，量多稠黏，臭如败卵，泻后痛减，脘腹痞满，嗳腐酸臭，不思饮食，舌淡红，苔垢腻，脉滑。

【治则】消食导滞，调理脾胃。

【处方】脾俞，中脘，天枢，足三里，公孙。

【加减】若泻下不畅，腹部胀痛，矢气频转者加支沟。

【操作法】中脘、天枢、足三里针用泻法，强刺激，反复行针，间歇留针 15～20 分钟，脾俞、公孙平补平泻。若脾胃素虚者，可用补法，腹背部腧穴并可加灸。泻下不畅，腹痛矢气者加支沟穴，行提插结合捻转之强刺激泻下手法。

2.急性胃肠炎

（1）霍乱寒证。

【症状】发病暴急，上吐下泻，初起所下尚带稀粪，继则泻下清稀，或加米泔水，不甚臭秽，腹痛喜热，四肢欠温，舌质淡，苔白腻，脉濡细。

【治则】温中散寒，辟秽化浊。

【处方】中脘，下脘，天枢，气海，内关，足三里。

【加减】吐泻频繁，加灸神阙；两腿转筋加刺承山。

【操作法】以上诸穴均用阴中隐阳、先泻后补手法，久留针，每隔 3～5 分钟行针 1 次，同时点燃 4 支艾条，2 支灸上腹部，2 支灸下腹部，灸的面积可较大，不局限于腧穴周围，要灸至整个脐部潮红，待呕吐及便意缓解后，方可出针停灸，必要时一日针刺 2～3 次，以顿挫病势，迅速控制症状。吐泻频繁，需防虚脱，加神阙，用大炷艾炷填盐灸；两腿转筋，加刺承山，泻法留针。

（2）霍乱热证。

【症状】吐泻骤作，发热烦渴，脘腹绞痛，便下秽臭，小溲短赤，舌质红，苔黄腻，脉濡数，甚则面青甲紫，手足厥逆，筋脉拘急，脉象沉伏。

【治则】清热化湿，辟秽泄浊。

【处方】尺泽，委中，中脘，天枢，气海，内关，足三里。

【加减】面青甲紫，四肢厥逆，热深厥深者加合谷、十宣或十二井穴；筋脉拘急者加阳陵泉、承山。

【操作法】尺泽、委中用三棱针刺出血。其余五穴均用凉泻

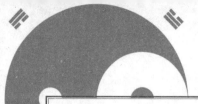

手法，间歇留针,每隔 3~5 分钟行针 1 次，待腹痛吐泻稍缓后再出针，一日可针 2~3 次。热深厥深者加泻合谷及加刺十宣或十二井穴出血；筋脉拘急者加刺阳陵泉、承山，泻法留针。

（3）霉乱脱证。

【症状】暴吐暴泻，腹痛肠鸣，面色青白，目眶凹陷，四肢厥冷，指螺皱瘪，筋脉挛急，冷汗淋漓，血压下降,舌质淡紫，舌苔干腻少津，脉象沉细微弱。

【治则】补气益阴，回阳固脱。

【处方】百会，中脘，神阙，天枢，气海，关元，内关，足三里，公孙。

【加减】意识模糊者加人中；手足转筋者加曲池、承山。

【操作法】百会、神阙（填盐）、气海、关元均用大炷艾灸各十数壮至数十壮；中脘、天枢、内关、足三里、公孙用热补手法足转筋者加曲池、承山，平补平泻，背针加艾条灸。补手法强刺激，间歇留针，每隔 3~5 分钟行针 1 次，在留针过程中并配合艾条悬灸。意识模糊者加针人中，强刺激，手足转筋者加曲池、承山，平补平泻，背针加艾条灸。

本证起病急骤，症情险恶，仓促之间，除用针灸应急外，必需应用中西药物治疗及大量静脉补液，以期迅速控制感染，纠正脱水，补充有效血容量，保持酸碱的平衡,方可出险履夷。

（4）干霍乱。

【症状】卒然腹中绞痛，欲吐不吐，欲泻不泻，烦躁不安，甚则面色青白，展甲紫钳，四肢厥冷，但头汗出，舌质紫暗，苔黄腻，脉沉伏。

【治则】辟浊解秽，利气宣壅。

【处方】十二井穴，中脘，天枢，气海，尺泽，合谷，足三里，委中。

【加减】若闷乱欲绝，神识模糊者，加刺人中、素髎。

【操作法】十二井穴、尺泽、委中均用三棱针刺出血。尺泽、委中二处如紫络不显，可先用手在局部拍打，使紫络显露，再刺出血，效果较好。其余诸穴均用泻法强刺激，每隔3～5分钟行针1次，间歇留针至腹痛稍缓解为止。

3.慢性肠炎

(1)脾虚泄泻。

【症状】大便溏泻，水谷不化，反复发作，纳谷不香，食后胀满，稍进生冷、油腻，便次即增，面色萎黄，精神倦怠，舌淡苔白，脉象缓弱。

【治则】健脾和胃，益气化湿。

【处方】脾俞，大肠俞，天枢，气海，归来，足三里，阴陵泉。

以上腧穴，可分成两组，交替轮用。

【加减】胃脘胀满，嗳气时作者，加胃俞、中脘;若久泻不愈，中气下陷兼有脱肛者加百会、长强。

【操作法】以上诸穴均用温补手法，在留针过程中配合艾条温灸，或针后用隔姜片灸，足三里用艾炷直接灸法，灸半个月，休息半个月，长期施灸，卓有良效。胃部症状明显者加胃俞、中脘，针用补法或平补平泻，可参考胃炎的治疗方法,脱肛者加百会、长强，补法加灸。

(2)肾虚泄泻。

【症状】黎明之前，脐腹作痛，肠鸣即泻,泻后则安，完谷不化，腹部畏寒，形寒肢冷，腰膝酸软，舌淡苔白,脉象沉细。

【治则】温补脾肾，敛肠止泻。

【处方】脾俞，肾俞，命门，大肠俞，天枢，气海，关元，足三里。

以上腧穴，可分成两组，交替轮用。

【加减】兼有脱肛者加百会、长强。

【操作法】以上各穴均用温补手法，留针加艾条温灸，或针后用隔姜片灸5～7壮。年老体衰者，灸气海、关元、足三里三穴最好教会病人自己用艾炷直接灸法，上半个月灸足三里，下

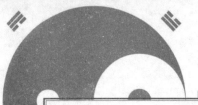

半个月灸气海、关元用麦粒大艾炷，每日灸3壮，长期施灸，确有良效，兼脱肛者加百会、长强，补法加灸，刺激可较强。

（二）综合疗法

1.耳针疗法

【处方1】主穴：大肠，小肠，交感，肺。配穴：脾，胃。

【处方2】平喘、肺、脾。肾、交感、神门、支气管、皮质下、肾上腺、内分泌。

每次选3～4穴，中等刺激，留针30分钟，每日1次，5次为1个疗程。亦可单耳埋针或贴压王不留行籽，两耳轮换使用，每日自行按压3～5次，5日交换1次。

【处方3】肝、脾、胃、大肠，留针30分钟，每日1次，两耳交替进行，亦可埋针或贴压王不留行籽。

2.小针刀治疗溃疡性结肠炎80例

在大肠俞、天枢、足三里行小针刀治疗后，依次注入维生素 B_{12}0.5ml、胎盘组织浆0.5ml、度冷丁0.1ml，用创可贴覆盖针眼，隔日1次，4次为1个疗程。同时口服吡哌酸片0.5g、甲硝唑0.5g、复合维生素B液10～20ml，每日3次，12日为1个疗程。结果：1个疗程基本痊愈占75%，2个疗程占95%，总有效率为100%（《当代中医外治精要》，1996，395）。

3.体针治疗溃疡性结肠炎

主穴取天枢、足三里、上巨虚。湿热蕴结加曲池、合谷；肝强脾弱加肝俞、期门、脾俞、内关；血瘀肠络加膈俞、大肠俞，用泻法，留针30分钟，每日1次，15次为1个疗程。肝强脾弱可配合艾灸脾俞、大肠俞、中脘、神阙、足三里、三阴交。

4.水针治疗溃疡性结肠炎

常用穴有天枢、关元、气海、足三里、上巨虚，每次取2～3穴，各注入当归注射液0.5～1ml，隔日1次，10次为1个疗程。

5.刮痧治疗溃疡性结肠炎

先刮脾、肾、大肠俞；再点揉或刮中脘、天枢；最后刮足三里，每周 1 次，10 次为 1 个疗程。

6.艾灸治疗溃疡性结肠炎（脾肾两虚型）

常用穴取脾、俞、肾俞、大肠俞、中脘、神阙、天枢、气海、关元、足三里、三阴交，每次选 3～4 穴，可选用艾炷(或隔姜、隔葱)灸、艾条温和灸、温针灸，以局部温热为度，隔日 1 次，15 次为 1 个疗程。

7.药熨治疗溃疡性结肠炎

脾肾两虚型取干姜 45g，肉桂、吴萸、补骨脂各 15g，共研细末，加大葱适量同捣烂，分别敷神阙、关元、气海穴上，用热熨斗各熨 5 分钟后，再用热水袋温熨 30 分钟，每晚 1 次，15 次为 1 个疗程。

8.药物敷脐治疗溃疡性结肠炎

（1）取车前子 30g，肉桂、川椒各 15g，公丁香 10g，共研细末，用醋和制饼，烘热敷脐部，每日 1 次。

（2）取结肠炎膏。内含吴萸、肉桂、薤白、延胡、黄连、乌梅、冰片、补骨脂、罂粟壳研面共 10g，贴敷脐部，5 日更换 1 次，6 次为 1 个疗程。据报道，采用本法治疗慢性结肠炎 73 例，结果：近期治疗 52 例，有效 12 例，总有效率为 87.67%。

9.药栓治疗溃疡性结肠炎

取清肠栓（含马齿苋、五倍子、青黛散、三七、冰片）1 枚塞入肛门内，每日 1～2 次。

10.实用验方

（1）苦枯灵灌肠液。枯矾、痢特灵、普鲁卡因、8%尼泊金乙醇 50～150ml，每晚保留灌肠，20 日为 1 个疗程。共治疗慢性溃疡性结肠炎 182 例，经 2～3 个疗程治疗，结果：痊愈 172 例，好转 10 例，总有效率 100%(《中医常用外治法》，1993，61)。

（2）辨证应用中药内服配合灌肠法，共治疗溃疡性结肠炎 60 例。①大肠湿热型：内服取丹参、茯苓、白术、枳实、黄柏、青皮、陈皮、白头翁；灌肠取败酱草、地榆炭、大黄炭、丹参、黄柏、木香、防风；②肝胃不和型：内服取黄芪、丹参、白术、茯苓、柴胡、陈皮、木香、防风、神曲；灌肠取制乳香、制没药、乌贼骨、地榆炭、炒黄柏、煅五倍子、白芨；③脾肾两虚型，内服取补骨脂、五味子、地榆炭、黄柏炭、黄芪、丹参、吴萸、茯苓、白术、木香、白芨；灌肠取补骨脂、制乳香、制没药、地榆炭、煅龙骨、煅五倍子、茯苓、木香、黄柏、白芨。结果：总有效率为98.3%（《中国肛肠病杂志》，1987，1，20）。

（3）调肝理脾汤加减。党参、白术、茯苓、白药、葛根、枳壳、陈皮、楂曲、煨木香各10g，柴胡8g，川连、炮姜、甘草各3g，水煎服，每日1剂，并配合中药（苦参、地榆各15g，黄柏、乌梅各10g）水煎液保留灌肠。治疗慢性非特异性结肠炎136例，经1~1.5个月治疗，结果：痊愈80例，好转56例，总有效率为100%（《中国特色医疗大全》，1996，135）。

（4）薏苡附子败酱散加味。薏苡仁、败酱草、五倍子、川楝子、海螵蛸、桑螵蛸、附子、白芨、当归、黄芪、丹皮、乳香、没药、木香、沉香、连翘、延胡、冰片，制成滴注液300~400ml，加温至28℃~38℃，于每晚睡前用滴注器经直肠持续滴注30~40分钟后就寝，保留至次晨。共治疗溃疡性结肠炎45例，结果：治愈28例，显效14例，总有效率为93.33%（《中国特色医疗大全》，1996，140）。

10.推拿治疗慢性肠炎

运用一指禅推、按、揉、擦、拿、擦和搓等手法在背部有关俞穴及中脘、神阙、天枢、章门、期门、气海、关元、内关、支沟、足三里、阴陵泉、太冲等穴进行按摩，每日1次。

四、辅助治疗

1.急性肠炎、急性胃肠炎或慢性肠炎急性发作期，均应卧床休息。慢性肠炎缓解期亦应适当休息，注意劳逸结合，根据病情轻重，进流质或半流质饮食，并以柔软、清淡、易消化为宜，忌食生冷、油腻及刺激性食品，牛奶及乳制品亦不宜食用。

2.吐泻较甚的患者，常有严重的水、电解质紊乱，特别是低钾、低钠、酸中毒时，应及时给予补液纠正。病情重笃的患者，在针灸治疗的同时，必须结合药物治疗。

慢性肠炎患者，如久病长期不愈，消化吸收不良，贫血消瘦明显，或病情严重，伴有低蛋白血症者，应给予静脉补充营养，如少量多次输新鲜血、多种氨基酸等。

3.取嚏、刮痧，多用于干霍乱。其法取"卧龙丹"之类痧药吹入鼻中，取嚏开窍；另用汤匙一只，蘸食油或温开水，刮脊柱两侧足太阳膀胱经，颈部刮任、督两脉及足阳明胃经、足少阳胆经，胸部可刮肋间隙，刮至皮肤出现紫红色为度。取嚏、刮痧两法，均有助于宣通经络，驱邪气外泄，可使脘腹绞痛等症状减轻。

第十四节　原发性肾小球肾炎

原发性肾小球肾炎，简称肾炎，是以双侧肾小球病变为主的一种肾的原发性疾病。以中青年为多见，男性发病率较女性为多。病程以年计算，可达数十年。不同病人中临床表现和病程有明显的不同，一般都有浮肿，蛋白尿、或血尿、管型尿，高血压，贫血，病至晚期有眼底变化及肾功能不全等。

现代医学认为慢性肾炎的发病原因，一部分由急性肾炎发展而来，但大多数慢性肾炎并非由急性肾炎转变而来，病因至今不明，然而通过一系列的实验证明，其发病仍系变态反应所致。

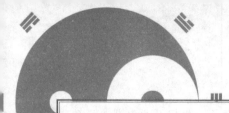

一、临床表现

（一）急性肾炎

发病前 1～3 周常有上呼吸道炎症，然后突然发病。以浮肿、血尿等最多见，主要症状有：

1.浮肿

轻症仅有轻微的眼睑浮肿，严重者可出现全身浮肿,腹水、胸水和心包积液。

2.高血压

70%～90%的患者有程度不一的血压升高，并伴有头痛，心悸，鼻衄等症状。

3.其他症状

儿童常有畏寒发热，成人常感腰部酸痛。

4.尿异常变化

有浮肿时尿量减少，尿比重稍增高，少数病人尿量减少明显，甚至无尿。

（二）慢性肾炎

一般认为急性肾炎持续一年以上仍未痊愈者,就称为慢性肾炎。但临床上多数慢性肾炎并无急性肾炎史，当发现有尿液变化时已是慢性,部分病人因有恶心呕吐、腹泻贫血等尿毒症现象而就诊时才发现。

二、诊断要点

1.部分病人有急性肾炎病史。

2.高度浮肿，并伴有腰酸，头晕乏力，食欲不振，面色苍白或萎黄，血压升高。

3.大量蛋白尿。

4.血浆蛋白降低，比值倒置，胆固醇增高。

针灸综合疗法

三、治疗方法

（一）辨证分型体针法

1.急性肾炎

（1）风热外感，肺气失宣。

【症状】全身浮肿，上半身重，发热恶风，口干咽痛，小便短赤。苔薄黄，脉浮数或滑数。

【治则】祛风清热，宣肺利水。

【处方】肺俞，大杼，外关，合谷，水分，阴陵泉，三阴交。

【加减】伴有咳嗽加尺泽、太渊；颜面浮肿明显加水沟；不思纳谷加足三里，尿闭、阴囊肿亮加关元、曲骨。。

【操作法】腹背穴位用中等刺激，四肢穴位用强刺激，均间歇留针 15～30 分钟，行捻转结合提插泻法（小儿刺激量适当减小，不留针平补平泻）。水分、关元、曲骨针尖均微向下，使针感向尿道放射，引起尿意。

（2）疮毒内侵，湿毒交蒸。

【症状】始患皮肤疮毒，继则发热浮肿，小便短赤或血尿，舌边尖红，苔薄黄，脉洪数或沉数。

【治则】清热凉血解毒，利水消肿。

【处方】曲池，血海，水分，阴陵泉，三阴交。

【加减】伴尿血加刺大敦；血压增高加合谷、太冲。

【操作法】各穴均行捻转结合提插泻法，留针 15～30 分钟（小儿用轻刺激，不留针平补平泻）、水分针尖斜向下，血海出针时摇大其针孔，使令出血，大敦用毫针或三棱针浅刺出血。每日或隔 1 次。

（3）正虚邪恋，脾肾两虚。

【症状】浮肿已退，血压正常，唯小便检验尚有少量蛋白及红细胞，疲乏无力，面色少华，纳谷欠佳。舌质偏淡，苔薄白，脉濡细。

【治则】调理脾肾，清利余邪。

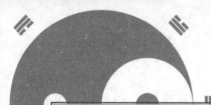

【处方】脾俞，肾俞，中脘，足三里，三阴交。

【加减】腹胀便溏加天枢。

【加减法】各穴均用平补平泻法，不留针，出针后用隔姜灸3～5壮，或艾条悬灸至穴位皮肤呈红晕，每日或隔日1次。亦可采用艾炷直接灸足三里，每日3～5壮。

2.慢性肾炎

(1) 脾肾气虚，水湿不化。

【症状】面色㿠白，神疲乏力，食欲不振，腰腿酸软，或面足轻浮。舌淡苔薄白，脉细濡。小便检查可见少量或中等量蛋白及管型。

【治则】补肾健脾，益气行水。

【处方】脾俞，肾俞，气海，水分，中脘，足三里。

【加减】浮肿明显，小便量少时加阴陵泉；脾虚失运，腹胀便溏加天枢。

【操作法】腹背穴位均用捻转补法，不留针，出针后用隔姜灸3～5壮，或艾条悬灸至穴位皮肤呈红晕。四肢穴位平补乎泻法，可用温针灸，每日或隔日1次，亦可采用足三里化脓灸法。

(2) 脾肾阳虚，水湿泛滥。

【症状】面色㿠白或萎黄，全身高度浮肿，可伴有腹水、胸水，形寒怕冷，四肢欠温，神疲乏力，纳呆腹胀，甚则咳逆气喘不得卧，尿少便溏。舌淡胖，苔薄白，脉沉细。小便检验有大量蛋白及管型。

【治则】温补脾肾，利水消肿。

【处方】脾俞，肾俞，膀胱俞，气海，水分，神阙，阴陵泉，三阴交。

【加减】喘咳不得平卧加尺泽、足三里；无尿时加针曲骨、灸志室。

【操作法】各穴均用捻转结合提插泻法。腹部穴位针尖略斜向下，便针感放射至尿道，腹背穴位不留针，出针后用隔姜灸或艾条悬灸。神阙穴但灸不针,四肢穴位可留针并用温针灸。无尿时先用艾条灸志室,灸至热气透入腰腹,然后在曲骨穴上用强刺激久捻转结合提插泻法。

(3) 脾肾两虚,气血不足。

【症状】面色苍白无华,少气乏力,精神萎靡,头晕,耳鸣,失眠,纳呆,面足轻浮。舌质淡,苔薄白,脉沉细无力。小便检验有少胎蛋白及管型。

【治则】健脾补肾,益气养血。

【处方】脾俞,肾俞,胃俞,中脘,足三里。

【处方】心悸失眠加神门、内关;腹胀便溏加天枢;尿少浮肿加阴陵泉、三阴交。

【操作法】各穴均用捻转补法,腹背穴位出针后用隔姜灸3～5壮,或艾条悬灸。足三里用温针灸,每日1次,亦可采用足三里化脓灸法。心悸失眠加神门、内关,尿少浮肿加阴陵泉、三阴交,腹胀便溏加天枢均采用平补平泻法。

(4) 肝肾阴虚,肝阳上亢。

【症状】头痛头晕,耳鸣目眩,烦躁易怒,面热潮红,心悸失眠,腰酸腿软,舌质偏红,苔薄黄,脉细弦。血压升高,或伴轻度浮肿,跟常规变化不明显。

【治则】平肝潜阳,滋补肝肾。

【处方】风池,太冲,阴陵泉,曲池,侠溪,三阴交。

【加减】烦躁失眠加神门;血压过高加合谷、足三里。

【操作法】风池、三阴交、曲池、阳陵泉、太冲、侠溪均用捻转结合提插泻法,间歇留针20～30分钟,因血压过高,烦躁失眠时加泻神门、合谷、足三里,强刺激,久留针,可留至患者精神安定,血压开始下降。三阴交用捻转补法。每日1次,必要时可每日数次。

(二)综合疗法

1.耳压疗法

【处方1】肾,膀胱,神门。

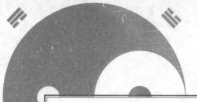

【处方2】脾、肾、膀胱、神门、肾上腺、内分泌、敏感点，每次选3~4穴，中强刺激，留针4~6小时，7次为1个疗程。

2.体针治疗慢性肾炎

主穴：①肝俞、脾俞、肾俞、志室、飞扬、太溪。②肓俞、膻中、鸠尾、中脘、气海、三阴交、复溜。阳虚加大椎、命门、关元；阴虚加膈俞、京门；面浮肢肿加人中、三焦俞、膀胱俞、阳陵泉；血压高加足三里；肾功能不全加夹脊5~7，每次选1组主穴，辨证配穴，用平补平泻法，阳虚可配合艾灸，留针30分钟，间歇运针2~3次，隔日1次，10次为1个疗程。据报道，针刺治疗慢性肾炎54例(普通型30例、肾病型24例)，蛋白转阴分别为12例和10例。

3.水针治疗慢性肾炎

常用穴有肾俞、京门、膀胱俞、三焦俞、足三里，每次选单侧1~2穴，双侧交替选用，每穴注入促肾上腺皮质激素2U，或当归液0.5ml，每日1次，10次为1个疗程。亦可选用板蓝根、鱼腥草等注射液。

4.冷针治疗慢性肾炎

常用穴取肾俞、京骨，每次选单侧穴，双侧交换选用，针温0℃~10℃，留针30分钟，每日1次；14次为1个疗程。本疗法能提高人体T细胞及免疫细胞功能。

5.梅花针治疗慢性肾炎

自上而下叩打腰骶部、下腹部、大腿内侧，叩打至皮肤出现红晕，每日1次。

6.穴位埋植羊肠线治疗慢性肾炎

在双侧肾俞按常规埋植羊肠线，每月1次，可连埋3次。

7.刮痧治疗慢性肾炎

先刮肝俞、脾俞、命门、三焦俞、肓俞、肾俞；再点揉中脘、水分、中极；最后刮阴陵泉、三阴交、复溜、太溪，每周1次，10次为1个疗程。

8.艾灸治疗慢性肾炎

常用穴取肾俞、膀胱俞、三焦俞、水分、水道、足三里、三阴交。用艾炷灸，每穴3~5壮，或温针灸，每穴5~10分钟，隔日1次，7次为1个疗程。

9.实用验方

（1）中药抗氧化剂。由黄芪、首乌等组成，治疗慢性肾炎30例，结果：显效17例，有效9例，无效4例。治疗后24小时内生肌酐清除值、尿蛋白定量、红细胞超氧化物歧化酶、丙二醛等均显著改善（《中医杂志》，1996，9，542）。

（2）中西药配合疗法。治疗原发性隐匿性肾小球肾炎58例，治疗方法：①西药：潘生丁150~300mg/d，分次口服；阿司匹林每日15mg/kg体重，分2次口服。②中药：肝肾阴虚，杞菊地黄丸合二至丸加减；脾肾气虚，大补元煎加减。兼血瘀者，加丹参、当归、川芎、赤芍、红花、益母草；兼热毒者，加银花、黄芩、蒲公英、紫地丁、大青叶；肉眼血尿加小蓟、白茅根；经常感冒加黄芪、白术、防风。水煎服，每日1剂，治疗25个月。结果：显效25例（43.1%），总有效率为69%（《中医杂志》，1998，4，222）。

10.保留灌肠治疗慢性肾炎氮质血症

取大黄、槐花、桂枝各30g，水煎取浓液100ml保留灌肠，每日1~2次。

11.药浴治疗慢性肾炎

取黄芪、防风、川芎、独活、苍术、白术、桂枝、葫芦巴各60g，泽泻45g，浮萍100g，忍冬藤、冬瓜皮各120g，水煎取药液1盆，水温39℃~50℃，沐浴全身，每日1次。

12.气功治疗慢性肾炎

可根据病情及个人具体情况练习呼吸静功、睡功、守一功、影人功、真气运行功、站桩功以及太极拳等。

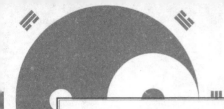

四、辅助治疗

1.浮肿显著，血压很高者应忌盐及限制饮水，轻度浮肿可用少盐饮食。

2.血中尿素氮升高者给低蛋白饮食，血中尿素氮不高亦无浮肿者，可用普通饮食。

3.浮肿，贫血，低蛋白血症，血中尿素氮不高或轻度增高者，可用老母鸡1只洗净去肠肚，加黄芪150～200g，用纱布包后入鸡肚中共煮烂，去上油，食鸡和汁。能故强食欲，提高血浆蛋白，利尿消肿。

4.注意休息，防止伤风感冒及其他感染。

第十五节　肾盂肾炎

肾盂肾炎是一侧或两侧肾盂和肾实质受非特异性细菌直接侵袭而引起的最常见的泌尿系统感染。一般常伴有输尿管、膀胱及尿道炎症。临床以发热、腰痛、排尿异常为其特征，可分急性和慢性两期。急性期若不积极医治，易成慢性，且不易控制，可发展成肾功能衰竭。

现代医学认为肾盂肾炎的致病菌中以大肠杆菌为最多见，其次为变形杆菌、产气杆菌、肠球菌、葡萄球菌、产碱杆菌及绿脓杆菌等。细菌侵入泌尿道以上行性感染为最常见，此外尚有淋巴系统感染、血行感染和直接感染等。机体抵抗力的减弱、尿道梗阻和泌尿系统畸形，是本病的诱发因素。

一、临床表现

由于病程的长短、邪正盛衰的不同，脏腑受累的轻重不一，在临床上可分急性与慢性两期：

（一）急性肾盂肾炎

1.全身中毒症状：见突然寒战高烧，体温有时可高达 40℃，可呈弛张型、间歇型或稽留型，伴有头痛全身酸楚。

2.泌尿系统症状：有腰痛，尿急，尿频，尿痛，排尿困难，溺时灼热，尿黄赤。

3.胃肠道症状：如食欲不振，恶心呕吐，亦可见肠鸣腹泻等。这些症状，一般数天或数周后能自行消失，但菌尿可持续甚久。

（二）慢性肾盂肾炎

急性肾盂肾炎持续半年以上，或虽好转后又反复发作，最后会转入慢性期。其一般症状较急性肾盂肾炎为轻，甚至可表现无症状性菌尿。多数病人有疲乏，不规则低烧，腰酸腰痛，食欲不振，泌尿道症状仅有夜间轻度尿频及尿后小腹不适，或见小便混浊等。亦有反复急性发作，出现明显尿路刺激症状者。可继发高血压，后期肾功能损害，出现多尿、夜尿、尿比重低，及酸中毒、尿毒症等。

二、诊断要点

（一）急性肾盂肾炎

1.多见于女性，发病突然，畏寒或寒战高烧。

2.腰痛，尿急，尿频，尿痛，偶有肉眼血尿或脓尿。

3.肾区有叩击痛。

4.白细胞总数及中性粒细胞增多。

5.尿镜检白细胞、红细胞增多，偶见少数颗粒管型。蛋白

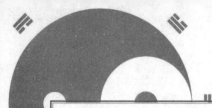

"少许"至"++"，尿细菌培养阳性。

（二）慢性肾盂肾炎

1.长期不规则低烧。

2.反复急性发作。

3.肾性高血压。

4.有些病人仅表现为无症状性菌尿。

5.晚期可出现多尿，夜尿，尿比重低及肾功能损害等。

三、治疗方法

（一）辨证分型体针法

急性肾盂肾炎或慢性肾盂肾炎急性发作，主要因湿热火邪为患，故属实证，实则泻之宜采用清热利湿之法以泻膀胱湿热。慢性肾盂肾炎，邪气留恋，脾肾两伤，宜攻补兼施，并根据阴虚阳虚之不同，予以补阴补阳。

1.湿热蕴结，气化失利。

【症状】畏寒发热，尿急，尿频，尿痛，尿黄或混浊或血尿，小腹坠胀，腰酸腰痛，恶心呕吐，纳谷不香，舌边尖红，苔黄腻，脉滑数。

【治则】清热解毒，利水通淋。

【处方】肾俞，膀胱俞，中极，曲骨，阴陵泉，三阴交。

【加减】小便难解加次髎、中髎；尿血加血海；恶心呕吐加内关、足三里；高烧加曲池、合谷。

【操作法】湿热气滞都属实邪，故各穴均采用捻转结合提插泻法，先针背部俞穴，后针腹部穴和四肢穴，可间歇留针20～30分钟。中极、曲骨针尖向下，使针感能达尿道引起尿意，尿血泻血海，溺涩不通泻次髎和中髎，高热泻曲池、合谷。恶心呕吐加足三里、内关，平补平泻。每日1次，必要时可每日数次。

2.肾阴不足，湿热留恋。

【症状】除有轻度尿急、尿频、尿痛、尿黄外，尚有头晕耳鸣，低热盗汗，腰酸腰痛，咽喉干燥，手足心发热，舌质嫩红，苔少，脉细数或伴血压升高。

【治则】滋阴补肾，清利余邪。

【处方】肾俞，膀胱俞，中极，太溪，三阴交。

【加减】心悸失眠加神门；盗汗加阴郄；血压高加曲池、丰隆。

【操作法】肾俞、膀胱俞、中极均先泻后补，采用捻转结合提插法，太溪、三阴交用捻转补法。每日或隔日1次。若心悸失眠泻神门；盗汗泻阴郄；血压高泻曲池、丰隆，均用捻转结合提插法，并间歇留针20～30分钟。

3.脾肾两虚，余邪未清。

【症状】面色㿠白，面足轻浮，神疲乏力，怯寒肢凉，纳呆腹胀，大便不实，腰膝酸软，小便频数，余沥不尽，夜间多尿。舌淡苔白，脉沉弱。

【治则】健脾补肾，清利余邪。

【处方】肾俞，脾俞，中极，足三里，三阴交。

【加减】纳呆腹胀便溏加中脘、天枢；夜多尿加关元、气海。

【操作法】各穴均可采用平补平泻法，腹背穴位出针后可用隔姜灸3～5壮，或艾条悬灸15～20分钟，下肢穴位可用温针灸，每日或隔日1次。夜多尿，但无尿痛灼热，气海、关元宜多灸，灸至热气透入小腹，但应防止皮肤灼伤。

（二）综合疗法

1.耳针疗法

【处方1】肾，膀胱，交感，神门。操作法：先用探针或穴位探测仪器，在上述耳穴范围内测得最敏感的压痛点或电阻改变反应点，然后消毒皮肤，用0.5寸毫针在敏感点上刺入或捻入，针尖达到软骨，使产生胀、痛、热等针感，留针20～30分钟，若慢性肾盂肾炎可留针1～2小时（或用皮内埋针法），每日1次。

【处方2】主穴取肾、膀胱、输尿管、小肠、尿道。配穴取肝、脾、三焦、交感、神门、皮质下。

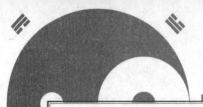

　　每次选取主、配穴4～6穴，采用中强刺激，留针30分钟，间歇运针，每日1次。亦可单耳贴压王不留行籽，每日自行按压3～5次，3～5日更换1次，双耳轮换贴压，5次为1个疗程。

　　2.体针治疗肾盂肾炎

　　常用穴取肾俞、膀胱俞、中极、三阴交、阴陵泉。热重加曲池、合谷；湿热加次髎；气滞加行间；尿中有血加血海、地机；尿道刺痛加蠡沟；排尿无力，淋沥不尽加关元、气海；小便混浊加足三里、太溪。采用中强刺激，留针30分钟，间歇运针，每日1次，7次为1个疗程。临床报道，针灸治疗淋球菌感染595例，有效率89.3%。

　　3.实用验方

　　（1）金钱草疗法。有人统计了自1981～1986年公开报道的部分文献，用中药金钱草等治疗肾盂肾炎共1446例，结果：治愈1053例，显效141例，好转169例，治愈率72.8%，总有效率94.3%（《中医临床肾脏病学》，1997，258）。

　　（2）清淋汤。含蒲公英、生栀子、益母草、金钱草、旱莲草、地锦草、白茅根、甘草梢、萹蓄、黄芩，治疗泌尿系感染150例，结果：尿菌转阴率86.6%；肾盂肾炎54例均痊愈（《浙江中医杂志》，1986，9，396）。

　　（3）采用中药。莲肉、白芍各30g，生地、丹皮各20g，当归、桂枝、乌药、延胡各15g，地骨皮12g，治疗尿道综合征30例，结果：治愈25例，显效3例，好转2例，总有效率为100%（《江苏中医》，1990，5，9）。

　　（4）加减三仁汤。瞿麦、滑石、苡仁、车前子、蒲公英各30g，银花20g，黄柏、枳壳各15g，杏仁、通草、白蔻仁各12g，水煎服，每日1剂。治疗肾盂肾炎32例，结果：痊愈24例，好转7例，总有效率96.8%（《中国特色医疗大全》，1996，156）。

　　4.电针治疗肾盂肾炎

　　取肾俞、三阴交施脉冲电针10分钟，每日1次，7次为1

个疗程。

5.水针治疗肾盂肾炎

常用穴取肾俞、膀胱俞、次髎、中极，每次选1穴，注入链霉素0.1g，每日1次，10次为1个疗程。

6.梅花针治疗尿路感染

常用穴取夹脊14~21、关元、归来、水道、曲骨、腹股沟、曲泉、三阴交，用梅花针自上而下，循经穴叩打至皮肤潮红为度，隔日1次，5次为1个疗程。

7.挑治治疗肾盂肾炎

在膀胱俞或穴区附近敏感反应点施行挑治，每周1次，3次为1个疗程。

8.刮痧治疗肾盂肾炎

先刮肾俞、次髎、膀胱俞；再点揉水道、中极；然后刮三阴交，每周1次，3次为1个疗程。

9.艾灸治疗肾盂肾炎

常用穴取肾俞、膀胱俞、次髎、关元、中极、太溪，湿热下注明显加外关；脾肾两虚加气海。可选用艾炷隔姜（或补中益气丸、知柏地黄丸）灸，每穴3~5壮，或艾条温和灸至皮肤温热潮红为度；或温针灸，每穴5~10分钟。每日1次，7次为1个疗程。据临床报道，采用艾条温灸关元、太溪治疗慢性膀胱炎22例，经连灸10~20次，痊愈21例，基本痊愈1例。

10.药物敷脐治疗肾盂肾炎

取活田螺（去壳）7只，淡豆豉10粒，连须葱头3个，鲜车前草30g，食盐1g，或活地龙2条，活蜗牛(去壳)2只，车前子末2g，共捣烂敷贴于脐部，早晚各换药1次。

11.药带治疗肾盂肾炎

取白花蛇舌草40g，刘寄奴30g，金钱草、败酱草各15g，车前子12g，草薢、乌药、桃仁、红花、瞿麦、银花各10g，共研碎制成药带，常缚于少腹部。

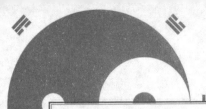

12.熏洗坐浴治疗肾盂肾炎

取白茅根、马齿苋、车前草各 30g，或土茯苓、土牛膝、蛇床子、苦参、黄柏、枯矾各 20g，每日 1 剂，煎水趁热先熏洗会阴部，然后坐浴 20～30 分钟，每日 1 次。

13.推拿治疗肾盂肾炎

双手重叠放在下腹部，先按顺、逆时针方向各推摩 50 圈，以神阙、气海、中极、水道为重点，再用食、拇指切按昆仑、太溪穴各 3～5 分钟，切按至阴穴 3 分钟，每日 2 次。

14.足部推拿治疗肾盂肾炎

推揉足部反射区肾、输尿管、膀胱、尿道、淋巴（上身、腹部），每晚 1 次。

四、辅助治疗

1.急性肾盂肾炎宜多饮水，慢性肾盂肾炎影响泌尿功能时，饮水量酌情而定。

2.适当休息，严禁房事，保暖勿受凉。

3.增强体质，提高机体抗病能力。

4.积极寻找并去除病灶，消除各种诱发因素（如糖尿病、肾结石及尿路梗阻等）。

第十六节　甲状腺机能亢进症

甲状腺机能亢进症，是因多种病因引起的甲状腺激素分泌过多所致的一种常见内分泌病。

病理上呈弥漫性、结节性或混合性甲状腺肿大，和有关多种脏器及组织病变，伴过多的甲状腺激素作用于全身所发生的一系列病理生理变化。临床上可见甲状腺肿大，食欲亢进，体重减

针灸综合疗法

轻，心动过速，情绪容易激动，怕热，出汗，手抖，突眼等。本病多见于女性，男女得病之比为1：4，各种年龄均可发病，但以青中年发病者最多。

甲状腺机能亢进症的类型很多，针灸治疗对毒性弥漫性甲状腺肿的疗效较好,故本篇重点介绍这一类型的病因病机、临床表现和针灸治疗。

现代医学认为本病的发病主要由自身免疫、遗传及精神刺激等因素所致。现代医学对弥漫性甲状腺肿伴功能亢进症的发病原因，尚未完全清楚，据近年来研究证明，本病的发病主要由自身免疫、遗传以及精神刺激等因素所致。

一、临床表现

(一) 甲状腺激素分泌过多引起的临床表现

1.精神神经系统症状：常有性情改变，紧张、急躁、多疑、易激动、失眠等。

2.高代谢率症群：怕热，皮肤温暖，湿润多汗，尤以手掌及面、颊、腋下为显著。

3.心血管系统症状：多有心动过速，以早搏为最常见。

4.消化系统症状：食欲多亢进，而体重明显下降，或有腹泻。

5.生殖系统症状：女性早期月经减少，周期延长，甚至闭经；男性多阳痿。

6.其他症状：容易疲劳，贫血，肌肉软弱无力。

(二) 甲状腺肿

甲状腺一般呈弥漫性对称性肿，质软，吞咽时上下移动。在甲状腺上下叶外侧可闻及血管杂音和扪及震颤。

(三) 眼 征

1.非浸润性突眼：又称良性突眼。多为双侧，程度一般较轻，两侧可不等。

2.浸润性突眼：又称恶性突眼。眼球高度前突、复视、斜

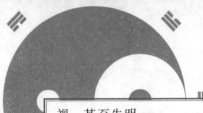

视，甚至失明。

二、诊断要点

1.根据病史、体征及心悸、多汗、纳亢、消瘦、急躁、怕热、眼突、手抖等典型症状，诊断一般并不困难。但早期、轻症或老人、小儿临床表现不典型者，则需借助于实验室检查。

2.基础代谢率测定（BMR）、甲状腺吸碘 ^{131} 率测定、血清蛋白结合碘测定（PBI）或血总甲状腺素测定（T_4）、有效甲状腺素比值（ETR）测定等均增高。促甲状腺激素释放激素（TRH）兴奋实验，有兴奋反应者为正常，如促甲状腺激素（TSH）很低接近于零，且不受兴奋，结合症状，可提示甲亢。如无反应也可能为 T_3 甲亢，则应进一步作血总 T_3 测定。

3.本病需与单纯性甲状腺肿、自主性高功能性甲状腺瘤，以及神经官能症等相鉴别。

三、治疗方法

（一）辨证分型体针法

1.气郁痰结。

【症状】颈粗瘿肿，精神抑郁，或急躁易怒，胸闷不舒,烦躁失眠，舌质暗红，苔薄腻,脉弦滑。

【治则】疏肝理气，消痰散结。

【处方】肝俞，风池，水突，内关，足三里。

【加减】瘿肿较大者加刺肿块局部；烦躁失眠者加神门。

【操作法】以上诸穴均用泻法，强刺激留针 30 分钟。瘿肿较大者加刺肿块局部选取 1～2 穴，针从外侧斜刺入肿块内至基底部，作小幅度捻转、提插，轻刺激，留针 30 分钟。烦躁失眠者加神门泻法，中等强度刺激，静止留针 30 分钟。

2.肝火犯胃。

【症状】瘿肿眼突，形体消瘦,性急易怒，面红升火，怕热多汗，血压偏高，心悸烦躁，口干欲饮，消谷善饥，舌质红，苔薄黄，脉弦数。

【治则】泻肝清胃。

【处方】①太冲，太溪，三阴交，足三里，内庭。

②风池，睛明，攒竹，鱼腰，四白，瞳子髎。

【症状】心悸甚者加神门；便秘者加支沟。

【操作法】针刺睛明穴时宜注意以下四点：①选用32～34号细针；②施针时病人平卧闭目，用指切押手法，以左手食指把眼球轻轻压开，针尖从食指甲前进针，并注意避开浅表血管；③针刺深度1寸左右，作小幅度捻转提插，行针要稳，手法宜轻巧；④出针后用干棉签压迫局部1～2分钟，以防止出血。攒竹透鱼腰，鱼腰透丝竹空，瞳子髎透太阳，四白穴针尖略向上斜，均用平补平泻。太冲、风池、足三里、内庭皆用泻法，强刺激；太溪、三阴交补法，中刺激。以上诸穴均留针30分钟。

3.阴虚火旺。

【症状】情绪激动，头晕目花，心悸失眠，怵惕不安，五心烦热，多汗善饥，面赤形瘦，瘿肿眼突，神疲力乏，两手震颤，舌质红少苔，脉弦细而数。

【治则】滋阴降火，清心柔肝。

①偏于心肾阴虚：心俞，肾俞，内关，神门，太溪，三阴交。

②偏于肝肾阴虚：肝俞，肾俞，太冲，阳陵泉，太溪，三阴交。

【加减】瘿肿明显者加刺局部；眼突明显者加目眶周围腧穴；手抖甚者加曲池、合谷；兼有神疲乏力等气虚症状者，加气海、足三里。

【操作法】肾俞、太溪、三阴交，针用补法，中等强度刺激；心俞、内关、神门、肝俞、太冲、阳陵泉，用泻法，强刺激。各穴均留针30分钟。瘿肿局部及眼眶周围俞穴针法，参看前节所述。曲池、合谷，泻法，中等刺激，足三里补法，留针30分钟。

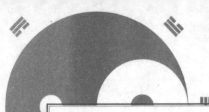

（二）综合疗法

1.耳针疗法

【处方1】主穴：甲状腺，神门，内分泌。配穴：肾，肝肾上腺。

【处方2】内分泌、甲状腺、皮质下、交感、神门，每次选用2～3穴，贴压王不留行籽，每日自行按压数次，两耳轮换贴压，7日更换1次，4次为1个疗程。

2.激光聚集照射

扶突穴5～7分钟、睛明或耳门穴3～5分钟。治疗甲亢突眼30例，每日1次，10次为1个疗程，结果：临床缓解19例，好转11例（《中华内分泌代谢杂志》，1988，2，111）。

3.体针治疗甲亢

常用穴有关元、内关、间使、神门、足三里、三阴交、复溜、太溪、照海、太冲。甲状腺肿加气瘿（约相当于水突）；眼突加上天柱（天柱穴上0.5寸）、风池，每次选4～5穴。肢体穴位采用捻转提插补泻法，颈部穴位用泻法，上天柱、风池徐入徐出，把针感导引达眼区。留针30分钟，隔日1次，30日为1个疗程。临床报道，针刺治疗甲亢112例，总有效率100%。

4.电针治疗甲亢

（1）常用穴有阿是穴、太阳、内关、神门，选用直流电脉冲治疗仪，以电极代替针刺，将高频或低频的两端置于肿大的甲状腺外侧，强刺激；低频一组置于太阳穴，弱刺激，另一组置内关、神门，中强刺激。每次20分钟，每日1次，15次为1个疗程。

（2）主穴取气瘿(以腺体为中心齐刺3针)、上天柱(天柱穴上0.5寸)。心率快加内关、间使；眼突加攒竹、四白、瞳子髎；多食易饥，消瘦加足三里、三阴交；失眠加神门、太冲，电针频率选1～2赫兹，疏密波，每次20分钟，隔日1次，15次为1个疗程。

5.冷针治疗甲亢

甲亢虚火证取甲状腺局部、内关，针温 5℃～10℃，留针 20 分钟，隔日 1 次，15 次为 1 个疗程。

6.梅花针治疗甲亢

叩刺甲状腺局部、颈部及脊柱两侧膀胱经循行线，症状好转后叩刺甲状腺局部、胸椎 8～11 及骶椎两侧，隔日 1 次，15 次为 1 个疗程。

7.穴位埋线治疗甲亢

在喉结与天突穴连线的上 1/3 处旁开 0.1 寸处常规埋植 0～2 号肠线，深约 0.5cm，长 4～5cm，每次可埋植 2～3 根线，2 个月 1 次。

8.刮痧治疗

甲亢先刮风池、风门、肾俞，夹人迎，点揉天突、手三里、内关、神门、太冲，继刮阴陵泉、三阴交，每周 1 次，4 次为 1 个疗程。

9.推拿治疗甲亢

（1）采用逆经重揉手法，用双手拇指分点中脘、气海、关元等穴，每日 1 次。

（2）按压耳穴肝、肾、内分泌；捏揉交感、颈、神门，亦可先贴压磁珠或磁珠丸后再按压，手法要求稍重偏快，且柔和，每日 1 次。

（3）采用一指禅缓慢稍重手法推拿手部反射区之甲状腺、颈项区，每日 1 次。

（4）按摩足部反射区甲状腺、胃、十二指肠、肝、小肠、升结肠、横结肠、降结肠、直肠，每晚 1 次。

10.气功治疗甲亢

以选练静功为主，可采用吐纳法，意守法和放松法，每日 1～2 次。

11.实用验方

（1）甲亢片。①肝火亢盛型用白芥子 I 号：白芥子 40g，生

第一章 内科疾病

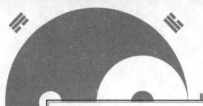

地、丹皮、麦冬、夜交藤各 20g，龙胆草 15g。②肝肾阴虚型用白芥子Ⅱ号：白芥子Ⅰ号去龙胆草，加黄芪 20g，以上治疗均水煎服，每日 1 剂，同时合用他巴唑 15 ~ 30mg/d，或甲基硫氧嘧啶 0.2 ~ 0.4g/d，共治疗甲亢 54 例。结果：总有效率 85.2%（《中西医结合杂志》，1988，2，90）。

（2）甲亢灵。煅牡蛎、煅龙骨、淮山药、旱莲草、夏枯草、丹参各等份，治疗甲亢 41 例，经 1 个月治疗，结果：痊愈 5 例，显效 12 例，好转 18 例，总有效率 85.4%，T_3、T_4 值均有不同程度下降（《中西医结合杂志》，1988，12，739）。

四、辅助治疗

保持情绪稳定对本病的治疗和恢复尤为重要。

第十七节　关　节　炎

关节炎是关节炎性变化的一类病症，临床表现为关节疼痛、酸麻、重着，甚则肿胀畸形、屈伸不利等症状。本篇所指的关节炎，主要是类风湿性关节炎和风湿性关节炎等临床常见病种。

现代医学认为，类风湿性关节炎可能是一种自身免疫性疾病，在 60% ~ 90% 患者的血液中可检出一种自身抗体，称为类风湿因子，它是一种巨球蛋白，能与免疫球蛋白起抗原—抗体复合物后，释放出各种溶解酶，损害关节滑膜而产生。此外，内分泌因素和遗传因素亦有相关，而寒冷和潮湿是本病的两个重要诱发因素，过度劳累、营养不良、外伤、精神刺激等，也可能与发病有关。

风湿性关节炎是风湿热侵犯关节的表现。它与甲族链球菌感染密切相关的全身性变态反应性疾病，以全身结缔组织的炎性病变为特点。一般认为在链球菌感染后，链球菌的毒素和代谢产物成为抗原，机体产生相应的抗体，抗原和抗体在结缔组织结合，使之发生炎症、变性和破坏，主要侵犯心脏和关节，其次累及皮肤、血管、浆膜和脑组织等。

一、临床表现

1.类风湿性关节炎的发病年龄以 20～45 岁左右青壮年为多，女性多于男性。起病缓慢，常先有疲乏、胃纳不佳、体重减轻、低热、手足麻木刺痛等前驱症状，随后发现 1～2 个小关节红肿、发热、疼痛、活动障碍。亦可自行缓解，以后可逐渐累及腕、肘、肩、踝、膝等较大关节。并可呈游走性反复发作。关节呈梭形、畸形、僵硬萎缩。

2.风湿性关节炎在发病前 1～5 周常有链球菌感染史，如扁桃体炎、咽峡炎。起病较急，可突然高烧、多汗，伴关节红肿疼痛或心脏炎表现。典型的呈多发性和游走性，受累频次依序为膝、踝、肩、肘、腕、髋等大关节，局部呈红、肿、热，活动可引起剧痛，炎症消退后关节恢复正常。

二、诊断要点

(一) 类风湿性关节炎

1.发病多为青壮年，起病缓慢。

2.游走性、多发性关节炎，左右对称，有反复发作。

3.四肢小关节最常受累，尤其以掌指和近侧的指间关节，有时肿大成梭形。

4.有些关节最后形成持久性僵硬畸形。掌指关节处的尺侧偏向梭形、畸形具有特征性。

5.肘、腕、踝关节周围的皮下小结。

6.病变关节的 X 线发现。

7.类风湿因子检查阳性。

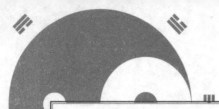

（二）风湿性关节炎

1.既往有风湿热史，或发病前1~5周有溶血性链球菌感染史。

2.发热、多汗、疲乏，游走性多发性关节炎、常累及大关节，局部红、热、肿、痛，活动障碍，炎症消退不留后患。

3.躯干或四肢近端出现环形红斑，及关节附近有皮下结节。

4.白细胞增多，红细胞沉降率加快、抗"O"增高。

5.或同时伴有心慌气急，心率快，心律不齐，心脏杂音，心电图提示有心脏炎存在。

以上两种关节炎,在临床上还应与增生性关节炎、结核性关节炎、大骨节病等相鉴别。

三、治疗方法

（一）辨证分型体针法

1.风寒湿痹。

【症状】关节疼痛酸胀，不红不肿，或但肿不红，局部畏寒，遇寒加剧,得温则减，面色少华,形寒怕冷，口淡不渴。舌质淡或有齿痕、苔薄白或白腻，脉濡细迟。

【治则】散寒除湿，祛风通络。

【处方】①全身取穴：大椎，气海，关元，神阙。

②局部取穴。肩关节：肩髃，肩髎，巨骨，曲池。肘关节：曲池，尺泽，曲泽，少海，手三里。腕关节：阳池，阳溪，大陵，合谷，外关。掌指关节：八邪，合谷，三间。指关节：四缝髋关节：环跳，居髎，阳陵泉。膝关节：内外膝眼，梁丘，委中，膝阳关，曲泉，阳陵泉。踝关节：昆仑，太溪，解溪，丘墟，然谷。趾趾关节：八风，内庭，太冲。脊柱关节：大椎，身柱，腰阳关，相应病变局部的华佗夹脊穴。根据受累关节的多少和患者对针灸的接受能力，每次选6~10个穴位，交替使用。

【操作法】用平补平泻法，留针20~30分钟,并配合温针灸或艾条悬灸。关元、气海、神阙但灸不针。每次艾条灸20~30分钟，或隔姜灸7~9壮。

2.风热湿痹。

【症状】关节红肿疼痛，屈伸不利,局部按之掀热，喜凉恶热；皮肤可见红斑，伴有全身发热，汗出，疲乏，头昏，心烦口渴，尿黄便干。舌红苔黄燥或黄腻，脉滑数。

【治则】清热祛风，除湿通络。

【处方】①全身取穴：大椎，身柱，曲池。②局部取穴同风寒湿痹多关节受累者，可分批交替针刺，每次取6~10个穴位。

【加减】多汗加合谷、复溜，心烦加神门。

【操作法】先针大椎、身柱、曲池，中强刺激泻法，不留针。后针病变关节周围腧穴,关节红肿部腧穴用轻中等刺激，静止留针10~15分钟,出针时摇大其针孔，令其出血。远离病灶循经选穴，用中等强度刺激，泻法，间歇留针10~15分钟，每日1次。

3.痰瘀痹阻。

【症状】痹症日久，病情日益加剧，关节疼痛固定不移，入夜尤甚，关节呈梭形肿胀或呈鹤膝状，屈伸不利，关节周围筋肉僵硬，皮色紫暗，压之痛甚，皮下可触及硬结，伴面色晦滞。唇舌暗红或有瘀斑瘀点，苔白腻或厚腻，脉细涩。

【治则】祛痰化瘀，活血通络。

【处方】①全身取穴：膈俞，脾俞，血海。②局部取穴同风寒湿痹

【加减】关节肿胀成梭形，可在局部用三棱针刺血放血；瘀血化热引起低烧，可加大椎。

【操作法】膈俞、脾俞、血海均用泻法，不留针。关节局部穴位进针后稍摇大其针孔，然后再深入，使针尖达于骨的附近，稍加提插，出针时再摇大其针孔，令其出血。若自觉皮肢有凉感加灸，若皮肤掀热者，但针不灸。远离关节循经取穴用强刺激泻法。若指关节呈梭形肿胀，可在关节屈侧面横纹(如四缝穴等处)用三棱针浅刺出血或放血。

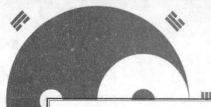

4.正虚邪留。

【症状】痹症日久，关节局部疼痛、肿胀畸形，屈伸不利，行动艰难,筋肉萎软，四肢瘦削，面色无华，疲乏神衰，或伴有潮热盗汗，头昏目花，口干作渴。舌质偏红、苔少或无苔，脉细数。

【治则】滋阴养血，活血通络。

【处方】①全身取穴：肝俞，肾俞，足三里。②局部取穴同风寒湿痹。

【加减】关节肿胀用三棱针放血；潮热盗汗加阴郄、大椎。

根据患者对针刺的耐受能力，分批取穴，交替使用，每次6～10个穴位。

【操作法】肝俞、背俞、足三里均用补法，不留针。局部腧穴先泻后补。皮温不高、局部畏寒者可加温针灸或艾灸。每日或隔日1次。若指关节梭形肿胀畸形，可用三棱针在屈侧横纹(四缝穴)刺血，并挤出血水，其他关节肿胀畸形处亦可以三棱针作散刺。

(二) 综合疗法

1.耳针疗法

【处方1】神门，交感，相应肢体的压痛点。

【处方2】常选用与病变关节相应耳穴4～6穴，强刺激，每日1次，30次为1个疗程，或两耳交替埋针，3～5日交换1次。

2.指甲穴位埋植治疗类风湿38例

取穴：①大椎、肾俞、次髎。②大椎、陶道、神道、至阳、筋缩、腰阳关。方法：每次取1组穴，将自己的指甲剪成细丝状，用16号针头将指甲丝埋植于穴下2～3cm深处，每穴埋植指甲丝2～4根，每月1次，连续埋植3次。结果：痊愈29例，显效6例，好转1例，总有效率94.7%（《中国当代外治法精要》，1996，503）。

3.体针治疗风湿

①全身常用穴：大椎、大杼、身柱、神道、至阳、筋缩、腰

阳关、脾俞、肾俞、命门、委中、足三里、太溪。②局部常取穴：脊柱关节受累加相应夹脊穴；颞颌关节受累加上关、下关；上肢受累加天宗；肩关节受累加肩髃、肩髎、肩贞、肩前；肘关节受累加天井、曲池、尺泽；腕关节受累加外关、养老、阳溪、阳池、阳谷、合谷；指关节受累加八邪；下肢受累加秩边；髋关节受累加环跳、八髎、居髎、殷门；膝关节受累加伏兔、梁丘、膝阳关、鹤顶、膝眼、阳陵泉；踝关节受累加承山、解溪、昆仑、丘墟、绝骨；趾关节受累加八风；疼痛游走不定加风门、肺俞、风市；肿胀麻木加承筋、三阴交。操作手法：急性期疼痛较剧者，宜深刺留针；关节红肿宜多针浅刺；慢性缓解期宜中强刺激，酌加电针、激光针、微波针、温针、艾灸及拔火罐等；湿热阻络采用先深后浅，除疾补泻法；天宗穴可选用"合谷刺"，使针感向肩部放射；寒湿阻络宜用轻捻浅刺法；四肢关节局部穴位可选用"极刺"、"灰刺"、"关刺"为主，肿胀关节局部亦可用梅花针叩刺出血；指关节肿胀屈伸不利，可用三棱针点刺四缝穴后挤出少许黏液。每次选 4～6 穴，每日或隔日 1 次，30 次为 1 个疗程。临床报道，针刺治疗本病 31 例，有效率 86%。

4.水针治疗类风湿

取穴同体针疗法，每次选 3～6 穴，可选用当归、防风、川芎、红花、威灵仙、骨碎补、野木瓜、风湿灵、蜂毒、凤仙透骨草等注射液，每穴注入 0.5～1.0ml（注意不要将药液注入关节腔内），1～3 日 1 次，10 次为 1 个疗程。临床报道，用凤仙透骨草、骨碎补制成的注射液穴位注射治疗本病 650 例，总有效率 96.77%。

5.火针治疗类风湿

取穴以局部近取为主，可参照体针局部取穴，用细火针深而速刺，隔日 1 次，10 次为 1 个疗程。

6.梅花针治疗类风湿

用梅花针重点叩刺病变关节局部至微出血，隔日 1 次。

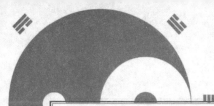

7.穴位敷磁治疗类风湿

取穴同体针局部取穴,每次选取 4～6 穴,用 500～3000 高斯磁片敷贴于穴上,每周更换穴位敷贴。亦可采用脉冲磁疗机、交变磁场治疗机、旋磁机等进行治疗,每日在痛点最明显处及邻近部位治疗 30 分钟,10 次为 1 个疗程。

8.微波针治疗类风湿

取穴同体针局部取穴,采用声电波微波针灸,针感调到针刺部位有温热酸胀感为度,每日治疗 15～20 分钟,10 次为 1 个疗程。

9.刮痧治疗类风湿

先刮督脉及背部足太阳膀胱经(胸 1～骶 4)、肘关节前后,揉指关节,继刮膝关节前后,揉趾关节,每周 1 次,6 次为 1 个疗程。

10.拔罐治疗类风湿

在病变关节局部闪火拔罐,坐罐 15～20 分钟,亦可拔水罐、药罐,每日 1 次,10 次为 1 个疗程。

11.艾灸治疗类风湿

(1)艾炷化脓灸:痰瘀痹阻者,每次在病变关节局部取 1～2 穴,每穴灸 5～7 壮,灸至起疱成灸疮。

(2)艾炷(或隔附子饼,或隔姜)灸:取穴同体针局部取穴,每次在病变关节局部选取 3～5 穴,各灸 3～5 壮,灸至局部潮红,以不灼伤皮肤为度。或采用艾条熏灸病变关节 10～20 分钟,亦可选用温针灸,每穴 3 壮,均每日或隔日 1 次,30 次为 1 个疗程。据报道,灸治本病 30 例,总有效率 86.7%;温针灸治疗本病 150 例,有效率 94%。

(3)长蛇灸:患者俯卧,在大椎至腰俞撒上斑蝥粉(麝香 5 份,斑蝥 2 份,丁香、肉桂各 1.5 份)1～1.8g,再在斑蝥粉上敷蒜泥(宽 5cm,厚 2.5cm)一层,然后在蒜泥上放置类似三角形长条艾炷(宽 3cm 高 2.5cm),从头、体、尾 3 处同时点燃艾炷施灸,每次灸3~5壮，灸至皮肤潮红或起水疱。如水疱过大，可用消毒针头放出疱液，消毒包扎。每年夏季头伏开始施灸，每伏1次，共灸3次。据报道，长蛇灸治疗本病65例，总有效率86.2%。

（4）雷火（太乙）针灸：在病变关节局部施雷火（太乙）针灸，每日1次，10次为1个疗程。

（5）在病变痛点烧麝火，然后按贴、发、饮的顺序治疗，40日1次。

12.实用验方

（1）雷公藤片。雷公藤生物碱、甙、萜类化合物及卫茅醇治疗类风湿总有效率83.7%~95.5%，血沉恢复正常率12.5%~53.5%，风湿因子阴转率13%~75%。用量为每日1.5mg/qk体重，分3次口服，其中以总甙效果最好，与抗风湿灵芝片合用可提高疗效（《实用医学杂志》，1988，3，23）。

（2）复方马钱子片。马钱子粉、川牛膝、当归、红花、木瓜、荆芥、防风、全蝎等，0.3g/片，每日3片，饭后顿服，治疗类风湿60例，2个月为1个疗程。结果：临床治愈1例（1.7%），显效27例（45%），有效26例（43.3%），总有效率90%，无明显毒副作用（《中医杂志》，1997，7，411）。

（3）重用细辛。细辛60g，豨莶草40g，制附子、黄芪各30g，白术、防己、甘草各20g，白芍、巴戟天、淫羊藿各15g，制川乌、苡仁、防风、羌活各10g，川芎3克~9g，水煎2次，每次40分钟，共取药液2000ml，每次服40ml，每日服4次，30日为1个疗程。治疗晚期类风湿40例，经2个疗程治疗。结果：完全缓解6例（15%），显效12例（30%），有效18例（45%），总显效率和总有效率分别为45%和90%。未见明显副作用（《中医杂志》，1997，5，283）。

（3）辨证治疗幼年类风湿50例。其中湿热内蕴（38例），治宜清热化湿，通络止痛，药取青风藤、桑枝、生石膏各30g，丝瓜络15~30g，知母10g，乌药、独活、滑石、桃仁、红花、

萆薢、苡仁、威灵仙各9g；寒湿阻络（9例），治宜散寒除湿，活血通络，药取鸡血藤30g，丹参、秦艽、麻黄、桂枝、防己、苡仁各9g，熟附子6～9g，制乌头3～6g，全蝎5g，细辛3g；肝肾亏虚（3例），治宜滋补肝肾，益气养血，药取青风藤、海风藤各30g，生黄芪20～30g，桑寄生15～30g，熟地15～20g，川断、狗脊、牛膝、独活、炮山甲各9g，全蝎5g，水煎服，每日1剂。同时配合中药（生姜100g，牛膝50g，南星15g，桃仁、红花、木瓜、萆薢各9g，制川乌、制草乌、乳香、没药各6g）水煎后用纱布浸药液，趁热湿热敷于患病关节，治疗4周。结果：显效7例，好转35例，总有效率84%（《中医杂志》，1997，9，549）。

13.药物外敷治疗类风湿

（1）湿热阻络：取生栀子60g，生半夏30g，生大黄、当归各15g，桃仁、红花各10g，共研细末，用醋调成膏状，敷贴患处，每日1次。

（2）寒湿阻络：取生川乌、生草乌、生南星、生半夏各15g，肉桂、炮姜、白芷各10g；或生川乌、生草乌、白芥子、甘松根、红花各20g，干姜100g，细辛、肉桂各10g，前方用蜂蜜调，后方用白酒调成糊状，敷贴患处，每日1次。

14.复方雷公藤涂膜剂治疗类风湿

取雷公藤涂膜剂（内含雷公藤、乳香、没药、川芎、生南星等）涂抹于病变关节，每日5～6次。据对25例类风湿性关节炎的治疗观察，结果表明：对关节肿胀、压痛及疼痛、双手握力及晨僵均有显著的疗效（邓兆智经验）。

15.药熨治疗类风湿

（1）取晚蚕砂500g，炒热加白酒100ml，布包趁热熨患处，每日1～2次。

（2）取忍冬藤、海桐皮各20g，川芎、附子、桂枝、干姜各15g，乳香、没药、姜黄、赤芍各10g，共捣碎，分装数代，蒸热后熨患处，每日1～2次。

16.药物蒸气治疗类风湿

取荆芥、防风、艾叶、透骨草、威灵仙各 30g，置锅内水煎沸后，用蒸气熏治患病关节，每次 1~2 小时，每日 1~2 次，10 次为 1 个疗程。

17.药液熏洗治疗类风湿

根据病情可选用透骨草、威灵仙、海桐皮、伸筋草、路路通、桑枝、花椒、艾叶、桂枝、川芎、红花、川乌、草乌、赤芍等组方煎水熏洗患病关节，每次 15~30 分钟，每日 2~3 次。

18.药浴治疗类风湿

①湿热阻络：取桑枝 500g，红藤 20g，豨莶草、海风藤各 100g，海桐皮、忍冬藤、鸡血藤各 60g。②寒湿阻络：取川牛膝 150g，续断 120g，防风、独活、狗脊、桂枝、巴戟、葫芦巴各 100g，赤芍 60g，鸡血藤 40g，川芎 30g，当归 15g，煎水浴身，每日 1 次。

19.药褥治疗类风湿

取独活、狗脊各 200g，续断、苏木、藁本各 120g，川乌、草乌、附子、白芷、防风各 100g，共捣碎制成被褥，供患者睡卧使用。

20.日光浴治疗类风湿

利用夏日中午最强烈的阳光照射病变关节或全身，每次 10~30 分钟，每日 1 次。

21.推拿治疗类风湿

根据病变关节选择相应的经络穴位（可参照体针取穴），视病情首先采用一指禅推、揉、弹、摩手法及被动运动以调和促进气血畅通，瘀滞消散；继用点、按、捏、拿手法以通经络止痛；然后用拔伸、牵引等以剥开粘连，分筋理顺；最后用揉、搓、摇等手法做善后处理。亦可采用带功按摩法。

22.气功治疗类风湿

可选练强壮功、内养功、站桩功为主，配练太极拳、八段锦及五禽戏。亦可修炼老子按摩法、天竺国周身按摩法及分外行功、足功、大调手功。

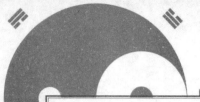

　　此外，还可选用狗皮膏、武力拔寒膏、麝香壮骨膏、消痛贴膏（藏药）等膏药及酸痛灵喷剂外敷，以及洗温（矿）泉浴，用酒搓擦，中药离子导入，也有一定的止痛效果。

四、辅助治疗

　　1.急性期发热及关节红肿，应卧床休息。

　　2.慢性期虽有关节疼痛畸形，仍应作力所能及的关节功能活动锻炼。

　　3.及时清除扁桃体炎及咽炎等病灶。

　　4.饮食物要有充足的蛋白质和各种维生素。

　　5.抗"O"及血沉增高时，应配合中西药物治疗。

第十八节　糖　尿　病

　　糖尿病是一种常见的代谢内分泌疾病。主要表现为多饮、多食、多尿、消瘦、糖尿及血糖增高。本病分为原发性与继发性两类。

　　继发性糖尿病主要由于胰腺疾病或对抗胰岛素的分泌过多，或药物引起。原发性糖尿病在临床上占绝大多数，它的病因和发展机理尚未完全明了，其基本病例变化为体内胰岛素的相对或绝对分泌不足而引起的代谢紊乱。病久者常伴发心血管、肾、眼、神经系统等病变，严重时可发生酮症酸中毒、失水、昏迷，甚至威胁生命。

一、临床表现

　　本病的发展过程可分为无症状期和有症状期。无症状期的患者多饮食良好，体态转肥胖，一般无自觉症状，常因其他疾病查尿糖才发现异常。有症状期的典型症状是"三多一少"，即多饮、多食、多尿、消瘦。严重者常有视力模糊，甚至失明。

二、诊断要点

1.根据本病"三多一少"的典型症状及四肢麻木、疲乏无力、月经失调、便秘、皮肤会阴瘙痒等伴有症状，可初步诊断本病。

2.详细询问病史，了解有无肥胖、过食肥甘等情况，有无精神因素及家族遗传史，进行有关实验室检查，根据临床症状及尿糖阳性、尿比重增高、空腹血糖重复两次均大于 6.2mmol/L，即可诊断。

3.诊断时还应注意有无并发肺结核、多发性疮疖、高血压、动脉硬化、白内障、末梢神经炎等疾患。

4.根据"三多"症状的主次分上、中、下三消。以多渴多饮者为上消，属肺；多食善饥者为中消，属胃；排尿量多者为下消，属肾。

三、治疗方法

（一）辨证分型体针法

1.上消

【症状】烦渴多饮,口干舌燥，小便频多且甜，舌边尖红、苔薄黄，脉洪数。

【治则】清肺润燥，生津止渴。

【处方】大椎，肺俞，鱼际，合谷，太渊，金津，玉液。

【操作法】上穴可分两组交替选用。大椎、鱼际、合针用泻法，肺俞、太渊针用平补平泻，金津玉液疾刺不留针。其余诸穴可留针 30 分钟。每日针刺 1 次或隔日针刺 1 次。

2.中消

【症状】多食易饥，胃中嘈杂，烦热，汗多，形体消瘦，或

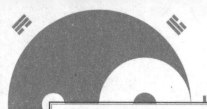

大便秘结，尿多混黄且甜。苔黄而燥，脉滑。

【治则】清胃泻火，养阴生津。

【处方】脾俞，胃俞，中脘，足三里，内庭，曲池，合谷。

【操作法】脾俞、胃俞、中脘针用平补平泻，其余诸穴针用泻法。留针30分钟每日针刺1次或间日1次。

3.下消

【症状】小便频数量多，尿浊如脂膏且甜，渴而多饮，头晕目糊、颧红、虚烦、多梦、遗精，腰酸腿软，皮肤干燥，全身瘙痒。舌红，脉细数。

【治则】滋阴益肾。

【处方】肾俞，肝俞，关元，三阴交，太溪，然谷。

【操作法】诸穴传用补法，留针30分钟，隔日针刺1次。

4.阴阳两虚

【症状】小便频数,混浊如膏，甚则饮一溲一，面色黧黑、憔悴、耳轮焦干，腰酸膝软，四肢乏力欠温，阳痿，舌淡苔白而干，脉沉细无力。

【治则】阴阳双补。

【处方】脾俞，肾俞，命门，气海，关元，足三里，三阴交。

【加减】①心悸加内关、膻中、心俞。②不寐加神门、三阴交。③胁痛、黄疸加支沟、阳陵泉、日月、期门、胆俞、肝俞。④胃痛加内关、中脘、足三里。⑤便秘加天枢、大肠俞、支沟、照海。⑥泄泻加天枢、气海、脾俞、上巨虚。⑦尿痛、尿频、尿急加膀胱俞、中极、阴陵泉、行间、太溪。⑧阴痒加曲骨、下髎、血海、蠡沟、中都、行间。⑨目糊加攒竹、风池、光明、太冲。

【操作法】诸穴针刺皆用补法，并可用艾条温和灸或艾炷灸。隔日针灸1次。

病程较长或治疗不力的患者，往往会出现各种并发症和兼有病，故除用上述辨证施治方法外，尚可加以治疗兼症。

（二）综合疗法

1.耳针疗法

【处方1】胰，内分泌，肺，渴点，饥点，胃，肾，膀胱。

【处方2】常用耳穴有胰、心、肺、脾、肾、三焦、内分泌、皮质下。多饮加渴点；多食加胃、饥点；多尿加膀胱。每次选取 3～4 穴，中强刺激，留针 15～30 分钟，隔日 1 次，10 次为 1 个疗程。亦可采用单耳皮内埋针或贴压王不留行籽，两耳交替，3～5 日更换 1 次。

2.实用验方

（1）黄连素。黄连素每次 0.3～0.5g，每日 3 次，治疗经单纯饮食疗法效果不显的Ⅱ型糖尿病 60 例，并与 60 例血糖正常人作对照，经 1～3 个月治疗，结果：治疗组空腹血糖由 11.58 ± 2.87mmoL/L 下降至 6.5 ± 1.44mmoL/L，其中 30 例血清胰岛素水平由 16 ± 1.44mu/L 上升至 21.9 ± 3.64mu/L，60 例中血糖达到理想标准者（空腹血糖 6.1mmoL/L）36 例，达到控制水平（空腹血糖 7.2～8.3mmoL/L）14 例；对照组空腹血糖无明显改变。实验研究表明黄连素有促进胰岛 B 细胞修复的作用（《中西医结合杂志》，1988，12，711）。

（2）降糖甲片。由太子参、黄芪、生地、花粉等组成，每片含生药 2.3g，每次 6 片，每日 3 次，治疗成人糖尿病 405 例（其中气阴两虚 290 例，阴虚热盛 55 例，阴阳两虚 60 例），服药 3 个月，结果：有效率依次为 81.49%、65.5% 和 63.3%。并对其中 77 例进行糖耐量试验及血浆胰岛素水平测定，结果表明本方改善糖耐量及升高血浆胰岛素水平的作用（《中医杂志》，1986，4，37）。

（3）时间疗法。根据时间医学理论，运用中药防治糖尿病黎明现象，在原治疗方案的基础上，于每晚睡前及次晨 5～6 时加用中药（生地、花粉各 30g，石膏 20g，沙参、麦冬、玄参各 15 克，知母 10g，黄连、甘草各 6g）水煎服。共治疗 17 例，结果：有效 14 例（82.35%），空腹平均血糖从黎明时 16.63 毫摩尔/升

第一章 内科疾病

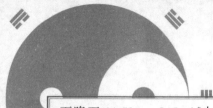

下降至 11.52mmoL/L（《中医杂志》，1996，1，30）。可见，本方对糖尿病黎明现象有较好疗效。

（4）针刺加生命信息治疗仪治疗Ⅱ型糖尿病 93 例。方法：针刺百会、胰俞、中脘、三阴交、太溪等穴得气后，将治疗仪导线正极接百会、胰俞，负极接三阴交、中脘，信息量强度选 $10^{-8} \sim 11^{-10}$ 安量级，每次 60 分钟，每日 1 次，30 次为 1 个疗程。1~2 疗程后，结果：显效 55 例，有效 22 例，总有效率 82.8%（《中医常用外治法》，1993，69）。

（5）滋泉冲剂。生龙骨、生牡蛎各 30g，生黄芪、太子参、鲜生地、熟地、山药各 15g，五味子、五倍子各 10g，每次 20g，开水冲服，每日 2 次，1 个月为 1 个疗程。治疗糖尿病 123 例，并每日控制主食在 300g 左右，结果：痊愈 46 例，好转 63 例，总有效率 88.6%（《中国特医疗大全》，1996，150）。

（6）足浸泡方。银花、菊花、红花、白芷、花椒、大黄、制乳香、制没药等，共研粗末，加水 5000ml，煮沸 15 分钟，凉至 45℃左右浸泡患足 30~60 分钟，每日 1~2 次，20 次为 1 个疗程。治疗糖尿病足 36 例，结果：痊愈 2l 例，显效 9 例，好转 3 例，总有效率 91.7%（《中医杂志》，1998，3，171）。

3.体针治疗糖尿病

主穴取胰俞、肺俞、脾俞、肾俞、足三里、太溪。口渴多饮配金津、玉液、心俞、膈俞、太渊、合谷、三阴交、内庭；多尿口干配肝俞、命门、关元、带脉、水泉、复溜。每次选主配穴 5~6 穴，采用补泻兼施手法，主穴施补，配穴用泻；虚证用补法，命门、关元、足三里可加艾灸或温针灸，留针 30 分钟，每日或隔日 1 次，10 次为 1 个疗程。亦可配合电针，每次通电 20 分钟，隔日 1 次。临床报道，针灸治疗Ⅱ型糖尿病 34 例，有效率 76.4%。

4.冷针治疗糖尿病

多饮为主取肺俞、照海或肾俞、三阴交；多食为主取肾俞、三阴交或照海；多尿为主取肾俞、京门或照海、然谷，每次针单侧穴位，两组穴交替运用，每日1次，10次为1个疗程。第一疗程以清热泻火止渴为主，针温选-4℃~5℃，留针5~10分钟；第二疗程以滋阴为主，针温选0℃，留针20分钟。

5.梅花针治疗糖尿病

选用轻中强刺激，重点叩刺脊柱胸6~腰5，每次5~10分钟，隔日1次，10次为1个疗程。

6.穴位磁疗治疗糖尿病

主穴取胰腺体表投影区、足三里，多饮加照海；多食加中脘；多尿加关元。采用脉动磁疗仪或交变磁疗仪治疗，每次30分钟，每日1次，10次为1个疗程。

7.刮痧治疗糖尿病

先刮肺俞、胰俞、脾俞、肾俞、命门、三焦俞，点揉中脘、关元、阳池；继刮足三里、三阴交、水泉，每周1次，10次为1个疗程。

8.艾灸治疗糖尿病

常用穴取：①中脘、足三里。②身柱、脾俞、命门。③气海、关元。④脊中、肾俞。⑤华盖、梁门。⑥大椎、肝俞。⑦行间、中极、腹哀。⑧肺俞、膈俞、肾俞。⑨胰俞、三焦俞、阳池、液门。每次选1组穴施艾炷（或隔姜）灸，每穴10~30壮，每日1次，30次为1个疗程。亦可采用艾条温和灸或温针灸。

9.药物外敷法

药物外敷治疗糖尿病性肾病：取紫皮大蒜1头，蓖麻籽60~70粒，均去外皮共捣烂，每晚分敷双足涌泉穴，包扎固定，连敷2周。

10.推拿治疗糖尿病

（1）采用一指禅推、按、摇、㨰、擦、振等手法，沿背部足太阳膀胱经自膈俞至脾俞上下往返施治，重点推胰俞，然后按揉承浆、胰俞、肝俞、胆俞、肾俞、中脘、足三里、三阴交，再用轻柔快速的㨰法在背部膀胱经两侧治疗，最后直擦督脉，从大椎至17椎，以及涌泉，横擦腰部肾俞和骶部八髎，均以热透为度。

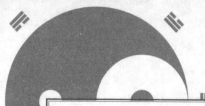

（2）按压耳穴胰胆、肝、耳迷根，捏揉内分泌、神门，每日1次。亦可选贴磁片、磁珠丸或王不留行籽后再按压。

（3）捏拿手部胰反射区，按揉阳池、上后溪、胰腺点、脑垂体反射区，每日1次。

（4）按摩足部反射区肾上腺、肾脏、输尿管、膀胱、胃、十二指肠、胰腺等，每晚1次。

11.气功调治糖尿病

常用静功加吐纳、意守、放松等法，采用坐式或卧式练习放松入静，调节气息升降，修炼意气功、站桩功、内养功、强壮功、松静功等，亦可练太极拳、八段锦、保健操等。

四、辅助治疗

1.应重视饮食治疗，多吃粗粮和蔬菜，节制肥甘厚味和面食。严禁烟酒。保持乐观情绪，节制房事，避免过劳，注意保暖，防止感冒。

2.体育疗法对本病有较好的辅助治疗作用。根据本人实际情况，可于饭前步行10～30分钟，饭后再缓慢步行5分钟。也可选择参加太极拳、球类、慢跑步等体育活动。

3.气功疗法可以使经络通畅，气血旺盛，增强抗病能力，减少并发症。宜选用坐式或卧式，练习放松入静，调节气息升降。每次10～30分钟，每日1～2次。

此外，尚可选用矿泉浴、日光浴及气候、冷水疗法。

第十九节　面神经炎

面神经炎是指茎乳突孔内急性非化脓性神经炎。其主要临床表现为病侧面部肌肉运动障碍，发生口眼歪斜，亦称周围性面神经麻痹或贝尔氏麻痹。

现代医学对本病的确切病因尚未明了。通常认为可能是局部营养神经的血管因受风寒而发生痉挛，导致该神经组织缺血、水肿、受压而致病。风湿性面神经炎、茎乳突孔内的滑膜炎、腮腺炎等也可导致面神经麻痹。

一、临床表现

本病通常急性发作，突然一侧面部表情肌瘫痪，前额皱纹消失，眼裂增大，鼻唇沟平坦，口角下垂，面部被牵向健侧。病侧不能作皱额、蹙眉、闭目、露齿、鼓颊和噘嘴等动作，闭目不紧，露睛流泪，进食咀嚼时食物常潴留在患侧齿颊之间，饮水、漱口时水由患侧口角漏出。部分病人可有舌前2/3味觉减退，听觉过敏，病侧乳突部疼痛，耳郭部和外耳道感觉到迟钝，以及病侧面部出汗障碍等。

面神经麻痹如恢复不完全时，常可产生瘫痪肌的挛缩、面肌痉挛或联带运动，即面神经麻痹的后遗症或称"倒错现象"。瘫痪肌的挛缩表现为病侧鼻唇沟如深，口角反牵向患侧，眼裂缩小。面肌痉挛为病侧面肌发生不自主的抽动，于情绪激动或精神紧张时更为明显。并常见下列联动征：当病人瞬目时即发生病侧上唇轻微颤动；露齿时病侧眼睛不自主闭合；试图闭目时，病侧额肌收缩；进食咀嚼时，病侧眼泪流下或颞部皮肤潮红，局部发热，汗液分泌等。

二、诊断要点

1.根据起病形式和临床特点,诊断并不困难。

2.本病应与中枢性面神经麻痹相鉴别，后者仅表现为面下部瘫痪，面上部不受影响。病者鼻唇沟浅，不能鼓腮、露齿，但能皱额、蹙眉,闭眼受影响亦较少,且多伴有偏瘫、失语。

3.本病尚需与急性感染性多发性神经根炎引起的面神经麻痹

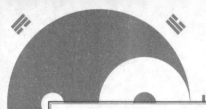

以及后颅窝炎症、肿瘤所致的面神经麻痹等相鉴。

本病应与中枢性面神经麻痹相鉴别，后者仅表现为面下部瘫痪，面上部不受影响。

三、治疗方法

（一）辨证分型体针法

1.风邪外袭，口眼歪斜。

【症状】突然口眼歪斜，面部感觉异常，耳后隐痛，或伴恶寒发热，头痛骨楚。舌淡红、苔薄白或薄黄，脉浮数或浮紧，亦有见弦细脉象者。

【治则】祛风通络。

【处方】风池，地仓，颊车，四白，阳白，合谷。

【加减】若兼恶寒发热、头痛骨楚等表证者，加大椎；露睛流泪者，加攒竹或鱼腰；耳后痛者，加翳风；味觉减退者，加廉泉。

【操作法】㖞左针右，㖞右针左。若为本病初起，风池、合符针用泻法。余穴均用补法，地仓向颊车平刺，颊车向地仓透刺；四白穴先直刺，得气后捻转片刻，再向下斜刺；阳白穴向上平刺透头临泣或向下平刺透鱼腰，可交替应用。留针30分钟，在留针过程中加艾条温灸。大椎用泻法，攒竹或鱼腰，针尖向眉梢平刺，翳风、廉泉均采用平补平泻法。病延日久者，则所有腧穴均用补法加灸。

本证发病初期（1周内），神经炎症尚处于发展阶段，近取穴宜少，刺激宜轻，以温灸为主，远取诸穴，如合谷、外关、大椎等则可用泻法，强刺激。待急性炎症消运后，面部诸六刺激可加强，除针灸并用外，再加拔火罐。如用电针疗法，亦应在2周以后使用。

2.虚风内动，口眼歪斜。

【症状】口眼歪斜，面部麻木或有板紧之感，面肌掣动，每于情绪激动或说话时发生口眼抽动，或闭目难睁。舌质淡、苔薄白或少苔，脉弦细。

【治则】养血熄风。

【处方】颊车，地仓，迎香，四白，颧髎，风池，足三里。

【加减】闭目难睁者，加攒竹、太阳；口歪难正者，加人中、承浆。

【操作法】歪左针左，歪右针右。颊车向地仓斜刺地仓向迎香透刺，迎香向四白透刺，四白向颧髎透刺，颧髎向地仓透刺。以上诸穴皆用补法，刺激宜轻，留针30~60分钟，并配合艾条温灸。风池针用泻法，足三里补法加灸。

（二）综合疗法

1.耳针方法

【处方1】面颊区、肝、眼、口、皮质下、配肾上腺、枕。

【处方2】面颊、口、颏、目、肝、脾、神门、皮质下、肾上腺。

每次选3~4穴，强刺激，留针20分钟，每日1次，10次为1个疗程。或单耳贴压王不留行籽，双耳交替，5日更换1次。

2.实用验方

（1）温和灸配合按摩治疗面瘫48例。方法：取穴自迎香依次至地仓、颊车、牵正、阳白，采用艾条点燃温和灸10分钟，以局部潮红，患者能耐受为度。然后用推、揉、摩、按等手法在上述部位治疗，重点在迎香、地仓操作，最后点按合谷，每日1次，10次为1个疗程。治疗8~26次，结果：痊愈46例，显效2例（《中医特色医疗大全》，1996，371）。

（2）冰芥膏外敷治面瘫。白芥子2份，冰片1份，共研细末，以米醋调成糊膏，贴敷患侧面部，治疗面神经炎68例，每日换药1次，3次为1个疗程，用药3个疗程。结果：痊愈50例，好转16例，总有效率97%（《中国特色医疗大全》，1996，372）。

（3）浅刺透穴配合温针治疗陈旧性面瘫76例。以先取少阳经，后取阳明经穴为原则。主穴取完骨、翳风（均患侧）、足三里（双侧），配穴取牵正透地仓、颧髎、承浆；太阳透牵正、下

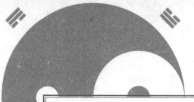

关；头临泣透阳白、鱼腰、攒竹；攒竹透眉中、丝竹空透瞳子髎、下关透颧髎、风池透翳风（配穴均取患侧）。主穴针刺得气后施温针灸，配穴刺后快速小幅度捻针，平补平泻，然后将针折成直角，施温针灸，每穴 2～3 壮，每日或隔日 1 次，10 次为 1个疗程。经 3 个月治疗，结果：基本痊愈 2 例，显效 25 例，进步 36 例，总有效率 82.89%（《中医杂志》，1997，4，217）。

3.体针治疗面神经麻痹

常用穴有风池、阳白、四白、地仓、颊车、合谷、足三里、内庭。急性期加翳风、外关、足临泣；恢复期加丝竹空透瞳子髎、攒竹透睛明、阳白透鱼腰、地仓透颊车、四白透承泣；后遗症期加脾俞、气海、关元、三阴交；不能抬眉加攒竹；眼合不全加鱼腰；流泪加头临泣、足临泣；耸鼻困难，鼻唇沟变浅加迎香；人中沟歪斜加水沟；颏唇沟歪斜加承浆；流涎加人中、禾髎；乳突区疼痛加翳风；舌麻、味觉障碍加廉泉；听觉异常加听会、耳门；风寒引起者加外关；风热引起者加曲池；风痰引起者加丰隆。每次选取 4～6 穴，头面部穴位取患侧，合谷取健侧，余穴取双侧。初期取穴宜少，刺激宜轻；恢复期面部临近穴位以透刺为主，中强刺激，平补平泻；后期面部穴位宜浅刺，并配以远端穴位，以补法为主或加艾灸。额纹消失可沿额纹平刺，倒错时泻健侧地仓，留针 10～20 分钟，其间运针 1～2 次，每日或隔日 1 次，7 次为 1 个疗程。据报道，针刺治疗本病 2012 例，总有效率 94.8%；中西医结合针灸为主治疗 690 例，有效率 98.5%。

4.电针治疗面神经麻痹

恢复期取阳白、地仓、颊车、翳风等，针感以面部表情肌微见跳动，患者自感舒适为度。每次通电 5～10 分钟，每日或隔日 1 次，10 次为 1 个疗程。

5.磁电治疗面神经麻痹

恢复期取风池、攒竹、阳白、四白、下关、颊车、地仓、合谷，每次选 3～6 穴，用两块高磁块做一对磁板，一面按于穴位上，另一面接通脉冲电极的导线，通电 20～30 分钟，隔日 1 次，10 次为 1 个疗程。

6.水针治疗面神经麻痹

常用穴取阳白、四白、迎香、地仓、颊车、翳风、合谷、足三里、阴陵泉，每次选取 1～2 穴，分别注入维生素 $B_1$0.5～1.0ml，亦可选用丹参或当归注射液，每日或隔日 1 次，10 次为 1 个疗程。

7.刺血治疗面神经麻痹

急性期可用三棱针点刺耳背静脉放血 7～8 滴，每日 1 次，可连续数次。据报道，耳背放血治疗本病 60 例，痊愈 48 例。

8.梅花针治疗面神经麻痹

在恢复期及后遗症期，可用梅花针叩刺阳白、攒竹、太阳、下关、地仓、颊车、风池等穴，叩至微出血为度，隔日 1 次，5 次为 1 个疗程。

9.穴位埋线治疗面神经麻痹

后遗症期可取耳垂下 5 分透颊车、四白透颧髎、阳白透攒竹，加配地仓、列缺、合谷、血海，每次选 1 对穴，皮下埋植细羊肠线，10 日 1 次，可连续埋 3 次。

10.刮痧治疗面神经麻痹

先刮风池，点揉阳白、四白、地仓、颊车、翳风；继刮（或点揉）合谷、内庭，每周 1 次，4 周为 1 个疗程。

（1）用三棱针挑断健侧第二、三臼齿咬合线附近的灰白线，7 日 1 次。

（2）用三棱针从患侧口腔黏膜向颊车、翳风方向刺入后反复弹拨至出现酸、麻、胀感，出针后用消毒棉球压迫止血。

11.拔火罐治疗面神经麻痹

恢复期及后遗症期可用小口径火罐在太阳、阳白、下关、地仓、颊车、夹承浆等穴区，吸拔 5～10 次，不留罐，以局部温热潮红为度，每日 1 次。或先用梅花针叩打至微出血后，再用小口径火罐吸拔 5 分钟，每日或隔日 1 次，10 次为 1 个疗程。

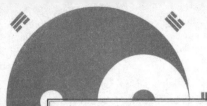

12.理疗治疗面神经麻痹

急性期可给予热敷或红外线照射、超短波透热等，每日1次；恢复期用碘离子透入，或用TDP治疗仪照射面颊及耳部，每次20分钟，隔日1次，5次为1个疗程。

13.艾灸治疗面神经麻痹

常用穴有阳白、太阳、颧髎、下关、地仓、颊车、足三里。可选用艾炷隔姜灸，每次选2~3穴，每穴灸2~3壮；或艾条温和灸，每次选3~4穴，每穴灸5~7分钟，以皮肤微红发热为度；或温针灸，每次选3~4穴，每穴灸1壮。每日或隔日1次，10次为1个疗程。据报道，温针灸治疗本病10例，全部治愈。

14.药物发疱灸治疗面神经麻痹

常用穴有下关、地仓、颊车。取斑蝥3只，巴豆（去皮）3粒，共研细末，用植物油调成糊膏敷贴穴位上，每次2穴，敷5~8小时，如出现水疱，待其自行干燥结痂脱落。7日1次，3~5次为1个疗程。

15.药物敷贴治疗面神经麻痹

（1）取生马钱子浸润切薄片，敷贴在患侧病变部位，5~7日更换1次。或取马钱子粉0.5g，撒于膏药上，分别敷贴于患侧太阳、下关、牵正、颊车等穴上，每次贴2穴，隔日更换1次。

（2）取白芥子泥制饼如钱币大小，敷贴于患侧颊车、翳风等穴，每日1次；或皂角粉用陈醋调成膏状，敷贴于地仓、颊车等穴，干燥后更换；或取蓖麻子适量捣烂，加冰片少许调匀敷贴患处，左歪贴右侧，右歪贴左侧。

16.药物熏蒸治疗面神经麻痹

取荆芥穗、白僵蚕、白芷、川芎、当归、全蝎各30g，加水煮沸后熏蒸热敷患处；或取白酒50g，巴豆3粒，共置小口烧瓶内煮沸，熏蒸健侧手掌，均每日2次。

17.药物塞鼻治疗面神经麻痹

取当归、川芎、细辛、丁香、白芷、荜茇各等份；或川乌、草乌、白芷、细辛、皂角各等份，共研细末，加麝香（或冰片代）少许调匀，用纱布包裹塞健侧鼻孔内。

18.搓面治疗面神经麻痹

先取川芎 15g，当归、防风、羌活各 12g，白僵蚕 10g，煎水洗脸后，然后搓面，每日 1~2 次。

19.推拿治疗面神经麻痹

先将手洗湿，用湿手从下往上擦揉患侧面部 2 分钟；再重点轻捏、揉、摩患侧面部 4 分钟，如发现患部附近有疼痛性小结节，则要多揉多捏；然后拿合谷、曲池、肩井，捏双攒竹，点按翳风、印堂、睛明、四白、颧髎、下关、颊车、地仓、迎香、人中、承浆、百会、瞳子髎等穴约 7 分钟。

每次只按一侧，以患侧为主；最后以侧掌叩头、肩、背而结束。

20.点按治疗面神经麻痹

先掐指甲根、指关节 2~3 遍；再轻点内上眦、迎香、四白、颏孔、额三角、垂根，按压内眦、内下眦、垂根；然后令患者鼓腮，点麻痹肌 2~5 遍，并向上按压推动麻痹肌。上睑下垂者，用较重手法按压内眦后，一手将上睑提起，另一手捏上眼睑下缘。

21.按压治疗面神经麻痹

先用指端按揉健侧合谷、手三里 100 次；再循按手阳明大肠经数次；然后按揉地仓、颊车、迎香、下关、丝竹空、阳白各 15 次，并掌揉面部。

四、辅助治疗

1.避免面部吹风受寒，如值冬令，外出应戴口罩。

2.嘱病员自己用手按摩瘫痪的面肌，每次 5~10 分钟，每日数次。并可在局部用毛巾做湿热敷，每次 10 分钟，每日 2 次，注意温度不要过高，以免烫伤。

3.保护暴露的角膜及防止发生结膜炎，可采用眼罩，白天滴眼药水，临睡前土金霉素眼药膏。

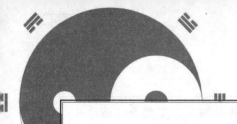

第二十节　癫　　痫

癫痫是以突然昏仆，口吐涎沫，两目上视，肢体抽搐等临床表现的一种发作短暂的意识及精神障碍性疾病。

现代医学认为，癫痫可分为原发性和继发性两类。原发性癫痫病因尚不清楚，可能与脑组织的代谢障碍或遗传因素有关。继发性癫痫又称症状性癫痫，继发于脑部病变，如脑炎、脑膜炎等脑部炎症及脑寄生虫病、脑血管病、颅内占位性疾病、脑外伤等，或继发于全身病变，如痢疾、败血症、急性肝坏死等感染中毒性脑病，一氧化碳及农药中毒，肺源性心脏病和三度房室传导阻滞的心血管病、尿毒症、低血糖、低血钙、妊娠毒血症等代谢性疾病等，而常因劳累过度、饮食过饱、月经前后易诱发。

癫痫发作是由于脑部神经元兴奋性增高而产生异常放电的结果，而脑缺氧、血碱浓度增高、低血糖、水钠滞留，以及脑血管痉挛对诱发脑部神经元的异常放电有很大关系。

一、临床表现

癫痫发作有多种类型，常见的有癫痫大发作、小发作、精神运动性发作等。

1.大发作：部分病人有胸闷气逆上冲，头晕，心悸，恐惧等先兆症状；继则突然甚至昏迷，跌倒在地，发出尖叫，肌肉僵直，角弓反张，两眼上翻，牙关紧闭，气憋停息，瞳神散大；接着肢体抽搐，口吐白沫，甚则大小便失禁。1～5分钟后，抽搐停止，进入昏睡、朦胧至清醒。醒后发作过程不能回忆，并感到头昏头痛，全身酸痛乏力等。

2.小发作：多见于儿童，表现为突然短暂的意识丧失，面色

针灸综合疗法

苍白，动作中断，两目直视，呆立不动，手中持物脱落，呼之不应。持续时间一般10～20秒，发作后仍能继续进行原来活动。

3.局限性发作：有局限性运动型及感觉性两种。前者常见于肢体远端或口角部肌肉阵发性抽搐，一般无意识丧失；后者但感一侧肢体或面部突然发麻、针刺感或肢体消失感。

4.精神运动性发作：主要表现为发作性意识障碍，自动状态，可伴有错觉、幻觉及遗忘等。

二、诊断要点

1.本病发作的特点是（除局限性外）均有意识障碍。

2.各种类型的发作均有一定的规律性，如大发作时，其抽搐规律是先有强直，然后阵挛，常伴有口吐涎沫、咬伤舌部、小便失禁、瞳孔散大、浅深反射的异常，抽搐时间持续在5秒钟左右。

3.既往有否同样发作史，有无脑部疾患，以区别原发性癫痫或继发性癫痫。

4.癫痫小发作有突然表现痴呆，不能自主，一侧肢体或面部突然发麻或抽搐，为时短暂，亦可表现短暂性的以幻觉为主的精神障碍。

5.本病还应与癔病，晕厥，一过性脑缺氧发作，颈动脉供血不足及痉厥、癫狂和卒中等证候相区别。

三、治疗方法

（一）辨证分型体针法

首先应区别阳痫和阴痫。阳痫属实，急性发作期的肝风痰壅，痰火闭窍皆属阳痫实证范围。阴痫属虚，凡发作休止期的肝肾阴虚、脾肾气虚皆属阴痫虚证范围。故发作时以驱邪为主，休止期以扶正为主。

1.肝风痰壅。

【症状】发作前感头晕头痛，胸闷不舒，继则昏倒，不省人

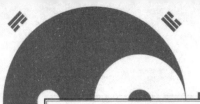

事，两目上翻，牙关紧闭，四肢抽搐，口吐白沫或血沫，或口中尖叫，二便失禁等。数分钟后逐渐清醒，除疲乏头昏外，起居饮食如常。舌质正常，苔白腻，脉弦滑。

【治则】平肝熄风，豁痰定痫。

【处方】肝俞，心俞，大椎，巨阙，太冲，丰隆，百会。

【加减】发作时神昏抽搐可加人中、涌泉、间使；发作后头昏头痛加风池；白昼发作加申脉，夜间发作加照海。

【操作法】肝俞、心俞、大椎、巨阙均用强刺激泻法。大椎针尖微向下，使针感沿脊柱向下放射致腰部。巨阙针尖亦偏向下，以免损伤膈肌，并使针感向下及两侧放射，肝肿大患者注意深度，防止刺中肝脏。百会强刺激泻法，针尖可向前后左右透刺。太冲、丰隆强刺激泻法。各穴均夜间发作加照海间歇留针20～30分钟。若正在发作时加人中、涌泉、间使强刺激泻法。易在白昼发作时加申脉，易在夜间发作者加照海，均用强刺激泻法。发作过后头昏头痛，可加风池，平补平泻。每日或隔日1次，若一日数发者亦可一日针刺数次，控制发作后逐渐减少至每周1～2次，连续针刺3～6个月。

2.痰火闭窍。

【症状】每因郁怒而诱发癫痫，苏醒后仍烦躁，失眠，头昏头痛，面颊潮红，口干苦，便闭尿黄。唇赤舌红，脉弦滑数。

【治则】清肝泻火，化痰开窍。

【处方】肝俞，心俞，大椎，巨阙，百会，曲池，行间。

【加减】烦躁失眠加神门；头昏头痛加风池；急性发作时加人中、涌泉、少商。

【操作法】以上各穴均用泻法，大椎、巨阙、百会三穴的针刺法与肝风痰壅相同，皆可采用间歇留针20～30分钟。若适在急性期发作时，加人中、涌泉用泻法，少商浅刺出血。发作后仍感头昏头痛加风池穴，平补平泻；心烦失眠加神门，用泻法。发作频繁时可一日针刺数次，休止期隔日1次或隔日2次，连续针刺 3~6 个月。

3.肝肾阴虚。

【症状】癫痫频作之后，精神恍惚，头晕目眩，记忆力减退，思考力不强，失眠多梦，腰膝酸软，大便干燥。舌红苔少，脉细弦数。

【治则】滋补肝肾，宁心安神。

【处方】肝俞，肾俞，太溪，太冲，风池，神门，三阴交。

【加减】头晕目眩，记忆力减退加风池，，心悸怔忡加内关。

【操作法】肝俞、肾俞、太溪、三阴交均用补法，太冲、神门用泻法。静止留针 15~20 分钟，隔日 1 次。若因癫痫常发而致头昏目花、记忆力减退加风池，心悸怔忡加内关，均用平补平泻法。

4.脾肾气虚。

【症状】癫痫频作之后，神疲乏力，精神萎靡，头昏心悸，面色不华，纳谷不香，腰酸肢软，口淡多涎。舌淡苔白，脉象细弱。

【治则】补益脾肾，益气化痰。

【处方】脾俞，肾俞，足三里，丰隆，内关。

【加减】气少乏力加灸神阙、气海、关元。

【操作法】脾俞、肾俞、足三里均用补法；背俞穴可用隔姜灸或艾条悬灸；足三里用温针灸；丰隆用泻法；内关、关元用平补平泻法均可留针 15~20 分钟。气少乏力隔姜灸神阙、气海、关元 5~7 壮，或用艾条悬灸 15~20 分钟。

（二）综合疗法

1.实用验方

（1）抗痫片。含桃仁 30g，赤芍、红花、川芎、香附、陈皮、青皮、桑白皮各 15g，半夏、苏子、甘草、大腹皮各 10g，木通 8g，0.5 片（含生药 1.5g）/kg 体重，每日分 3 次服，疗程 4 个月以上，治疗儿童癫痫 100 例，服药 8~20 个月，结果：有效率 80%（《中医杂志》，1988，12，73）。

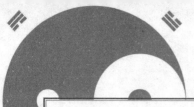

(2)健脾补肾法。基本方：黄精、萸肉、山药、茯苓、太子参、紫河车各12g，菖蒲、钩藤各9g，五味子、僵蚕、远志各5克，随证加减，水煎服，每日1剂，30日为1个疗程。服药2个疗程后，改制成丸剂，每次2～6克，每日3次,治疗儿童癫痫小发作36例，服药3～12个月，结果：近期治愈11例，好转22例，总有效率91.7%（《中医杂志》，1997，7，418）。

(3)健脾祛痰调气和中法。基本方：白芍、茯苓各12g，胆星、半夏、枳壳、厚朴、太子参、石菖蒲各9g，川芎、橘红、半夏各6g。随证加减，水煎服，每日1剂，待病势减缓后，改制成散剂，每次1～5g，每日3次,治疗小儿腹型癫痫31例，服药6个月至3年（平均11.8个月），结果：显效25例，有效4例，总有效率93.5%（《中医杂志》，1996，9，550）。

2.体针治疗癫痫

(1)发作期。常用穴有百会透强间、头维透率谷、上星透百会、四神聪、风池、风府、筋缩、腰奇、长强、鸠尾、合谷、后溪、阳陵泉、丰隆、太冲。大发作加大椎，昏迷加人中、十宣、涌泉，牙关紧闭加下关、颊车；小发作加上星、神庭、内关、神门；局限性发作加曲池、三阴交；精神运动性发作加间使、大陵、神门、巨阙或中脘；日间发作加申脉；夜间发作加照海，每次取5～7穴，发作时用强刺激至苏醒，休止后弱刺激；用补法；癫痫反复发作时可针印堂、人中，灸中脘，或针人中、长强。

(2)缓解期。①实证：常用穴有四神聪、大椎、风府、鸠尾、腰俞、腰奇、丰隆、太冲。②虚证：常用穴有心俞、肝俞、脾俞、肾俞、筋缩、巨阙、内关、间使、神门、阳陵泉。风痰闭阻加中脘、丰隆；痰火内盛加本神、少府、内庭、行间；痰瘀阻窍加膈俞、三阴交；肝肾阴虚加风池、天柱、太溪、复溜；心血亏虚加厥阴俞、血海；痫发后精神倦怠加气海（灸）；智力减退，表情呆滞加肾俞、关元（均灸）。每次选取4～5穴，轻刺激，用补法；巨阙、鸠尾采用沿皮刺，留针30分钟，隔日1次，10次为1个疗程。据报道，用针刺治疗本病 54 例，总有效率 88.89%；另组报道，采用芒针透刺背 3 针，配额 3 针，治疗本病 70 例，有效率 92.8%。

3.耳针疗法

【处方1】脑点，心，神门，皮质下，脑干，肝，肾。操作法：每次取 2~4 穴，强刺激，留针 20~30 分钟。或采用皮内针埋藏，冬季 5~17 天，夏季 2~3 天。

【处方2】常用耳穴有心、肝、脾、胃、肾、枕、脑点、脑干、神门、皮质下，每次取 2~3 穴，强刺激，留针 30 分钟，间歇运针，每日或隔日 1 次，15 次为 1 个疗程。亦可埋针或贴压王不留行籽。

4.头针治疗癫痫

针刺头穴癫痫区、运动区、感觉区、足运感区，进针后快速大幅度捻针 2~3 分钟，间歇运针或用电针加强刺激，隔日 1 次，15 次为 1 个疗程。据报道，头针治疗本病 70 例，有效率 66.7%。

5.足针治疗小儿癫痫

针刺足穴 8、27 号穴，强刺激，留针 30 分钟，间歇运针，隔日 1 次，15 次为 1 个疗程。

6.电针治疗小儿癫痫

取穴同体针疗法，每次选 1~2 对穴位，接通电针治疗仪后，采用中等频率脉冲电刺激 20~30 分钟，隔日 1 次，10 次为 1 个疗程。

7.水针治疗小儿癫痫

常用穴有大椎、肾俞、内关、足三里、丰隆、三阴交，每次选 2~3 穴，可选用当归、生地、补骨脂、维生素 B_1、维生素 B_{12}、辅酶 A、三磷酸腺苷等注射液，每穴注入 0.5~1ml，隔日 1 次，10 次为 1 个疗程。或取心俞、肝俞、志室、神门，每次选 2~4 穴。大发作时每穴注入 2% 普鲁卡因加等量 95% 酒精混合注射液 0.5ml；小发作时每穴注入 5% γ-氨酪酸注射液 0.5ml，隔日 1 次，双侧穴位轮换使用，10 次为 1 个疗程。据报道，用 5% γ-酪氨酸穴位注射治疗本病 145 例，有效率 82.1%。

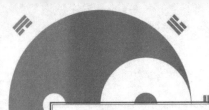

8.梅花针治疗小儿癫痫

用梅花针叩刺后颈部、腰骶部、十宣、足心，叩刺至皮肤潮红为止，隔日 1 次，10 次为 1 个疗程。

9.割治治疗小儿癫痫

常割治耳穴神门、内分泌、皮质下，隔日 1 次，3 次为 1 个疗程，两耳轮换割治。

10.穴位埋植羊肠线治疗小儿癫痫

常用穴有大椎、脊中、筋缩、腰奇、长强、膻中、鸠尾、中脘、气海、神门、足三里，每次取 1～2 穴，按常规对折植入 3 号肠线，每月 1 次，一般可埋植 3 次。亦可选用安坦、苯妥英钠、苯巴比妥等药物之一种埋入三角肌外缘肌层。据报道，在长强穴上 2～4cm 处埋植羊肠线治疗本病 269 例，有效率 51.3%；另组报道，在腰奇、丰隆埋植羊肠线治疗本病 32 例，有效率 93.7%。

11.挑治治疗小儿癫痫

在长强穴上 1.5、3、4.5cm 处，常规消毒后，挑刺皮下组织，挑断白色纤维样物，10 日 1 次，3 次为 1 个疗程。

12.艾灸治疗小儿癫痫

（1）发作期。常灸百会、大椎、中脘、内关、神门、腰奇，每次取 3～5 穴，采用艾炷隔姜灸 10～30 壮；或艾条温和灸，每穴 10～20 分钟，均每日 1 次。

（2）休止期。①艾炷化脓灸：常用穴有心俞、肾俞、气海、间使、足三里、丰隆、三阴交、太溪，每次选取 1～2 穴，各灸 3～5 壮，灸后发灸疮化脓，每月 1 次，可连灸 3～4 次。②灯火灸：轻症灼灸百会、会阴、崇骨；重症灼灸百会、神庭、太阳、印堂、哑门、大椎、身柱、神道、筋缩、脊中、命门、长强、曲泽、委中、至阴。每次取 3～5 穴，各灼灸 1 燋，每周 1 次。③隔定痫糊灸：取马钱子、胆星、僵蚕、明矾各等份，共研细末，另取青艾叶、生姜各适量和药末共捣成糊状。分别放置于神阙、会阴穴上，再安放艾炷，点燃各灸 2~12 壮，每日 1 次。此外，亦可采用阳燧定灸。

13.中药外敷治疗癫痫

取芫花 100g，胆星 200g，明雄黄 12g，白胡椒 10g；或丹参粉、磁石粉各 1g，苯妥英钠 0.25g，冰片少许，共研细末，取药末填满脐窝，胶布固定，5~7 日更换 1 次。

四、辅助治疗

避免情绪激动和摔倒及外伤。

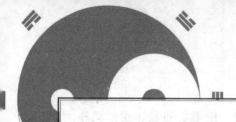

第二章 外科疾病

第一节 急性乳腺炎

急性乳腺炎是指乳腺的急性化脓性感染。本病以哺乳期发病率为最高，约占产妇的1%，一般好发于产后3～4周的初产妇。

现代医学认为本病大多属金黄色葡萄球菌感染，链球菌感染较少见。其感染途径有：细菌自乳头破损或皲裂处侵入，沿淋巴管道进入到腺叶间和腺小叶间的脂肪、纤维组织，引起脓性蜂窝组织炎；细菌直接由乳管侵入腺小叶，停留在滞积的乳汁中，继而扩散至腺实质。后者多见于缺乏哺乳经验的初产妇，哺乳时经常不让乳汁吸尽，致使乳汁滞积在腺小叶中，从而有利于入侵的细菌生长、繁殖。所以，乳汁的滞积常可促使本病的发生。

一、临床表现

起病早期，患者有畏寒发热，乳房肿胀、伴有搏动性疼痛，炎症部位变硬，皮肤发红，有压痛。炎症继续发展，局部红、肿、热、痛等症状日趋严重，全身症状如寒战高热也较前严重，同侧腋窝淋巴结肿大、疼痛。

二、诊断要点

1.有典型的乳房炎症表现。
2.白细胞及中性白细胞计数明显升高。

3.局部穿刺，可抽出脓液。

4.B超或木巴检查可见间质阴影增生扭曲，皮肤肿胀增厚，血运显著增加，与炎性癌症的X线所见相似，需注意鉴别。

三、治疗方法

（一）辨证分型体针法

1.肝气郁结。

【症状】乳房局部肿胀触痛，皮肤微红或不红，肿块或有或无，乳汁排泄不畅，伴胸闷胁痛，呕逆，纳呆。苔薄脉弦。

【治则】疏肝解郁，通络散结。

【处方】取患侧期门、肩井、天池、内关、太冲。

【加减】若乳房局部肿胀触痛甚者，加章门；烦躁易怒者，加阳陵泉。

【操作法】用平补平泻。期门向乳房斜刺；天池直刺0.5寸；肩井、内关、太冲直刺0.5寸，留针30分钟，每日1次。

2.胃热蕴结。

【症状】乳房肿胀触痛，皮色无变化或微红，乳房结块或有或无，乳汁排泄不畅，伴恶寒发热，烦渴，或大便秘结。舌质红，苔薄黄，脉数或滑数。

【治则】清胃泻热，通络散结。

【处方】取患侧膺窗，足三里，膻中，温溜。

【加减】乳房胀甚加下巨虚、少泽；恶寒发热，加合谷、风池；便秘加天枢。

【操作法】用泻法。膻中向患侧乳根横刺2.5～3寸；膺窗直刺；下巨虚、温溜针尖向躯干放向斜刺。留针30分钟，每日1次。

3.毒盛酿脓。

【症状】乳房部肿块增大，焮红疼痛，伴高热寒战，烦渴，若发热不退，持续跳痛，肿块中央渐软，有波动感，是为脓熟。舌红苔黄腻，脉弦滑数。

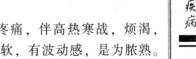

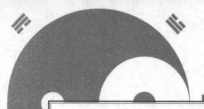

【治则】清热解毒，通乳透脓。

【处方】肩贞，天宗，乳根，曲池，少泽。

【加减】高热寒战甚者，加外关。

【操作法】肩贞、天宗直刺 2 寸左右，用提插泻法，得气后留针。乳根、曲池直刺，用泻法。留针 30 分钟，起针后用艾条灸之，每次 10 分钟，每日 1～2 次。少泽点刺出血。

（二）综合疗法

1.耳针方法

【处方1】乳腺，内分泌，肾上腺，胸。

【处方2】胸、肝、胃、乳腺、神门、脑垂体、内分泌、皮质下，用泻法，强刺激，留针 30 分钟，每 5～10 分钟运针 1 次，每日 1 次。

2.实用验方

（1）食醋热敷治疗乳痈 104 例。方法：取食醋 100ml，加水 50～100ml 混匀加热后，以小方巾浸热醋拧至半干，趁热敷于患乳肿块上(以不烫为度)，并用热水袋保温，每小时用吸奶器吸出积乳 1 次。结果：治疗 5～12 小时全部痊愈，其中 18 例因高热加用抗生素配合治疗(《中医杂志》，1996，3，136)。

（2）消肿膏。含生川乌、生草乌、黄药子、乳香、没药、樟脑、桃仁、大黄、白芷、当归、桂枝、蜈蚣、全蝎、黄丹、麝香、冰片，外贴患处，1～2 日换药 1 次，治疗乳痈 154 例，结果：痊愈 88 例，好转 47 例，总有效率 87.66%，平均治愈时间 5～6 日 (《湖北中医杂志》，1987，3，52)。

（3）砂仁末适量与糯米饭拌匀，搓成花生米大小，用纱布包裹，交叉塞鼻，12 小时换药 1 次，发热重者加服清热解毒药，治疗急性乳腺炎 50 例，用药平均 6 日，结果全部治愈 (《江苏中医杂志》，1987，11，10)。

（4）针刺肩井、内关，快速捻转，用泻法，留针 15 分钟，其间运针 3 次。同时按摩患乳，每日 1 次，治疗急性乳腺炎 60

例，经 1~7 日治疗，结果全部治愈（《非药物疗法万家论治精要》，1995，95）。

（5）按摩治疗急性乳腺炎 248 例。方法：先按摩内关 5 分钟，同时按揉天宗 2~3 分钟，每日 1 次，结果全部治愈（《非药物疗法万家论治精要》，1995，156）。

（6）反复拍打上臂中段到胸锁乳突肌部位 30 分钟，慢性乳腺炎 58 例，结果：痊愈 56 例，显效 2 例（《非药物疗法万家论治精要》，1995，386）。

（7）点穴拔罐治疗急性乳腺炎 28 例。方法：先用三棱针点刺患乳背部对应点，然后闪火拔罐 15 分钟，同时点按内关、乳炎灵穴（足三里直下 1.5 寸），每日 1 次。结果：痊愈 23 例，好转 4 例，总有效率 96%（《中国特色医疗大全》，1996，276）。

（8）乳痈散加减。麻黄、连翘、甘草各 20~25g，热盛加蒲公英、紫地丁、野菊花、银花；偏寒者加鹿角霜、当归；乳汁不通或排脓不畅者加王不留行，水煎取药液 800ml，于 2 小时内分数次服完，每日 1 剂。治疗乳腺炎 120 例，并用吸奶器吸出积滞乳汁，结果均获痊愈（《中国特色医疗大全》，1996，277）。

3.体针治疗急性乳腺炎

主穴取肩井、天宗、膺窗、乳根、内关、温溜、足三里。乳汁壅胀加膻中、少泽；发热头痛加风池、曲池、合谷，肝郁加期门、阳陵泉、足临泣、太冲；胃热加梁丘、行间、内庭。胸穴取患侧穴，四肢取双侧穴，用泻法，强刺激，留针 30~60 分钟，其间运针 1~2 次，每日 1~2 次，6 次为 1 个疗程。临床报道，针刺肩井治疗急性乳腺炎 393 例，痊愈 390 例（1~3 日痊愈 322 例）。

4.电针治疗急性乳腺炎

乳痈初起未化脓时，取肩贞、天宗，接通电针治疗仪，选用疏密波，频率 400~800 次/分钟，针感先从中等刺激开始，逐渐增大到患者最大耐受量为度，每次 30 分钟，每日 1 次，6 次为 1 个疗程。

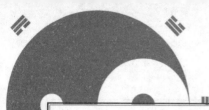

5.水针治疗急性乳腺炎

取气户、乳根穴，分别注入维生素 B_1 100mg/2ml 加维生素 B_6 50mg/2ml 混合液 1ml，每日 1 次，5 次为 1 个疗程。

6.火针治疗急性乳腺炎

乳痈成脓后可用三棱针在酒精灯上烧红或用电火针，在局麻后速刺入脓腔低位处，缓慢稍加转动后退出，轻按患处，以排尽脓液，每日换药至伤口愈合。

7.梅花针治疗急性乳腺炎

用梅花针叩刺背部 1~6 胸椎、肩胛区至腰骶关节两侧及患侧下颌部、侧颈、患乳四周，叩至皮肤潮红为度，每日 1 次。

8.激光照射治疗急性乳腺炎

用氦——氖激光分别照射肩井、膻中、乳根、内关、少泽、足三里、阿是穴各 5 分钟，每日 1~2 次，6 次为 1 个疗程。

9.刮痧治疗急性乳腺炎

先刮肩井、天宗；再点揉天突、膻中；然后刮足三里，2~3 日 1 次。

10.挑治治疗急性乳腺炎

在背部肩胛区及脊柱两侧寻找不退色的浅红色瘀血点或膏肓穴，局部消毒后进行挑治，挤血少许。

11.拔火罐治疗急性乳腺炎

在背部风门至肝俞两侧及内关、足三里、三阴交拔火罐 15~20 分钟，或先点刺肩井、背部 5~7 胸椎两侧红色丘疹反应点、患乳背部对应点等穴后，拔火罐 15~20 分钟，每日 1 次。亦可点刺乳根穴拔罐放血 3~5ml。

12.吸引治疗急性乳腺炎

乳痈初起，用吸乳器、拔火罐或口吸法，将乳房中积滞乳汁吸出，每日 2~3 次。

13.艾灸治疗急性乳腺炎

乳痈初起未化脓时，取肩井、膻中、膺窗、天宗、乳根或患乳邻近经穴 2~4 穴，选用艾炷隔姜（或蒜泥、豆豉饼）各灸 5~7 壮，或艾条温和灸，亦可先用葱白或大蒜捣烂后铺穴位上，再施熏灸，每日 1~2 次。此外，还可以选用温盒灸、温针灸；溃后久不收口，可在疮口上隔附子饼灸 3~7 壮，每日 1 次。据报道，艾灸膻中治疗急性乳腺炎 47 例，痊愈 43 例。

14.药熨治疗乳腺炎

乳痈初起，取葱白适量，切碎炒热，用布包趁热熨患处。或将大蒜捣烂，加麝香（或冰片代）少许，调匀铺于患部，覆以厚布，用熨斗熨烫至汗出为度。每日 1 次。

15.热敷治疗急性乳腺炎

乳痈初起，取白蔹 200g，捣烂加蜂蜜少许炒热，或蒲公英、连翘各 60g，乳香 30g，共研细末，用热醋调，趁热敷患处。亦可取仙人掌（去刺）1 块，对半剖开，煨热后以剖面直接敷患处，每日 1~2 次。

16.药物外敷治疗急性乳腺炎

（1）乳痈初起未化脓时，取大黄、芒硝各等份，共研细末，加凡士林少许，用开水调摊于纱布上；或大黄、黄芩、黄柏各 30g，黄连 10g，共研细末，以陈醋或蜂蜜调；或蒲公英、紫地丁、芙蓉叶、银花等鲜品 50g，共捣烂。任选 1 方敷贴患处，每日更换 1 次。

（2）乳痈溃后久不收口，取五倍子、黄蜂窝各 25g，桑木炭、乌梅炭、熟石膏各 6g，轻粉 1.2g，共研细末，以香油调敷患处，每日换药 1 次。

17.药蒸汽薰蒸治疗急性乳腺炎

乳痈早期，取葱白（切碎）500g，蒲公英 60g，猪牙皂 15g，置有喷嘴的熏蒸器内，加水煮沸，以蒸气熏蒸患部，或水煎后将药液倒入小口杯内，以杯口对准患部熏蒸，每日 1~2 次。

18.药物塞鼻治疗急性乳腺炎

乳痈早期可选用芫花根、益母草、紫地丁等鲜草药之一搓揉

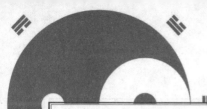

成条状，或公丁香末、八角茴香末少许，用棉花包裹，交叉塞鼻，6小时更换1次。

19.药物胸罩治疗急性乳腺炎

乳痈初起，取夏枯草、紫地丁、蒲公英、野菊花、过路黄、银花、香附、大黄、芒硝各等份，制成胸罩佩带。

20.按摩治疗急性乳腺炎

乳痈初起，用5指从乳房基底部顺乳管走向向乳头部缓慢轻揉按摩患乳，以使乳腺管通畅，排尽积乳，重点按摩患处乳腺小叶，每次5~10分钟，每日1~2次。据报道，用本法治疗乳痈106例，治愈104例，占98%。

21.梳乳治疗急性乳腺炎

乳痈初起，可用木梳背烤热，轻轻按压患处，向外梳理，每日3次，或取赤芍20g，夏枯草、蒲公英各30g，水煎取药液趁热熏洗患处后，再用木梳在患乳轻轻梳理15分钟，每日1~2次。

22.气功指针治疗急性乳腺炎

乳痈初起，可在肩井、膻中、神阙、气海、关元、太渊、鱼际、少泽等穴施气功指针，每日1次。

四、辅助治疗

1.若全身中毒症状严重，白细胞计数明显增高者，应配合药物治疗。

2.可采用按摩疗法，先在患侧乳房涂少许润滑油，以扩张乳头部的输乳管。此法适用于乳痈初起，局部肿痛，乳汁分泌不畅，郁乳明显者。

第二节　急性阑尾炎

急性阑尾炎是由于阑尾梗阻继发感染而成，是最常见的外科急腹症之一。其临床表现以发热恶寒，少腹肿痞，疼痛拘急为特征。

现代医学认为本病主要与它本身的解剖特点和细菌的侵入有关。阑尾的管腔狭小，如粪石、寄生虫等均可造成阑尾腔的梗阻，引起局部组织缺血和坏死，有利于细菌侵入，发展成为急性化脓性炎症。

另外，阑尾炎的发生与神经系统活动也有一定的关系，阑尾肌肉的反射性痉挛可以使原已存在的部分阑尾腔梗阻变为完全性梗阻；而阑尾血管的反射性痉挛，可以影响正常的阑尾血运，而易引起细菌感染。

一、临床表现

腹痛是急性阑尾炎最常见、且最显著的症状。且可出现不同程度的厌食，多数病人在腹痛后尚可见到恶心或呕吐，且仅呕吐1～2次。并伴有便秘或腹泻。麦氏点压痛阳性。

二、诊断要点

有典型的转移性腹痛史；右下腹（麦氏点或阑尾点）轻度或中度局限性压痛，或有轻度或中度反跳痛，腹肌紧张，有的体温升高，白细胞增高。

第二章　外科疾病

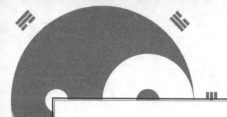

三、治疗方法

（一）辨证分型体针法

1.瘀滞证。

【症状】本病初起，腹痛阵作，按之加剧，腹皮微急，脘腹胀闷，嗳气纳呆，恶心欲吐，大便正常或秘结，微感发热恶寒，舌质暗红或有紫气、舌苔薄白或薄黄，脉弦紧。

【治则】通里攻下，行气祛瘀。

【处方】阑尾穴，右大横，阿是穴。

【加减】痛甚，加天枢；恶寒发热，加合谷、曲池。

【操作法】用泻法。阿是穴直刺 1.5～2.5 寸，得气后以胶布固定针柄留针 12～24 小时。每日 2 次。大横向下斜刺 2～3 寸左右，使针感向下传导到病灶局部。阑尾穴、天枢、合谷、曲池得气后，留针 30 分钟。每日 2 次。

2.蕴热证。

【症状】腹痛较瘀滞证剧烈，且持续不止，腹皮绷急，拒按，右少腹或可扪及包块，壮热，自汗，大便秘结，小便短赤。舌质红、舌苔黄糙，脉弦数或滑数。

【治则】通里攻下，清热利湿，辅以行气活血。

【处方】大肠俞，足三里，右腹结，右痞根，曲池，阴陵泉。

【加减】恶心呕吐，加内关；便秘，加天枢。

【操作法】用泻法。腹结向病灶斜刺 2 寸左右，勿刺过深。留针 30 分钟。每日 2～3 次。

3.气滞血瘀。

【症状】腹痛隐隐，按之痛甚，脘腹胀满，泛酸。舌质正常或有紫气，脉细涩。

【治则】通调气机，活血化瘀。

【处方】上巨虚，血海，阿是穴，天枢。

针灸综合疗法

【加减】脘腹胀满甚者，加中脘。

【操作法】用泻法。其中天枢的针刺要求参见瘀滞证。留针30分钟。每日1次。阿是穴温和灸30分钟或艾炷灸5~7壮。

(二) 综合疗法

1.耳针方法

【处方1】阑尾，交感，神门。

【处方2】阑尾、交感、神门、肺、大肠、内分泌、耳迷根。每次选4~6穴，捻转强刺激，留针2~4小时，间歇运针，每日1~2次。

2.体针治疗急性阑尾炎

常用穴有足三里、阑尾穴、上巨虚、曲池。发热加大椎、合谷、内庭；腹痛加天枢、气海；恶心呕吐加上脘、内关，用泻法，留针30~60分钟，间歇运针，或强刺激，不留针，每日2~4次。据报道，针刺治疗本病750例，治愈735例。

3.耳针治疗急性阑尾炎

常用穴有阑尾、交感、神门、肺、大肠、内分泌、耳迷根。每次选4~6穴，捻转强刺激，留针2~4小时，间歇运针，每日1~2次。

4.鼻针治疗急性阑尾炎

针刺鼻穴阑尾、小肠、大肠等穴，针刺小肠穴得气后，针尖向大肠透刺，每日1次。

5.穴位电极治疗急性阑尾炎

采用导平治疗仪，正极置阑尾穴、足三里上，负极置右下腹压痛点（麦氏点）、天枢，频率选用1~3赫兹，刺激量调至患者最大耐受量，并逐渐增大，通电60分钟，每日2~3次，随症状减轻而减少次数，可治疗1~5日。

6.水针治疗急性阑尾炎

取右下腹压痛点、阑尾穴，每穴注入10%葡萄糖液5~10ml，每日1次。据报道，水针治疗本病80例，痊愈74例。

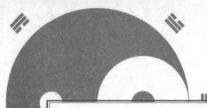

7.激光照射治疗急性阑尾炎

选用氦——氖激光直接照射阿是穴（麦氏点）、腹结、府舍、阑尾穴，每次20分钟，每日1次。

9.实用验方

（1）新红片。含红藤、蒲公英、大黄、厚朴，治疗各型急性阑尾炎45例。服药方法：急性单纯性阑尾炎、化脓性阑尾炎早期，每次5片（如服后大便每日超过5次，剂量减半），每日3次；阑尾炎合并局限性腹膜炎及阑尾周围脓肿，每次5片，每日3～4次，同时选用黄连素注射液30ml，加入5%葡萄糖液中静滴，结果有效者42例（《急腹症方药新解》，1981，227）。

（2）复方大承气汤。红藤、败酱草、白花蛇舌草各30克，丹参、虎杖各25g，生大黄（后下）15～30g，桃仁12g，厚朴、枳壳各10g，水煎服，每日1次，同时口服灭滴灵0.4g，维生素B$_6$20mg，均每日3次。治疗化脓性阑尾炎150例，服药1周，结果痊愈147例（《新中医》，1985，11，22）。

（3）阑尾丸。含蒲公英90g，皂角刺、大黄、厚朴各15g，为一日量，内服，结合消炎散1号（含大黄、白芷、三棱、莪术、乳香、没药）或2号，含姜黄、栀子、连翘、桃仁、乳香、没药，外敷，治疗急性阑尾炎320例。结果：痊愈235例，显效81例，总有效率98.75%（《中西医结合杂志》，1988，4，245）。

（4）金蒲汤。银花、红藤、木香、蒲公英、冬瓜子、生大黄，水煎服，每日1剂，同时外敷宗氏消炎镇痛膏、芙蓉花软膏各等份混合药膏，治疗急性阑尾炎25例，均获痊愈（《江西中医药》，1988，2，297）。

10.药物外敷治疗急性阑尾炎

取木芙蓉叶、大黄各50g，黄连、黄芩、黄柏、泽兰各42g，冰片1g，共研细末，用黄酒调成糊状；或木芙蓉叶、败酱草、黄柏各60g，穿山甲45g，大黄、半夏、川乌、黄芩、南星、姜黄、浙贝母、猪牙皂各30g，白芷15g，共研细末，用凡士林或蜂蜜调成膏状。任选1种外敷患处，包扎固定，每日换药1次。

11.中药离子导入治疗阑尾周围脓肿

选用活血清热剂，水煎取药液浸湿纱布垫后，置包块表面皮肤上，用药物离子导入机治疗，每日1次。

12.灌肠治疗急性阑尾炎

可选用大黄牡丹汤等清热解毒剂，水煎取药液200ml，保留灌肠，每日1次。

13.足部反射区推拿治疗急性阑尾炎

取盲肠（阑尾）、淋巴（上身、腹部），每日推拿1~2次。

14.气功指针治疗急性阑尾炎

常用穴有天冲、天枢、曲池、足三里、上巨虚、三阴交、内庭、行间等，每日行气功指针1~2次。

四、辅助治疗

1.对于急性单纯性、轻型化脓性阑尾炎和阑尾周围脓肿，给予流质或半流质饮食；而并发腹膜炎者应予流质饮食，症情严重者当禁食。

2.高热、呕吐频繁，禁食者多有水、电解质平衡失调现象，应及时应用输液疗法补充或纠正。

3.当患者并发弥漫性腹膜炎伴肠麻痹时，应予胃肠减压，减轻腹胀。

4.除急性单纯性、轻型化脓性阑尾炎外，其他各型阑尾炎均应使用抗生素，服用中药，若出现感染性休克时，应中西医结合抢救。

第二章 外科疾病

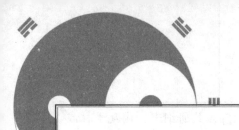

第三节 胆 石 症

胆石症是一种常见的急腹症。包括胆囊结石、胆总管结石、肝内胆管结石等疾病。临床表现以上腹疼痛为主，伴见寒战高热，黄疸，恶心呕吐，厌食油腻，甚则出现谵妄，昏迷以及中毒性休克。

现代医学认为，胆液中的胆盐、卵磷脂与胆固醇保持一定比例，则胆固醇不会沉淀吸出，若三者所处的平衡状态被打破，则胆固醇的沉淀吸出聚合成胆结石。临床上，肝功能损害、胆囊管梗阻、胆囊炎症、以及妊娠后期均为促使胆固醇析出的原因。

一、临床表现

急性发作时胆囊区有剧烈疼痛、压痛、反跳痛和腹肌紧张。发病时间多在饱餐后的晚上或半夜。有时疼痛向右肩部放射。

有的患者常在进油腻食物后，或神经高度紧张时，引起炎症发作，表现为上腹闷胀或右上腹不适，食欲欠佳，胃脘有灼热感，或嗳气、打嗝等消化不良症状。

二、诊断要点

1.长期反复发作的右上腹部疼痛与饮食或情绪有关，其痛多向右肩背部放射。有的出现高热寒战，多伴有恶心呕吐等消化道症状，少数病人可出现黄疸。

2.右上腹压痛及反跳痛，墨菲氏征阳性。

3.实验室检查：白细胞计数可升到 1 万～2 万 /mm³，中性粒细胞增高。

4.B 超检查有胆石征。

三、治疗方法

（一）辨证分型体针法

1.肝郁气滞

【症状】右上腹间歇性绞痛和闷痛，拒按，有时可向右肩背部放射，伴口苦，纳呆，或恶心呕吐，或伴低热。舌苔薄白或微黄，脉弦细或弦紧。

【治则】疏肝利胆，理气止痛。

【处方】胆俞，阳陵泉，太冲，中脘。

【加减】恶心呕吐，加内关。

【操作法】胆俞、阳陵泉、太冲用泻法，中脘平补平泻，留针30分钟。若绞痛发作，胆俞、阳陵泉用强刺激，留针直至疼痛缓解。

2.肝胆湿热

【症状】起病急剧，右上腹持续胀痛，拒按，疼痛可牵掣肩背，伴呕吐，口苦咽干，不思饮食，发热或寒热往来，身黄似橘，小便黄浊，大便秘结，在右上腹可扪及包块。舌红，苔黄腻，脉弦滑或弦数。

【治则】清热利湿，理气通下。

【处方】胆俞，日月，胆囊穴，阴陵泉，曲池，行间。

【加减】高热，加大椎、合谷；便秘，加支沟；黄疸重者，加至阳。

【操作法】上述穴位均用泻法，留针30分钟，每日2次。

3.热毒蕴结

【症状】起病急剧，上腹部剧痛，寒战高热，烦渴，呕恶，目身发黄，腹部胀满，里热便结，脘腹弦急硬满，压痛拒按，可扪及肿大之肝胆。舌红绛、苔黄腻或黄糙，脉弦数或洪大数。

【治则】清热解毒，通腹泻热。

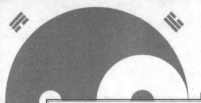

【处方】曲池，阳陵泉，膈俞，期门，日月，足三里，内庭。

【加减】若见面色苍白、汗出肢冷、血压下降、脉细数者，加涌泉、人中、十宣、百会。

【操作法】曲池、阳陵泉、膈俞、期门、日月、足三里、内庭等均用泻法，腹背部穴位宜浅刺，因病人高热烦躁，或处于昏迷状态，若深刺易损伤内脏；四肢部的穴位可深刺，以加大刺激量。间歇留针 40～60 分钟，每日 2～3 次。若病人出现感染性休克，可用强刺激手法泻涌泉、人中、十宣点刺放血；百会针用补法或艾灸，以病情缓解为度。

4.气滞血瘀

【症状】右上腹或胃脘不适或隐痛，痛连肩背，或痛有定处，通入针刺或刀割，打呃，嗳气频繁。舌质紫黯、苔多薄白、脉弦或细涩。

【治则】疏肝理气，活血化瘀。

【处方】期门，日月，太冲，足三里。

【加减】呃逆嗳气，加内关、中脘。

【操作法】期门、日月用平补平泻法；太冲、足三里用泻法，留针 30 分钟，每日 1 次。重症 2 次。

(二) 综合疗法

1.耳针方法

【处方 1】胰，肝胆，交感，神门，十二指肠。

【处方 2】胆、胆囊、胆管、交感、神门、三焦、肝、胰胆、十二指肠，每次选 4～6 穴，强刺激，留针 30 分钟，间歇运针，每日 2～3 次，或在右耳肝、胆囊穴行皮内埋针 1～2 日。临床报道，耳穴电针治疗胆石症 500 例，排石率 90.6%。

【处方 3】主穴：胰胆、肝、胃、肾上腺；配穴：枕、交感、三焦、内分泌、皮质下。有疼痛者加肺、耳中、神门。每次取主、配穴 4～6 穴，单耳贴压王不留行籽，每日自行按压 3～5 次，隔日 1 次，两耳交替使用，10 次为 1 个疗程。临床报道，

针灸综合疗法

采用本法治疗胆结石 500 例，总有效率 97.2%。

2.小针刀治疗胆囊结石 62 例

方法：在胆俞穴施小针刀治疗，同时在双侧内关穴注射维生素 B_{12} 注射液、维生素 B_1 注射液、2%利多卡因注射液各 2ml 及氟美松 4mg、庆大霉素 4 万单位，5 日 1 次。结果：1 次治愈 5 例，2 次治愈 12 例，3 次治愈 27 例，4 次治愈 17 例，好转 1 例，总有效率为 100%（《当代中医外治精要》，1996，396）。

3.磁疗配合耳穴贴压王不留行籽治疗胆石症 161 例

先将磁疗机的磁头放在体穴期门（右）穴上通电治疗 30 分钟，每周 3 次，10 次为 1 个疗程；再在单侧耳穴胰、胆、肝、脾、胃、神门、交感、三焦、十二指肠等穴贴压王不留行籽，每日自行按压数次，隔日更换贴压，两耳交替使用，并于每晚睡前按摩右上腹。在治疗时适当配合进脂肪餐，结果：痊愈 18 例，好转 131 例，排石率达 92.55%（《当代中医外治精要》，1996，407）。

4.体针治疗胆石症

常用穴位取肝俞、胆俞、日月、期门、中脘、阳陵泉、丘墟、阿是穴。肝气郁滞加内关、支沟、公孙；肝胆湿热加曲池、外关、阴陵泉；热毒蕴结加大椎、关元、水沟、十宣；恶心呕吐加内关、太冲；疼痛剧烈加合谷；肝内胆管结石加太冲。用强刺激手法，留针 30 分钟，反复运针，或采用电针 20 分钟，发作期每日 1~2 次，缓解期隔日 1 次。临床报道，针刺治疗胆石症 522 例，排石率 78.4%。

5.穴位电极刺激治疗胆石症

（1）将包有盐水纱布的铝制电极放置在右侧期门、日月及阳纲、胆俞等穴区上，电针 60 分钟，每日 1 次，10 次为 1 个疗程。

（2）应用导平治疗仪，负极置于阿是穴、胆俞、中脘，正极置于阳陵泉、足三里，频率选用 1~2 赫兹，中强度刺激量，通电 30 分钟，10 次为 1 个疗程。

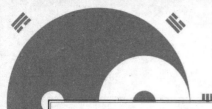

6.水针治疗胆石症

常用穴取胆俞、中脘、足三里、胆囊穴，每次选 1 对穴位，每穴针刺得气后注入当归（或红花）液 0.5ml，或葡萄糖液 10ml，每日 1 次。

7.穴位封闭治疗胆石症

胆绞痛发作时，取胆囊穴、太冲，分别注入 0.5% ~ 1.0% 普鲁卡因液 1ml，或硫酸阿托品 0.2mg，每日 1 次。

8.梅花针治疗胆石症

用梅花针叩刺痛点部位及痛点相对应的背俞穴水平上下 2 个俞穴区域，叩刺后即闪火拔罐 10 分钟，每日 1 次。

9.刮痧治疗胆石症胆绞痛

胆绞痛发作时先刮天宗、胆俞及肩胛部；再刮期门、日月、梁门。缓解期先刮胆俞、日月及上腹部；再刮阳陵泉、胆囊穴、光明、丘墟及小腿外侧，每周 1 次，10 次为 1 个疗程。

10.艾灸治疗胆石症

（1）肝郁气滞者取肝俞、期门、支沟、阳陵泉等穴。

（2）肝胆湿热者取期门、足三里、阴陵泉、阳陵泉。

选用艾炷灸，每穴 3 ~ 5 壮，或艾条温和灸，每穴 5 ~ 10 分钟，每日 1 次，5 次为 1 个疗程。

11.实用验方

（1）全蝎马齿苋汤加减。全蝎 2 只，马齿苋 30g，红藤、鸭跖草各 15g，姜黄、鸡内金各 12g，柴胡、甘松各 9g，水煎服，每日 1 剂。治疗胆石症 43 例，结果：服药 20 剂排石者 22 例，40 剂排石者 18 例，总排石率为 93%（《中医杂志》，1996，11，675）。

（2）肝胆结石片。由牛胆汁浸膏、鸡内金、高良姜、吴萸、香附、枳壳、建曲等组成，共 3g，每日 3 次，治疗胆石症 250 例，连续服药 3 个月。结果：溶石总有效率为 75.2%，其中治愈 81 例，显效 54 例，有效 53 例；改善症状和体征总有效率 93%

针灸综合疗法

（《中医杂志》，1997，3，158）。

（3）清胆化石汤。茵陈25g，蒲公英、金钱草、鹅不食草各20g，郁金、枳实各15g，柴胡、黄芩、延胡、金铃子、鸡内金各10g，大黄（后下）8g，芒硝6g，水煎服，配合耳穴（肝、胆、口、胃、交感、三焦、神门、耳迷根、十二指肠）贴压王不留行籽治疗胆石症87例，结果：痊愈32例，有效51例，总有效率95.4%（《中国特色医疗大全》，1996，121）。

12.药物敷贴治疗胆石症

取葱白50g，莱菔子30g，或香附60g，盐适量，共捣烂炒热，敷贴痛处，每日1次。

13.推拿治疗胆石症

（1）先点按背部压痛点2~3分钟，然后在胆囊穴用点按手法重刺激2~3分钟。

（2）指压背腹穴（双）、剑旁、胸3穴（右）。或指压从腹1、3、6、7穴中选择最敏感的1穴，胸5穴（右），每日1次。

（3）推拿足部反射区肝脏、胆囊、十二指肠、淋巴（上身、下身），每晚1次。

（4）胆绞痛发作时叩捶肝俞、胆俞区，并同时按压已贴压王不留行籽的耳穴。

（5）耳穴按摩，先按压肝、胰、胆、十二指肠、外耳，再捏揉耳背、肝，然后用指甲推皮质下，手法应由缓慢持久有力逐渐转为轻快。如先于耳穴贴压磁珠后再按摩，效果更好。

14.气功治疗胆石症

（1）先练放松功，重点放松腰部、胸胁部，然后练理肝功之摩胸嘘气法、疏肝导气法及摩胸导气法、六字气功之嘘字诀。

（2）采用外气功法，先按揉脾俞、胃俞、肝俞、胆俞后，发气14息，再在上腹部发气28息，然后用平掌式拉颤法在胆俞发气28息，并用拉引法，从肾、胆、胃经向下肢导引经气。

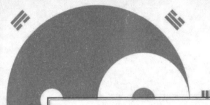

15.综合疗法治疗胆石症

临床报道，采用总攻疗法，治疗胆石症 217 例，临床疗效 91%，排石率 65%，排净率 27%。①先在日月（右）、期门（右）、胆俞（右）、巨阙行疏密波电针 60 分钟，针感强度以患者最大耐受量为度，起针后口服 33%硫酸镁 40ml，每日 1 次。②同时取耳穴肝、胆、口、胃、交感、神门、三焦、耳迷根、十二指肠，贴压王不留行籽后按压 5 分钟，每日自行按压 3~5 次，每次 10~15 分钟，2 日更换 1 次。

15.皮内针治疗胆石症

胆绞痛发作时，取胆俞、阴陵泉、阳陵泉，埋针 1~2 日。

四、辅助治疗

1.急性发作病人属气郁型或湿热型者可给予流质或半流质饮食；湿热型者或脓毒型应禁食，同时应予静脉补液，并纠正酸碱紊乱。

2.湿热型重者或脓毒型出现肠胀气时应予胃肠减压。

3.疼痛剧烈，虽经针刺、电针、水针治疗尚未能控制者应予解痛药物以止痛。

4.感染严重者，适当选用 1~2 种抗生素，胆道梗阻时间较长者应补充维生素 K，以防止出血倾向。

第四节　前列腺炎

前列腺炎是男性泌尿系统常见疾病，分急性和慢性两种。

现代医学认为急性前列腺炎是由细菌感染所致。其反复发作而成为慢性。

针灸综合疗法

一、临床表现

急性期主要为尿频、尿急、尿痛，终末血尿，炎症严重者可引起小便不通而致尿潴留。并有里急后重，腰骶部疼痛和下肢作痛等。前列腺肿大，有明显触痛。患者常可出现高热寒战，全身酸痛，食欲不振，便秘神倦等全身症状。

慢性期轻者一般可无明显症状，较重者主要症状为疼痛，一般不重，为隐痛或抽搐性痛，多在腹股沟，或反射至睾丸与副睾、下腹、会阴及骶骨等处。排尿异常，或排尿时有轻痛，排尿延迟，或尿后余沥不尽，尿道内有痒、热感，或尿未排净的感觉。排尿后或大便用力时，自尿道排出少量白色的前列腺液。可见遗精、早泄，或阳痿不举等，或伴有失眠、心悸不安等症。

二、诊断要点

（一）急性前列腺炎

1.膀胱刺激症状：尿频、尿急、尿痛，及终末血尿、会阴部疼痛，高烧等症状，可以确诊。

2.直肠指诊时，可发现肛门括约肌痉挛，前列腺肿大，并有明触痛。

3.必要时可作尿三杯试验和尿道分泌物细菌培养。

（二）慢性前列腺炎

1.触诊没有明显异常变化。

2.前列腺液检查，脓细胞高倍视野在 10 个以上，或成堆聚集，卵磷脂体一般减少。

三、治疗方法

（一）辨证分型体针法

1.湿热毒邪，流注下焦（急性前列腺炎）。

【症状】患者常可出现寒战高热，全身酸痛，食欲不振，头

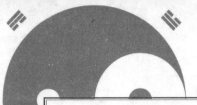

痛，便秘，神倦乏力等全身症状。其由尿路感染而引起的，开始有尿频、尿急、尿痛，及终末血尿等症，会阴部胀坠疼痛，并向腰骶部、前阴部或大腿部放散，大便时直肠内有不适或疼痛感。如已形成脓疡则有波动感，或向后尿道、直肠或会阴部溃穿流脓。舌质红，苔黄腻，脉象滑数。

【治则】清热解毒，利湿导浊。

【处方】中髎，曲骨，阴陵泉，蠡沟，大敦。

【加减】高热加大椎、曲池；血尿加血海；尿路刺激症状重者加水道。

【操作法】中髎要刺入骶后孔，深达3寸左右，使少腹有针感。曲骨沿耻骨上缘深刺2寸，反复提插，使针感传达至前阴部，阴陵泉深刺，蠡沟沿胫骨后缘向上斜刺，均行紧提慢按法。大敦向上斜刺，行捻转法，刺激应较重，大椎、曲池、血海、水道等穴均行提插泻法。总之要求达到清泻邪热之目的。其有形成脓肿者，应作外科处理。

2.寒滞肝脉（慢性前列腺炎）。

【症状】少腹与睾丸隐隐作痛，遇寒则甚，得温则舒，腹寒阴冷，小便色清，有时欠畅，尿后有白色黏液滴出。舌苔白滑，脉沉弦或迟。

【治则】暖肝和脉。

【处方】大敦，曲泉，关元，脐下三角灸。

【加减】腹寒阴冷甚者，加气海灸。

【操作法】针灸并用。大敦用小艾炷直接灸，每次5～7壮，曲泉针向上斜刺，使针感沿大腿向上放散，关元紧按慢提法，针后加灸。脐下三角灸即脐孔向外下方2寸处（与脐形成三角形）左右共两点，用无瘢痕直接灸5～7壮，间日1次。

3.湿热下注（慢性前列腺炎）。

【症状】小便短赤而急迫且有痛感，尿色深黄，甚或出血，口干而苦，外阴湿热，会阴部疼痛，有时遗精，舌质红，苔黄

针灸综合疗法

腻，脉象滑数。

【治则】清利湿热。

【处方】中极，阴陵泉，三阴交，会阴。

【加减】遗精加精宫。

【操作法】中极、阴陵泉均用提插泻法，三阴交用先泻后补法，会阴穴向两侧斜刺，使针感扩散之前阴部，精宫用补法，留针20～30分钟，间日1次。

4.肾阴虚证（慢性前列腺炎）。

【症状】腰脊酸楚，腿软乏力，手足心热，夜间盗汗，头晕目眩，遗精，会阴部隐痛，有时尿道有灼热感，舌质红，苔薄，脉象细数。

【治则】养阴益肾。

【处方】肾俞，关元俞，关元，三阴交，太溪。

【加减】盗汗加阴郄；遗精加精宫；会阴部痛加会阴穴；五心烦热加间使。

【操作法】主方各穴均用慢提紧按的补法，阴郄与精宫针法亦同，间使穴用轻泻法，会阴穴刺法同上。

5.肾阳不足（慢性前列腺炎）。

【症状】面色㿠白，小便频数色清，尿后余沥不尽，腰脊酸楚，遗精、早泄，或阳痿不举等，或伴有失眠、心悸不安等症。舌淡苔白，脉沉细。

【治则】温补肾阳。

【处方】命门，肾俞，关元，太溪，阴谷。

【加减】滑精加归来、曲骨；浮肿加水分、足三里。

【操作法】除用针为补法外，应重用灸法。主方各穴均用慢提紧按的补法，刺激宜轻，出针后均加隔姜灸法，每次5～7壮，遗精阳痿者，归来、曲骨两穴，宜适当深刺，缓慢捻针，使针感扩散之前阴部，浮肿者水分用隔姜灸法，每次3～5壮，足三里用补法，亦加隔姜灸法，每次3～5壮。

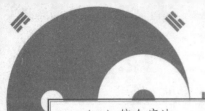

（二）综合疗法

1.耳针方法

【处方1】肾，前列腺，生殖器，尿道，交感。

【处方2】前列腺、脾、肾、尿道、三焦、交感、皮质下、内分泌、膀胱、盆腔。急性期加耳尖（放血）；慢性期加肾上腺；少腹胀痛加腹、神门；腰骶痛加腰骶椎；睾丸痛加外生殖器。每次选取主、配穴4~5穴，急性期强刺激，反复捻针。慢性期湿热壅滞用泻法；气滞血瘀用强刺激；肾阴虚用补法或平补平泻法；肾阳虚用温补法。留针30~60分钟，间歇运针，每日或隔日1次，10次为1个疗程。亦可单耳贴压王不留行籽，每日自行按压数次，两耳交替使用，3~5日更换1次。

2.针刺治疗前列腺炎68例

主穴取秩边、归来、中枢、气海、关元。肾虚加肾俞、志室、气海俞；脾虚加内关、神门、足三里、公孙。手法：针秩边时，采用侧卧屈膝位，用芒针向归来方向直刺5~6寸，使针感放射至尿道，平补平泻，不留针。其余主穴直刺3~4寸，使针感放射向尿道，配穴用常规刺法。结果：痊愈14例，显效25例，好转16例，总有效率80.9%（《中国针灸奇术》，1992，219）。

3.椒辛散（白胡椒1.5g，细辛1g）30g，填纳脐窝中，外用麝香风湿膏贴封，3日更换1次，10次为1个疗程，治疗老年性前列腺炎31例。经1~5个疗程治疗，结果：治愈9例，好转21例，总有效率96.8%（《中国特色医疗大全》，1996，392）。

4.体针治疗前列腺炎

（1）慢性前列腺炎，主穴取气海、关元、太溪（均补）、中极、阴陵泉、三阴交（均泻）、会阴（艾条灸）。实证加三焦俞、委阳；虚证加脾俞、肾俞。采用提插捻转补泻法，隔日1次。10次为1个疗程。据报道，针灸治疗本病47例，总有效率93.62%。

（2）主穴取肾俞、膀胱俞、中极、三阴交。下焦湿热加三焦俞、外关；气滞血瘀加血海、阳陵泉；肾阴亏虚加太溪；脾肾阳虚加脾俞、关元、足三里；急性期加大赫、阴陵泉、蠡沟、行间；慢性期加肝俞、关元、合谷、足三里、太溪。每次选主、配穴 2~4 穴，急性期用泻法，强刺激；慢性期用平补平泻法，中强刺激，留针 20~40 分钟，每日或隔日 1 次，10 次为 1 个疗程。

5.电针治疗前列腺炎

常用穴有肾俞、膀胱俞、气海俞、次髎、水道、中极、阴陵泉、太溪。每次选 1~2 对穴，急性期用泻法，慢性期用平补平泻法，针刺得气后接通电针治疗仪，选疏密波，针感强度以患者能耐受为度，每日或隔日 1 次，10 次为 1 个疗程。

6.水针治疗前列腺炎取大赫、次髎，分别注入当归液或胎盘组织液 0.5~lml，每日 1 次。

7.刺血治疗前列腺炎

取腰俞、阴陵泉，常规消毒后，用三棱针穴位点刺放血少许，隔日 1 次。

8.激光照射治疗前列腺炎

采用 8 毫瓦氦—氖激光照射会阴穴，每次 10 分钟，10 次为 1 个疗程。

9.穴位贴压磁片治疗前列腺炎

主穴取关元、中极、三阴交，配穴取次髎、曲骨、会阴、足三里，每次选 4~6 穴，贴压表面磁场 1000~1500 高斯磁片，贴压 5 日，休息 2 日后更换穴位再贴压，3 个月为 1 个疗程。

10.挑治治疗前列腺炎

在膀胱俞、大肠俞、或在穴区寻找敏感点进行挑治，10 日后可进行第二次。

11.刮痧治疗前列腺炎

先刮肾俞、膀胱俞，点揉气海、中极；继刮阴陵泉、三阴交、太溪，每周 1 次，4 周为 1 个疗程。

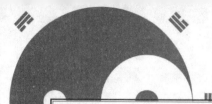

12.药物离子导入治疗前列腺炎

用 3% 大蒜素液或四季青针剂浸湿的纱布衬垫分别置于正负极板，也可置于负极，隔日置于正极交替应用。负极置于耻骨上，正极置于腰骶部八髎穴区，电流强度选用 15~20 毫安，每次治疗 20~25 分钟，每日或隔日 1 次，10 次为 1 个疗程。

13.实用验方

(1) 前炎宁冲剂。含萆薢、小蓟、黄柏、熟地、王不留行、白花蛇舌草等，10~20g，每日 3 次。治疗慢性前列腺炎 100 例，结果：痊愈 56 例，显效 30 例，有效 11 例，总有效率 97%（《中医杂志》，1996，9，554）。

(2) 活血清利法。方药：生地、败酱草、车前草各 30g，丹参、瞿麦、女贞子各 20g，牛膝 15g，莪术、黄柏、王不留行各 10g，水煎服，每日 1 剂，20 日为 1 个疗程，治疗慢性淋球菌性前列腺炎 23 例，服药 3 个疗程。结果：痊愈 14 例，有效 6 例，总有效率 87%（《中医杂志》，1998，9，552）。

(3) 中药液。方药：丹参、桃仁、红花、莪术、没药、败酱草、王不留行各 30g，黄柏、川楝子各 20g，2ml 置 QLX—A 型前列腺治疗仪（北京医科大学产）的正极棒药槽内经直肠离子导入（负极置耻骨联合上方）治疗慢性前列腺炎 80 例，经 6~30 次（平均 11.5 次）治疗，结果：痊愈 36 例，显效 25 例，有效 12 例，总有效率 91.3%（《中医杂志》，1998，5，291）。

14.药物敷脐治疗前列腺炎

(1) 先将麝香末（或冰片代）少许纳入脐孔内，再取胡椒粉适量覆盖其上，包扎固定，7~10 日换药 1 次，10 次为 1 个疗程。

(2) 同泌尿系感染。

15.保留灌肠治疗前列腺炎

取金黄粉 3 份，山茱萸末 1 份，用温水调成稀糊状或加温盐水适量，每晚保留灌肠 30~120 分钟。

针灸综合疗法

16.药栓治疗前列腺炎

取菊花栓 1 枚，插入肛门深处，每日 1~2 次。

17.推拿治疗前列腺炎

先顺时针抚摩少腹部 100~200 次，以气海、关元、中极为重点；再揉捏提拿大腿内侧，由轻到重，使肌肉出现酸胀感；然后搓擦肾俞、命门及八髎穴 3 分钟，使热透深部；最后用双拳沿两侧骶棘肌有节奏地叩背 1~2 分钟，并点按阳陵泉、三阴交各 1 分钟，每日 1 次。

18.气功治疗前列腺炎

可经常练习提肾功、因是子静坐功。此外，尚可选用温（矿）泉浴、热水坐浴、中波或超短波电疗及湿泥等疗法。

四、辅助治疗

1.急性前列腺炎高热与有化脓趋势者，应配合药物治疗。

2.慢性前列腺炎，可作前列腺按摩，每周 1~2 次。有助于把前列腺内炎性物排出，且可增加前列腺的血液循环。但不可用力过猛。

3.温水坐浴，每次 20 分钟，每日 2 次，有助于缓解症状。

第五节 尿 石 症

尿石症是泌尿系统各部位结石病的统称，是泌尿系统的常见病。本病的形成与环境因素、全身性病变和泌尿系统疾病有密切关系。其典型临床表现可见腰腹绞痛，血尿，或伴尿频、尿急、尿痛等泌尿系统梗阻和感染的症状。

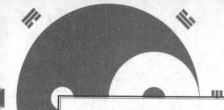

一、临床表现

根据结石所在部位不同，分为肾结石、输尿管结石、膀胱结石和尿道结石。它们的共同症状为血尿、阵发性绞痛及胀痛。

肾结石的症状与结石大小、引起梗塞程度和有无感染有关。有肾区叩击痛。

输尿管结石的症状与肾结石的症状基本相同，以一侧腰痛和镜下血尿为特点。

膀胱结石的主要症状是排尿困难、血尿和排尿疼痛。

尿道结石一旦梗阻尿道，即见尿道疼痛，尿流不畅，甚则尿潴留。

二、诊断要点

1.有典型的绞痛和血尿，以及尿中排石史，是诊断的主要线索，不同部位的结石，疼痛的部位和性质各有不同。

2.体检常有叩击痛，或可扪及包块。

3.结合 X 线拍片、B 超、膀胱镜和实验室检查。

三、治疗方法

（一）辨证分型体针法

1.下焦湿热。

【症状】腰腹疼痛如绞，牵引少腹，连及外阴，小便浑赤，淋漓涩痛，或排尿中断；或尿中带血，夹有砂石；或见寒热口苦，恶心呕吐，或兼大便秘结。苔黄腻，脉弦滑或滑数。

【治则】清热利湿，通淋排石。

【处方】肾俞，京门，阴陵泉，三阴交，委阳。

【加减】上尿路结石加天枢；下尿路结石加水道、中极；血尿加血海；恶心呕吐加内关、中脘；便秘加支沟、天枢。

【操作法】肾俞、京门用补法；腰腹疼痛如绞者，用泻法，强刺激。阴陵泉、三阴交、委阳用泻法。间歇留针30分钟。腰腹疼痛如绞者需待疼痛缓解后再留针15分钟后出针。每日1次。

2.气滞血瘀。

【症状】腰腹隐痛，钝痛；或溺时小便突然中断，或疼痛剧烈，上连腰腹；或腰痛如掣如绞，下引少腹，频频发作，甚则血尿。舌有薄白或有紫气，脉正常或弦紧。

【治则】行气活血，通淋排石。

【处方】肾俞，京门，气海，曲泉，委中。

【加减】血尿加血海。

【操作法】肾俞、京门用补法；腰腹疼痛如绞者，用泻法，强刺激。气海、曲泉、委中用泻法。间歇留针30分钟，每日1次。

3.肾气虚弱。

【症状】腰腹胀痛，腰腿酸重，精神不振，四肢不温，尿频或小便不利，面色㿠白，舌质淡，苔白，脉细数。

【治则】肾阳虚者，温补肾阳，排石通淋；肾阴虚者，滋养肾阴，利水通淋。

【处方】肾俞，膀胱俞，中极，三阴交。

【加减】肾阳虚加命门、关元；肾阴虚加太溪。失眠加神门；盗汗加复溜、阴郄。

【操作法】肾俞、命门、太溪用补法；膀胱俞、中极、三阴交用平补平泻法。间歇留针30分钟，关元艾炷灸5~7壮。每日1次。

（二）综合疗法

1.耳针方法

【处方1】肾，输尿管，膀胱，三焦，肾上腺，交感。

【处方2】肾、膀胱、输尿管、三焦、尿道、外生殖器、肾上腺、内分泌、交感、神门。每次选2~4穴，中强刺激，留针30分钟，每日1次，双耳轮换针刺。亦可两耳同时贴压王不留行

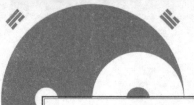

籽，每日自行按压3~4次，3~4日更换1次，5次为1个疗程。

2.实用验方

（1）前炎宁冲剂。萆薢、小蓟、黄柏、熟地、王不留行、白花蛇舌草等10~20g，每日3次。治疗尿路结石100例，结果：痊愈56例，显效30例，有效11例，总有效率97%（《中医杂志》，1996，9，554）。

（2）活血清利法。方药：生地、败酱草、车前草各30g，丹参、瞿麦、女贞子各20g，牛膝15g，莪术、黄柏、王不留行各10g，水煎服，每日1剂，20日为1个疗程，治疗尿路结石23例，服药3个疗程。结果：痊愈14例，有效6例，总有效率87%（《中医杂志》，1998，9，552）。

（3）中药液。方药：丹参、桃仁、红花、莪术、没药、败酱草、王不留行各30g，黄柏、川楝子各20g，2ml置QLX—A型尿路结石治疗仪（北京医科大学产）的正极棒药槽内经直肠离子导入（负极置耻骨联合上方）治疗尿路结石80例，经6~30次（平均11.5次）治疗，结果：痊愈36例，显效25例，有效12例，总有效率91.3%（《中医杂志》，1998，5，291）。

3.小针刀治疗尿路结石123例

方法：先在肾俞、三阴交穴位深部注入通经活络排石液（由2%利多卡因5ml、维生素$B_1$200mg、维生素B_{12}2mg、地塞米松15毫克组成）5~8ml，然后用小针刀与神经、血管走向平行垂直刺入相应深度，弹拨3~5次，出针用创可贴覆盖，每周1次，同时每日服金钱草冲剂。结果治愈为：1次12例、2次38例、3次45例、4次25例，治愈率97.56%（《中国当代外治法精要》，1996，397）。

4.体针治疗尿路结石

（1）主穴取肾俞、京门、中极、膀胱俞。湿热下注配委阳、阴陵泉、蠡沟、三阴交、太冲；气滞血瘀配气海、血海、足三里、行间；脾肾两虚配脾俞、肾俞、关元、足三里、太溪。

（2）主穴取气海、水道、蠡沟、三阴交。肾结石加肾俞、京门、志室、阳陵泉、昆仑；输尿管上段结石加三焦俞、天枢；输尿管下段结石加大肠俞、小肠俞、次髎、中极、水道；膀胱、尿道结石加膀胱俞、中髎、曲骨、曲泉、三阴交、太冲；绞痛发作时加肾俞、内关、合谷、足三里；尿中带血加血海。以上每次均选主配穴 4～6 穴，中强刺激，留针 30 分钟，间歇运针 3～4 次，每日或隔日 1 次，绞痛时每日 2 次，10 次为 1 个疗程。

临床报道，针刺治疗本病 150 例，止痛有效率 100%，排石率 74%。

5.电针治疗尿路结石

主穴取肾俞、膀胱俞、关元、京门、腹结、水道、曲骨、阳交、阳陵泉、三阴交、阿是穴。肾结石加三焦俞；输尿管结石加小肠俞、次髎；尿道结石加水分、太冲。每次选穴 2～3 对，选用断续波或疏密波，频率为 60～100 次/分，强度以患者能耐受为度，每次治疗 30 分钟，每日 1 次，5 次为 1 个疗程。

6.电兴奋治疗尿路结石

先用感应电解除输尿管平滑肌痉挛，再用直流电加强输尿管收缩和舒张，配合气功治疗肾盏结石 42 例，排石率 50%（解放军 169 医院经验）。

7.水针治疗尿路结石

主穴取肾俞、关元、阳陵泉、三阴交，配穴取腹结、大横、中极、足三里、阴陵泉。每次选 2～3 穴，分别注入葡萄糖液 2～8 毫升，每日或隔日 1 次，5 次为 1 个疗程。据武汉第四医院用本法治疗尿路结石 1263 例，痊愈 818 例（64.77%）。

8.拔火罐治疗尿路结石

在肾俞、膀胱俞、关元、水道、中极等穴区闪火拔罐，留罐 15～20 分钟，每日 1 次，15 次为 1 个疗程。

9.刮痧治疗尿路结石

先自上而下刮背腰部膀胱经循行线；再刮双腿委中穴；然后刮胸部灵墟至中府；最后刮双上肢天泉至郄门，均刮至皮肤青紫

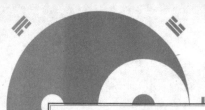

为度。对肾绞痛有良效，且能帮助化石排石（高继侠经验）。

10.饮水治疗尿路结石

（1）患者每天饮水 1500～3000ml，保持每小时尿量在 100ml 以上，亦可在短时间内大量饮水或迅速输液 1500ml，或用 20% 甘露醇（或 25%山梨醇）100ml 静滴。使尿量骤然增多，尿流冲刷结石，使结石下移，小结石随尿流排出。

（2）每日饮磁化水 2000ml 左右，有排石溶石和预防结石复发的作用。据上海华东医院等单位用饮磁化水治疗尿路结石 269 例，总有效率为 50.2%。

11.推拿治疗尿路结石

（1）按摩叩击肾俞、三焦俞、小肠俞、膀胱俞等腰部穴位有通利小便的作用，有助于结石的排出。

（2）指压背部的压痛点，通过经络传导，对肾绞痛有立即止痛的效果，并可促进排石。据报道，用指压治疗尿路结石 15 例，有 8 例排出结石。

（3）用指甲先缓慢揉和持久地推按耳穴肾、膀胱、输尿管、艇角、尿道至生殖器、皮质下、肾上腺，继捏揉神门、交感、尿道有助排石，亦可先贴压磁珠，然后再按压，每日自行按压数次，持续进行。

（4）经常按摩足部反射区肾脏、输尿管、膀胱、肾上腺、心脏、肝脏、淋巴（上身、腹部、胸部），每晚 1 次，持续进行。

12.运动治疗尿路结石

利用运动和重力作用，可促进结石下移，患者可根据个人体质和病情，选择跳绳、单腿跳、爬楼梯、打球、跑步、登山、骑车、坐汽车或拖拉机、坐颠簸椅等适合自己的运动项目，坚持每日运动，运动前大量饮水或服药，使尿量增加，尿流的冲刷作用和输尿管平滑肌的蠕动功能，促使结石下移或排出体外。在运动中，如能掌握运动的频率和颠簸的强度与输尿管蠕动的频率（2～8 次/分）和时程（4 秒钟左右）相

针灸综合疗法

吻合，则疗效更好。

四、辅助治疗

1.尿结石病人宜多饮水，保持每日尿量在 2000ml 左右。其目的在于降低尿内形成结石成分的浓度，减少沉淀的机会，促进小结石的排出，同时也有利于感染的引流。

2.可根据结石的性质调整饮食习惯。如尿酸结石采用低嘌呤饮食，胱氨酸结石采用低蛋氨酸饮食，均有一定防治效果。

3.经常叩击患侧肾区有利于肾盏结石移入肾盂内，应多做一些较为剧烈的运动，如跳绳、跑步、登山以及打球等以跳跃为主的活动可促使结石下移。

第六节　肩关节周围炎

肩关节周围炎是关节囊和关节周围软组织的一种退行性、炎症性疾病，以 50 岁左右者多见，故有"五十肩"之称，女性多于男性。本病具有一侧肩部逐渐出现疼痛和活动受限的临床特点，即早期以疼痛为主，后期以功能障碍为主。

现代医学对肩周炎的病因尚未完全明确，其发病与慢性劳损有关，患者多有外伤史。一般认为此病主要病理系慢性退行性改变，多继发于肱二头肌腱鞘炎、冈上肌腱炎、冈上肌腱破裂或肩峰下滑囊炎，某些患者与感染性病灶或内分泌机能紊乱有关。

一、临床表现

本病早期以疼痛为主，后期以功能障碍为主。

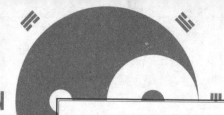

二、诊断要点

1.本病多发于中年以上，大多有外伤或慢性劳损史及肩部受寒史，发病缓慢。

2.根据典型的临床表现，诊断并不困难。

3.体检时，局部压痛点在肩峰下滑囊、肱二头肌腱长头、啄突、冈上肌附着点等处，亦常见局部广泛压痛而无局限性压痛点，肩关节主动、被动上举，后伸、外展、外旋均受限。晚期可呈僵硬状态，并可见肩部肌肉萎缩，尤以三角肌最明显。

4.X线检查可见有广泛性骨质疏松现象。

三、治疗方法

（一）辨证分型体针法

1.经络空虚，风寒外袭。

【症状】肩部漫痛，日轻夜重，举臂及后转时疼痛加重，活动受限，局部畏寒，得温则减，舌脉正常。

【治则】疏风散寒，温经通络。

【处方】肩髃，肩井，肩髎，曲池，外关。

【加减】冈上肌炎加秉风、天髎；肩峰下滑囊炎加臂臑、肩髎；肱二头肌长头腱鞘炎加肩内陵。

【操作法】以上各穴均用平补平泻法，留针20～30分钟，留针时加温针灸，隔日1次。肩内陵针刺时宜先触及疼痛的腱鞘，然后用食指指甲横切固定，针尖垂直刺中腱鞘，刺中时患者有较强的酸麻感觉，并常放射至肱二头肌肌腹部，甚则可达肘部，此时不必提插捻转，可留针加灸。

2.经筋失养，挛缩软短。

【症状】肩痛日久，可见肩部肌肉挛缩或萎缩，尤以三角肌最明显。肩关节主动、被动上举，后伸、外展、外旋均受限，即举臂不及头，后旋不及背，局部畏寒，得温则减，晚期叫呈僵硬状态。舌质淡红或有瘀点，苔薄白，脉细。

【治则】温经活血，强筋壮骨。

【处方】肩髃，肩髎，肩井，秉风，天宗，肩贞，臂臑，肩内陵，曲池，外关以上诸穴，分两组交替轮用。

【加减】肩部肌肉挛缩或萎缩加臑俞。

【操作法】以上各穴均用补法，刺激宜较强，留针 20～30 分钟，留针时加温针灸，隔日 1 次。

(二) 综合疗法

1.耳针方法

【处方 1】肩，肩关节，神门，皮质下。

【处方 2】主穴：肩、肩关节、枕、神门、锁骨。配穴：肝、脾、内分泌、肾上腺，每次选取患侧 2～3 穴，中强刺激，频频捻针，同时嘱患者活动肩关节，每日 1 次，10 次为 1 个疗程。亦可埋针或贴压王不留行籽。据报道，用本法治疗肩周炎 60 例，治愈 31 例，显效 25 例，总有效率 93.33%。

2.实用验方

(1) 推拿治疗肩周炎 40 例。方法：先点按肩髎、肩髃、肩贞、臂臑、曲池、手三里、合谷等穴；继捏拿肩井；再用搓、摇、提、抖等手法在患肩部治疗。每种手法持续 3～5 分钟，每日或隔日 1 次，结果：痊愈 24 例，显效 9 例，有效 7 例，总有效率 100%（《中国特色医疗大全》，1996，215）。

(2) 火针治疗肩周炎 50 例。取患肩敏感点（在肱二头肌上方及三角肌前缘部，一般有 3～6 个敏感点）3～5 点，用 2 寸火针点刺，深 1 寸左右，速刺疾出，不留针。每周 1 次，治疗 3～8 次（平均 4 次）后，全部病例疼痛消失，肩功能恢复正常（《中国特色医疗大全》，1996，213）。

(3) 温针灸治疗肩周炎 50 例。取患侧肩髎、肩髃、臂臑、天宗、曲池，健侧条口透承山。针刺得气后，每穴灸 1 壮，每日

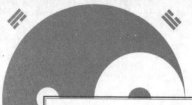

1次，10次为1个疗程。治疗2~4个疗程后，结果：痊愈29例，显效19例，总有效率96%（《非药物疗法万家论治精要》，1996，182）。

（4）中药离子导入治疗肩周炎137例。取当归、熟地、延胡、秦艽、木瓜、红花各30g，水煎取浓液300ml。用药液将8层纱布浸湿后置于双肩部，把直流电离子治疗仪的电极板插入布袋内，接通电源，电流强度为15~20毫安，每次治疗30分钟。每日1次，10次为1个疗程，结果：总有效率97%（《当代中医外治精要》，1996，413）。

3.体针治疗肩周炎

主穴：肩髃、肩髎、肩贞、压痛点、肩内陵、天宗、巨骨、后溪、绝骨、条口。配穴：曲池、三溪、合谷、阳池。风盛加风池、风门、太冲；寒盛加足三里；湿盛加脾俞、丰隆、阴陵泉。每次选取4~6穴，施提插捻转泻法，风寒者可加艾灸、温针，在针刺远端单穴时，嘱患者缓慢活动肩关节，逐渐增加运动频率和范围，留针20~30分钟，每日或隔日1次，10次为1个疗程。据报道，用辨经施治，针刺加电针治疗肩周炎456例，痊愈401例，总有效率99.1%。

4.头针治疗肩周炎

针刺头穴患肩对侧运动区中2/5，感觉区中2/5，每次持续快速捻针2~3分钟，留针5~10分钟，反复捻针2~3次，或以电针代替手法。每日或隔日1次，10次为1个疗程。

5.眼针治疗肩周炎

每日针眼穴上焦区1次，不提插捻针，不留针，10次为1个疗程。

6.面针治疗肩周炎

针面穴肩点、臂点，施捻转手法，留针10~30分钟，间断运针2~3次，每日或隔日1次，10次为1个疗程。亦可埋针。

7.腕踝针治疗肩周炎

针患侧腕上4、踝上5，留针30~60分钟，每日1次，10

针灸综合疗法

次为 1 个疗程。

8.电针治疗肩周炎

主穴：肩髃、肩髎、肩贞、压痛点、肩内陵、天宗、巨骨、后溪、绝骨、条口。配穴：曲池、三溟、合谷、阳池。风盛加风池、风门、太冲；寒盛加足三里；湿盛加脾俞、丰隆、阴陵泉。每次选取 2 穴，诸穴轮换使用，针刺得气后，接通电针仪，选疏密波；或采用声电针，选音乐节奏较强的乐曲，针感以患者最大耐受度为宜，留针 20～30 分钟。亦可采用微波针，针感调至患者感觉温热舒适为度，留针 15～20 分钟，以上均每日或隔日 1 次，10 次为 1 个疗程。

9.水针治疗肩周炎

在患肩压痛最明显点注入复方当归或丹皮酚注射液 2～4ml。注药后可能疼痛加剧，经 1～2 日后逐渐减轻。

10.火针治疗肩周炎

常用穴有压痛点、条口，常规消毒后，用中号火针每穴点刺 3 针，速进疾出，隔 2 日 1 次。

12.刺络拔罐治疗肩周炎

先用梅花针在患肩局部叩刺至皮肤潮红微出血后，再闪火拔罐 5～10 分钟。每周 1～2 次，5 次为 1 个疗程，亦可改拔药物罐。

13.刮痧治疗肩周炎

按自上而下的顺序，先刮天柱、肩井、天髎、天宗、膈俞、肩髎、肩贞、曲池、外关及上肢后外侧；继挟或刮缺盆、中府、压痛点及肩前部，每周 1 次，5 次为 1 个疗程。据报道，用本法治疗肩周炎 168 例，3 次为 1 个疗程，经 1～2 个疗程治疗，结果：治愈 109 例，好转 59 例。

14.艾灸治疗肩周炎

常用穴有肩髎、肩髃、肩贞、臂臑、臑会、肩内陵、巨骨、天宗、曲池、外关，可选用艾炷瘢痕灸，每次取 1～2 穴，每穴灸 3～5 壮，每月 1 次。或艾炷隔姜垫灸、阳隧锭敷灸等灸法。

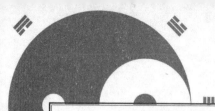

15.斑蝥发疱灸治疗肩周炎

取患肩压痛点 2~3 个，先用中间剪有小圆孔的胶布对准穴位贴好，然后取斑蝥末少许放置穴位上，再用胶布盖贴，敷灸30~120 分钟，待局部发疱后除去，并覆盖敷料，胶布固定，让其自然吸收。

16.药物热敷治疗肩周炎

取生川乌、生草乌、生南星、生半夏、苍术、姜黄、羌活各20g，白附子、白芷、乳香、没药各15g，红花、细辛各10g，白胡椒 30 粒，共研粗末。加醋、白酒、蜂蜜、葱头、生姜各适量，共捣烂后炒热，布包热敷患肩，每次 30 分钟，每日 2 次，连用5~7 日。亦可选用风寒砂（坎离砂）等热敷患肩。

17.中药外敷治疗肩周炎

取马钱子粉 0.2g，置消炎镇痛膏中间，敷贴于患肩压痛最明显处；或取白凤仙花根、臭梧桐、生姜、大蒜、韭菜各 200g，同捣烂，文火煎成膏状，外敷患肩。每日换药 1 次，5~7 次为 1个疗程。

18.中药液熏洗治疗肩周炎

（1）桑枝、苏木、鸡血藤、伸筋草、透骨草各 30g，桂枝、落得打各 15g，当归、羌活、独活、牛膝、木瓜、补骨脂各 12g，红花 10g。

（2）鬼箭羽、晚蚕砂各 15g，桂枝、红花、木瓜各 9g，黄酒250ml（与药同煎）。

（3）马钱子、麻黄、乳香、没药各适量。

（4）桂枝、防风、威灵仙、五加皮各 15g，荆芥、细辛、没药各 10g。

任选 1 方，将药物装入药袋内扎口煎汤，趁热熏洗患肩，每次30 分钟，每日 1~2 次，每剂药可用 3~5 日。亦可用药袋热敷患肩。

19.药枕治疗肩周炎

取丹参、川芎、细辛、附子、羌活、桑枝、乳香、没药、红花各等份，制成药枕，睡时垫于患部。

此外，亦可选用理疗如 TDP 照射，蜡疗，气功，如气功十八式、床上八段锦、活血功、站桩功等。以及练功活动，如作患肩外展、前屈、后伸、内旋及蝎子爬墙、手拉滑车、弯腰画圆、展翅扑翼、摸肩搭背、体后拉手、前后摆动等动作。

四、辅助治疗

1.加强肩关节的功能锻炼，包括肩关节外展、臂绕环、两手握拳上举及外展外旋等运动。

2.可配合按摩、推拿疗法，亦可进行牵引。

3.患者面对墙而立，用双手作爬墙运动。

第七节　腰　　痛

腰痛是一种由多种疾病引起的症候群，诸如腰部的肌肉、韧带和关节发生损伤或病变，任何原因导致姿势失衡以及某些内脏疾病都可引起腰痛。本节主要讨论的是不同原因所造成腰部骨骼和软组织损伤所引起的外科腰痛。

现代医学认为脊柱外周肌肉群是带动骨关节运动的动力源，又是加强骨关节稳定的重要因素。因其位置接近体表，容易受到外力作用及自然环境的影响，故外伤、炎症常为腰痛的直接致病因素。

一、临床表现

能引起腰痛的外科病症有：腰部扭伤和滑膜嵌顿、腰部劳损、腰椎间盘突出，脊柱陈旧性骨折或脱位、腰骶部先天性畸形、脊柱侧弯症、强直性脊柱炎、老年性骨松变、脊柱结核、椎体骨

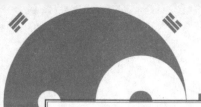

骶炎等。其中以腰部软组织劳损和腰椎间盘突出症为最常见。

1.腰部软组织劳损患者多为青壮年。无明确的外伤史，腰痛多部剧烈，劳累、受风着凉均可加重症状。

2.腰椎间盘突出症多发生于腰扭伤后，也可继发于腰部软组织劳损。主要表现为下腰痛和坐骨神经痛。

二、诊断要点

（一）腰部软组织劳损

1.无明显或较重的外伤史，只在某种动作或姿势下，或长时间坐、立后才发生腰痛，经过短时间休息后，疼痛多能减轻或消退，但劳累后又可加重。

2.体检时除腰部压痛、叩击痛外多无其他阳性体征。

3.X线检查多无异常发现，有时可见骨骼先天性畸形（脊椎裂、腰椎骶化等）、椎间盘椎体内突出、椎体楔形变、椎骨退变增生。

（二）腰椎间盘突出症

1.患者多为青壮年。有闪腰、劳累或受凉史。下腰痛并有单侧下肢放射性痛，并在站立、行走、咳嗽或用力大小便时均可加重。本病在卧床休息后减轻或消退，每遇损伤、劳累或受凉而反复发作。

2.体查病变的腰椎间隙棘突旁有压痛；腰肌可有痉挛。屈颈试验、挺腹闭气试验、直腿抬高试验、"4"字试验、臀跟反射可为阳性。膝、跟腱反射或有减弱，蹬趾背伸无力，被压迫的神经根相应皮节感觉消退。

3.MRI 和 CT 均可确诊，X 平片检查可见腰椎侧弯或个别间隙变窄。

三、治疗方法

（一）辨证分型体针法

1.寒湿腰痛。

【症状】腰部冷痛重着，活动转侧不利，腰痛逐渐加重，静卧休息后反而加重，遇阴雨天疼痛发作或加剧。舌苔白腻，脉沉或迟缓。

【治则】散寒祛湿，温经通络。

【处方】肾俞，阿是穴，委中，风府，腰阳关。

【加减】疼痛甚剧加腰部夹脊穴。

【操作法】阿是穴用泻法，出针后拔火罐；肾俞温针灸；风府、腰阳关平补平泻法；委中用泻法，留针 30 分钟，每日 1 次。

2.湿热腰痛。

【症状】腰髋疼痛，痛处有灼热感，每遇暑天或梅雨季节加重，伴见肢节红肿，烦热口渴，小便黄赤。舌苔黄腻，脉濡数。

【治则】清热利湿，舒筋止痛。

【处方】委中，膀胱俞，阴陵泉，阿是穴。

【加减】舌苔黄腻甚者加丰隆。

【操作法】用泻法，留针 30 分钟，每日 1 次。

3.瘀血腰痛。

【症状】腰痛如刺或如折，痛有定处，轻则俯仰不便；重则因痛剧不能转侧，痛处拒按，昼轻夜重。舌紫暗或有瘀斑，脉涩不利。

【治则】活血化瘀，理气和络。

【处方】委中，间使，三阴交，膈俞，次髎。

【加减】舌紫暗或有瘀斑，脉涩不利甚者加足三里。

【操作法】委中点刺出血约 1～2ml，其余穴位平补平泻法；留针 30 分钟，每日 1 次。重者每日 2 次。

4.肾虚腰痛。

【症状】腰部酸软空痛，绵绵不已，喜按喜揉，腰膝无力，劳后更甚，卧则减轻；阳虚者见面色㿠白，怕冷，四肢不温，舌淡，脉沉细；阴虚者见面色潮红，烦热咽干，或有失眠。舌红，脉弦细数。

【治则】补肾益精。

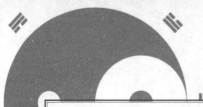

【处方】肾俞，气海，阿是穴，太溪，三阴交。

【加减】怕冷甚者，加命门。

【操作法】用补法，肾俞、气海、命门用艾条灸，留针30分钟，每日1次。

（二）综合疗法

1.耳针疗法

【处方1】腰骶椎区，神门，皮质下，肾上腺。

【处方2】肾、坐骨、腰椎、腰骶、神门、皮质下、肾上腺、敏感点，中强刺激，留针10～30分钟，间歇运针，每日或隔日1次，10次为1个疗程。亦可埋针或贴压王不留行籽。

2.小针刀治疗腰肌劳损67例

方法：每次在局部取3～5个治疗点，先用毫针探刺，以掌握进针方向和深度，然后出针。局部常规消毒后，用小针刀迅速刺入进行松解、剥离、切开等术式，5日1次。经1～5次治疗，结果：痊愈54例，有效13例，总有效率100%（《当代中医外治精要》，1996，378）。

3.体针治疗腰肌劳损

常用穴有相应夹脊、压痛点、命门、肾俞、志室、大肠俞、气海俞、腰阳关、上髎、环跳、秩边、居髎、委中、阳陵泉、昆仑。每次取4～5穴，压痛点为重点针刺部位，平补平泻，可采用齐刺、扬刺、中强度刺激，每日1次，10次为1个疗程。据国内报道统计资料，针刺治疗腰腿痛1471例，总有效率97.5%，另有报道针刺天柱穴治疗腰肌劳损300例，总有效率90.67%。

4.腕踝针治疗腰椎间盘突出症

针下6（双），留针30～60分钟，每日1次，亦可在昆仑上穴横刺或斜向上刺1～2寸。

5.电针治疗腰椎间盘突出症

取穴同体针疗法，每次选1～2对穴，针刺得气后，接通电针仪，主穴接负极，配穴接正极，选连续脉冲波，频率200～

250 次/分，强度以患者感觉舒适为度，每次通电 20 分钟，每日或隔日 1 次，10 次为 1 个疗程。亦可配合艾条温和灸。据报道，采用电针治疗腰腿痛 96 例，总有效率 95.83%。

6.水针治疗腰椎间盘突出症

（1）选用维脑路通注射液在命门用 5 号针刺入 0.8～1.2cm 深，回抽无血时，注入 1～1.5ml。

（2）选用 1%当归注射液在肾俞或白环俞注入 1～1.5ml。

（3）选用利多卡因，或丹参，或维生素 B_1、B_{12} 注射液在压痛点注入 l～5ml，均隔日 1 次，5 次为 1 个疗程。

据报道，以 5%～10%当归注射液 2ml 注入病变棘突间韧带骨组织附着处，治疗棘间韧带损伤 30 例，结果：总有效率 93.33%。

7.皮内针治疗腰肌劳损

常用穴有命门、肾俞、志室、腰阳关、关元俞、17 椎下、相应夹脊、气海俞、腰眼，每次选 3～5 穴，行皮下埋针，胶布固定，2～5 日换针 1 次。

8.鍉针治疗腰肌劳损

常用穴有压痛点、环跳、承扶、委中、阳陵泉，每次选取 2～3 穴，用导针埋入鍉针，敷料包扎。

9.刮痧治疗腰肌劳损

先刮肾俞、大肠俞；继刮委中、委阳、阳陵泉、承山；再点揉昆仑，每周 1 次。

10.刺络拔罐治疗腰肌劳损

先用梅花针叩刺压痛点、腰骶部、大肠俞、委中、阳陵泉至微出血后，再闪火拔罐 5～10 分钟，吸出瘀血，3～5 日 1 次，5 次为 1 个疗程。

11.艾灸治疗腰椎间盘突出症

常用穴有相应夹脊、压痛点、肾俞、命门、志室、腰阳关、气海俞，每次取 3～5 穴。可选用艾炷或隔附子饼各灸 3～5 壮，亦可选用艾条温和灸 10～20 分钟。

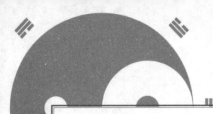

12.实用验方

(1) 桃红四物汤加味。当归、枳壳各 15g，赤芍、桃仁、续断、杜仲、木香、泽兰各 12g，乳香、没药、甘草各 9g，水煎服，每日 1 剂。治疗腰腿痛 132 例，结果全部治愈（《时珍国药研究》，1993，4，10）。

(2) 中药液熏蒸。羌活、川芎、牛膝、木瓜、红花、乌药、艾叶、丁香、花椒、威灵仙、五加皮、鸡血藤、络石藤各 15g 熏蒸，每次 30 分钟，熏蒸后选择局部 2～3 点注射氧气 10～40ml，每日 1 次。治疗腰腿痛 360 例，结果：痊愈 311 例，有效 47 例，总有效率 99.44%（《山东中医学院学报》，1992，3，45）。

(3) 干姜苍术散。干姜 20g，当归 15g，苍术 10g，用 95%酒精调成糊状，外敷患部，然后用 60～100 瓦白炽灯外烤，每次 20～40 分钟，每日 1 次。治疗寒湿型腰腿痛 30 例，结果：痊愈 16 例，显效 11 例，好转 3 例，总有效率 100%（《江苏中医》，1989，4，27）。

(4) 小针刀治疗腰肌劳损 67 例。方法：每次在局部取 3～5 个治疗点，先用毫针探刺，以掌握进针方向和深度，然后出针。局部常规消毒后，用小针刀迅速刺入进行松解、剥离、切开等术式，5 日 1 次。经 1～5 次治疗，结果：痊愈 54 例，有效 13 例，总有效率 100%（《当代中医外治精要》，1996，378）。

13.中药热敷治疗腰椎间盘突出症

(1) 取市售风寒砂（坎离砂）加醋拌，待发热后敷腰部，每日 1～2 次。

(2) 取川乌、蜀椒、乳香各 10g，肉桂 5g，樟脑 1g，共研细末，加白酒适量炒热后，贴敷于命门、肾俞（双）、次髎（双），胶布固定，外用热水袋保温，2 日换药 1 次。

(3) 取当归、路路通、透骨草、伸筋草各 20g，独活、桂枝、白芷各 15g，红花、乳香、没药、细辛各 10g，用白酒浸润，装布袋扎口蒸热，趁热敷腰部，外用热水袋保温，每日敷 1～2 次。

针灸综合疗法

14.中药外敷治疗腰肌劳损

生马钱子、伸筋草、透骨草、生川乌、五加皮、豨莶草、五倍子、牛蒡子、穿山甲、汉防己、血余炭、乳香、没药、肉桂、细辛、独活、枳实、干姜各10g，麻黄、防风、全蝎、僵蚕各12g，当归尾、功劳叶、甘遂各30g，蜈蚣4条，用香油2000g将药熬枯后去药渣，加黄丹1000g制成膏药，取膏药适量摊于牛皮纸上，敷贴肾俞及压痛点，3~5日更换1次。

15.穴位埋药治疗腰肌劳损

取穴：承扶、殷门、风市、浮郄、委阳、承筋、承山、阳陵泉、阳交、外丘、光明、阳辅、绝骨，每次取1穴，各穴轮换使用。先用手术刀划破皮肤（长5mm，深1~2mm），再敷上药用白降丹80g加麝香、牛黄各1克混合药末少许，包扎固定，3~5日换药1次，10次为1个疗程。

四、辅助治疗

1.纠正不良姿势及体操疗法能增强体质，改善周身新陈代谢，增强肌力，增加关节运动范围，从而有利于本病的治疗。

2.推拿疗法对各种腰痛都有较好效果，可配合运用。

3.腰椎间盘突出可作牵引疗法以改善症状。

此外，尚可选用中药离子导入、热蜡、湿泥、矿泉浴、点穴、按压疗法，患者练习退步走、大雁飞、太极拳、八段锦等。

第八节 颈 椎 病

颈椎病又称颈肩综合征。是一种常见的中老年性疾病。病变主要累及颈椎骨、椎间盘和周围纤维结构，伴有明显的脊神经根和脊髓变性。本病的主要临床症状，有头、项、臂、手及

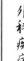

第二章 外科疾病

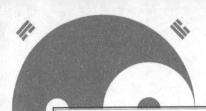

前胸等部位的疼痛，并可有进行性肢体感觉及运动功能障碍，最后可导致四肢瘫痪。好发于 40～60 岁之间的成人，男性多于女性。

现代医学认为随着年龄的增加，颈椎间盘慢性萎缩，椎间隙变窄，椎间孔相应缩小，椎体后缘唇样骨质增生，引起颈脊髓或颈神经根的压迫和刺激，基本病变是组织变性，椎间盘退行性变化，并多发生在颈椎 5～6 之间（第 6 颈神经受累），其次为 4～5 和 6～7 之间的椎间盘，神经组织由于受压、摩擦、粘连、缺血等引起。

一、临床表现

多数发病较缓慢，但偶有损伤后急性发病者。开始常以神经根症状为主要表现，逐渐出现脊髓、椎动脉及交感神经功能或结构上的损害，并引起相应的临床症状。根据损害部位不同，其临床表现可分为下列五型：

1.神经根型：颈部疼痛僵直，活动受限，疼痛常可放射致肩、臂、前臂手指及前胸，疼痛程度可因头颈、上肢活动而加重。

2.脊髓型：颈肩痛伴有四肢麻木、沉重，肌张力增高，肌力减退，出现病理反射。

3.交感型：多数病人有轻微的肩、颈痛、头枕部痛、一侧面部无汗或多汗，甚则心律不齐、心动过速或过缓等交感神经功能紊乱的表现。

4.椎动脉型：以头晕、恶心、呕吐、四肢麻木、力弱，甚则猝倒，但无意识障碍。症状常与头颈转动有关。

5.混合型：是以上两种类型同时出现为主要临床表现的证型。

二、诊断要点

颈椎病根据其临床表现分为五型，即神经根型，椎动脉型，脊髓型，交感型，混合型。

1.起病缓慢，年龄多在 40 岁以上。

2.神经根型是神经根受累以疼痛为主要临床表现，疼痛呈持续性，可发生于颈后、双肩、肩胛、面、上臂、全上肢或胸壁等，有时出现感觉减退。

3.椎动脉型是以椎动脉受压为主要表现，出现头晕、恶心呕吐、四肢麻木、甚则骤倒。

4.脊髓型是以颈脊髓受压、受损为主要表现，下肢麻木失灵，可出现椎体束受累症状，病理反射阳性。

5.交感型是以头、颈、上肢的交感神经功能异常为主要表现，出现头痛、枕痛、头晕、头胀、视力模糊、耳鸣耳聋、手麻发凉甚则心律不齐。

6.混合型是以上两种类型为主要临床表现的病症。

7.MRI 和 CT 可确诊，X 线片示被累关节边缘尖锐增生，间隙变狭窄，椎间孔边缘不整齐，颈脊柱弧度变直或反弓。

三、治疗方法

(一) 辨证分型体针法

1.劳伤筋骨，气滞血瘀。

【症状】有外伤史及久坐垂首职业者，颈项肩臂疼痛，手指麻木，劳累后加重，颈部僵直或肿胀，活动不利，颈项肩臂疼痛，肩胛上下窝及肩头有压痛。舌质紫暗有瘀点，脉涩。

【治则】活血化瘀，行气通络。

【处方】相应病变颈椎夹脊穴，百劳，膈俞，大椎，肩井肩髃，养老。

【加减】肩胛下窝有压痛时，加天宗；肩前有压痛时，加肩内陵。

【操作法】以上诸穴除养老用强刺激外，均用中度刺激泻法。大椎针尖向患侧微斜，使针感向肩臂放射，颈椎夹脊穴进针时针尖微向脊柱斜刺，当触及椎体时，将针稍提起，再将针身弯向正

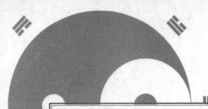

中，使针尖呈垂直角刺入，并取得针感向颈肩放射，留针 20 ~ 30 分钟，可加温针灸或艾条悬灸。每日 1 次。

2.肝肾精亏，筋骨失养。

【症状】颈项肩臂疼痛，四肢麻木乏力，伴头晕目花，耳鸣耳聋，腰膝酸软，遗精遗尿。舌红少苔，脉象细弱。

【治则】补益肝肾，温养经脉。

【处方】大椎，肝俞，肾俞，阳陵泉，养老，相应病变部位颈椎夹脊穴。

【加减】遗精遗尿者，加关元；头晕头痛者，加风池。

【操作法】用中度刺激法，可加温针灸或艾条悬灸。每日 1 次。大椎及相应病变部位颈椎夹脊穴针法同上，关元针尖略向下，使针感向前阴放射，风池针尖向对侧眼眶斜刺，使针感向侧头部放射，每日 1 次。

3.风寒外袭，经脉拘急。

【症状】夜寐露肩或久卧湿地而致颈项肩臂疼痛、酸楚，遇寒加重，颈项活动受限，甚则手臂麻木发冷，全身酸楚。舌苔薄白或白腻，脉像弦紧。

【治则】祛风散寒，温经通络。

【处方】大椎，风门，风池，肩井，外关，相应病变颈椎夹脊穴。

【加减】全身酸楚甚者加丰隆。

【操作法】用强刺激泻法，间歇留针 20 ~ 30 分钟，可加温针灸或艾条悬灸和火罐。每日 1 次。

(二) 综合疗法

1.耳针疗法

【处方 1】肩，神门，皮质下。

【处方 2】主穴：肩、枕、神门、锁骨。

配穴：肝、脾、内分泌、肾上腺，每次选取患侧 2 ~ 3 穴，中强刺激，频频捻针，同时嘱患者活动肩关节，每日 1 次，10

次为 1 个疗程。亦可埋针或贴压王不留行籽。据报道，用本法治疗肩周炎 60 例，治愈 31 例，显效 25 例，总有效率 93.33%。

2.实用验方

（1）内外合治神经根型颈椎病 84 例。①内治：以活血通络汤为基础方加减（活马根 30g，祖师麻、千年健各 20g，丹参、川芎、鹿衔草各 15g，桂枝、伸筋草各 10g，甘草 5g。眩晕加天麻、钩藤、僵蚕、蜈蚣、白蒺藜；颈项僵硬加地龙、蜂房、山甲珠、皂角刺；瘀血内阻加赤芍、白芍、红花；颈项疼痛加葛根、细辛；阳虚加黄芪、熟地、鹿角；阴虚加龟板、麦冬、知母、黄柏；手指麻木加豨莶草、小胡麻、桑枝），每日 1 剂，水煎服。②外治：每日作颈椎牵引后，外用舒筋药酒涂搽患部，同时推拿颈项，然后用舒活散（由千里香、六月雪、川乌、草乌、甘松、苏木等组成）加热敷贴患处，隔日换药 1 次。10 次为 1 个疗程。治疗 1~5 个疗程后，结果：临床治愈 53 例，显效 18 例，有效 8 例，总有效率 94%（《中国特色医疗大全》，1996，208）。

（2）端提转颈法配中药敷贴治疗颈椎病 1086 例。患者端坐，医者沿两侧胸锁乳突肌、斜方肌、项肌进行螺旋式按揉，理顺颈椎棘上、棘间韧带，同时沿颈部进行分筋、理筋、振筋，擦揉肩胛提肌、斜方肌、菱形肌、冈上肌等，并点揉风池、大椎、天宗、肩外俞、缺盆等穴，然后以双手抱颈端提牵引 8~10 次后，作颈部前屈、后伸、左右环转，当环转到最大极限时，稍加巧劲，使紊乱错位的颈椎小关节复位（复位时可听到关节弹响声）。按摩时取黄芪、当归、葛根、天麻、桂枝、羌活、防风、秦艽、白芷、续断、狗脊、郁金、乳香、没药、威灵仙、筋骨草各等份，共研细末，用白酒适量浸泡后取药酒作按摩介质；按摩手法治疗后用白酒调药末成膏状，外敷颈项部，隔日 1 次。15 次为 1 个疗程，治疗 1~3 个疗程后，结果：痊愈 475 例，显效 348 例，有效 233 例，总有效率 97.2%（《中医外治法》，1995，322）。

（3）穴位注射配合温针灸治疗颈椎病 482 例。主穴取风池

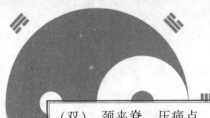

（双）、颈夹脊、压痛点。颈型配天柱；神经根型配肩井、手三里、后溪；椎动脉型配百会、大杼、太冲（双）；交感神经型配天柱、曲池（双）、内关（双）；脊髓型（单纯早期）配百会、天柱、足三里（双）。每次选 2~4 穴，针刺得气后进行温针灸，每穴灸 1 壮（百会除外），灸毕起针后，每穴注入复方丹参与维生素 B_{12}（按 2∶1）混合注射液 1~5ml，隔日 1 次，7 次为 1 个疗程。治疗 3~14 次（平均 8.7 次）后，结果：治愈 420 例，好转 48 例，总有效率 97.1%（《中医杂志》，1998，12，741）。

（4）活血通络药枕治疗颈椎病 71 例。取丹参、当归、鸡血藤、威灵仙、野菊花各 150g，赤芍、川芎、桃仁、红花、葛根、仙灵脾各 50g，川乌、附子、羌活、藁本、薄荷各 80g，冰片 10g，共研细末，制成药枕，睡时枕用，45 日换药 1 次。治疗 60~90 日后，结果：临床治愈 37 例，显效 29 例，有效 5 例，总有效率 100%（《当代中医外治精要》，1996，159）。

（5）小针刀治疗颈椎病 108 例。在天宗穴行小针刀剥离治疗，每周 2 次，治疗 2~3 次，结果：治愈 60 例，显效 42 例，总有效率 94.5%（《当代中医外治精要》，1996，367）。

（6）刮痧治疗颈椎病 50 例。用刮痧板蘸刮痧介质，在颈肩、肩胛骨及上肢循经络自上而下均匀刮痧，每周 1 次，5~7 次为 1 个疗程。治疗 2~6（平均 4）个疗程，结果：治愈 36 例，显效 8 例，有效 6 例，总有效率 100%（《非药物疗法万家论治精要》，1995，151）。

2.体针治疗颈椎病

常用穴有颈夹脊、落枕、风池、大椎、大杼、天柱、天宗、曲池、列缺。风寒袭络配风门、肩井、外关；气滞血瘀配百劳、肩井、膈俞；痰湿阻络配脾俞、中脘、足三里、丰隆；眩晕呕吐配百会、风府、内关；手指麻木配合谷、八邪；肝肾亏虚配肝俞、肾俞、腰俞、阳关、委中、气海、足三里、三阴交、太溪；神经根型加肩髃、外关、养老；椎动脉型加百会、四神聪、头维；脊髓型加肩髃、外关、坏跳、阳陵泉、绝骨；交感神经型加心俞、肝俞、膻中、中脘、神门；颈型加阿是穴、后溪。每次选 5~7 穴，以取患侧局部穴为主，远端取健侧穴，用提插捻转泻法，给予较强刺激，留针 20 分钟，每日或隔日 1 次。肩井和颈夹脊进针不宜过深，颈夹脊向脊柱方向斜刺。风寒袭络可配合灸法和局部拔火罐，湿热者可用刺络法。

3.耳针治疗颈椎病

常用耳穴有颈、颈椎、肩、枕、肾、神门。头晕配肝、内分泌；肩背痛配锁骨；腰痛配肾；手指麻木配腕、指。每次选 4~5 穴，中强刺激，留针 15 分钟，每隔 5 分钟运针 1 次，10 次为 1 个疗程。亦可埋针或贴压王不留行籽。

4.头针治疗颈椎病

眩晕者可针刺头穴晕听区（双），每次 15 分钟，每日 1 次，5 次为 1 个疗程。

5.手针治疗颈椎病

针刺手穴肩点，强刺激，每日 1 次，5 次为 1 个疗程。

6.电针治疗颈椎病

常用穴有相应颈夹脊、阿是穴、天柱、大杼、外关。头痛加风池；腰膝酸软加肾俞；肢体麻木加曲池、阳陵泉。每次选 3~6 穴，针刺得气后，接通电针仪，主穴接负极，配穴接正极，选用疏密波，刺激强度以患者能耐受为度，每次 30 分钟，隔日 1 次，10 次为 1 个疗程。

7.水针治疗颈椎病

常用穴有相应颈夹脊、大椎、压痛点、颈肩部条索状硬结区。可选用复方丹参注射液、骨宁注射液、醋酸维生素 E 油剂，或当归、红花、川芎注射液各 5ml 加 2%普鲁卡因 2ml 混合液。每穴注入 0.5~1ml，每周 2 次，10 次为 1 个疗程。据报道，用野木瓜液穴位注射治疗颈椎病 200 例，有效率 97.52%。

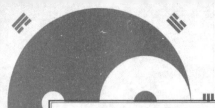

8.磁疗治疗颈椎病

经常穿戴用 1500 高斯磁片缝制的护领或用静磁器摩擦颈肩部，或放在枕头下长期枕用。

9.激光照射治疗颈椎病

采用 1.5～2.5 毫瓦氦——氖激光照射颈夹脊、阿是穴、外关、列缺等穴，从开始照射每次 5 分钟，逐渐增加到 10 分钟，每日 1 次，10 次为 1 个疗程。

10.刮痧治疗颈椎病

可刮风池、天柱、大杼、肩井、天宗，以及颈肩部、膈俞、肾俞、曲池、列缺、合谷，每周 1 次。

11.中药离子导入治疗颈椎病

取秦艽 100g，白芍、广郁金各 50g，桂枝、三七、乳香、没药、广木香、藏红花各 25g，炙马钱子、延胡各 15g，血竭 5g，浸于 50% 酒精或 50 度白酒 1000ml 中，7 日后滤取药酒，浸湿纱布垫同置正负极或隔日正负极交替运用，在阿是穴和相应夹脊穴导入 20～30 分钟，隔日 1 次，15 次为 1 个疗程。

12.刺络拔罐治疗颈椎病

先用梅花针叩打颈椎棘突、大椎、风门、肺俞、肩中俞、肩外俞、天宗、秉风、肩贞、阿是穴等至微出血，然后拔火罐 5～10 分钟，以拔出少量血为度。每周 2 次，或取竹管置煮沸的活血化瘀中药煎液中浸泡 3～5 分钟，取出甩干，迅速吸拔于穴位上，留罐 5～10 分钟，每日 1 次，10 次为 1 个疗程。

13.温针灸治疗颈椎病

常用穴有相应颈椎棘突旁开 0.5 寸处（左右交替）、风门、天宗、秉风、肩中俞、肩外俞、曲池、阳池、外关、束骨。项背痛配养老、后溪；颈肿痛配列缺；颈筋痛配风池。每次选 4～6 穴，针刺得气后，主穴灸 2～3 壮，配穴灸 1～2 壮，隔日 1 次，7 次为 1 个疗程。或用艾条温和灸，每穴 5～10 分钟，以局部潮红为度。

14.热敷治疗颈椎病

取大粒盐 500g，炒热后撒白酒少许，用布包趁热敷患部，每次 30 分钟。

15.药物外敷治疗颈椎病

取白花蛇 10g，川乌、草乌、肉桂、乳香、没药、川椒、白芥子各 5g，麝香 1.5g，冰片少许。先将白花蛇焙黄，乳香、没药去油，再与余药共研细末，贮瓶备用。用时取药末少许，置 3cm 见方胶布中心，敷贴于颈肩部压痛点、大椎、肩井、肩髃（均贴患侧），每周换药 2 次，4 周为 1 个疗程。

16.中药液熏洗治疗颈椎病

（1）兔儿伞、刘寄奴、桑寄生、伸筋草、秦艽各 12g，川桂枝、五灵脂、红花、大蓟、小蓟、乳香、没药、苏木各 9g。

（2）葛根 40g，丹参、当归、荆芥、防风、桂枝、桑枝、威灵仙、五加皮各 30g。

（3）伸筋草、五加皮、乳香、没药各 30g，川乌、当归、秦艽、桂枝、桑枝、红花、骨碎补、路路通、土鳖虫各 18g。

任选一方，水煎取药液，浸湿毛巾，趁热轮换湿敷颈肩部，每次 30 分钟，每日 2~3 次，每剂药可用 2~3 日。

17.药枕治疗颈椎病

（1）当归、羌活、藁本、川芎、赤芍、红花、地龙、菖蒲、灯心、细辛、桂枝、丹参、防风、川乌、附子、威灵仙、莱菔子各 300g，乳香、没药各 200g，冰片 20g。

（2）丹参、当归、葛根、菖蒲、附子、明矾、巴戟、补骨脂各 500g，郁金、骨碎补各 400g，延胡、合欢皮各 30g，威灵仙 200g，土鳖虫 100g，冰片 20g。

任选一方，共研细末，制成药枕，供睡觉枕用。

18.药衣治疗颈椎病

取川乌、川芎、白芷、苏木、红花各 30g，鸡血藤、仙鹤草各 90g，麝香 1.5g，共研细末，制成背心或颈托，经常穿在身上，

3个月为1个疗程。

四、辅助治疗

1.坐位颈椎牵引，每日1次，每次30分钟，牵引重量以患者能耐受为度（一般5kg左右）。

2.可选用透热疗法、超声波疗法等。

3.平时注意预防颈部过劳与受寒，亦可做颈项功及摇头软颈，睡眠时应注意枕头高度。

4.保守疗法无效者，症状发展，病情加剧或脊髓压迫症状严重者可考虑手术治疗。

此外，尚可选用理疗，如远红外线照射颈肩部；进行练功防治颈椎病，如选用望后观瞧、与项争力、蛟龙探海、游蛇上窥、犀牛望月、金狮摇头等功法。

第九节　带状疱疹

带状疱疹系由病毒感染所致。其特点为成簇水疱，排列成带状，沿周围神经分布,常为单侧性，伴有神经痛。

现代医学已知本病病原系水痘——带状疱疹病毒，该病毒可长期潜伏于机体神经细胞中，当某些因素，如感染、外伤、放射治疗、恶性肿瘤、神经系统障碍等引起免疫功能低下时，均可导致病毒活动,诱发本病。

一、临床表现

本病多发于春秋季节，发疹前常有发热、倦怠、食欲不振等轻重不等前驱症，局部先感皮肤灼热，感觉过敏和神经痛，继则皮肤潮红，在红斑上呈现簇集性粟粒大小丘疹，迅速变为小疱，疱膜紧张发亮，中心凹陷，呈脐窝状，不相融合，皮疹沿神经呈不规则带状分布，多为单侧性，不超过体表正中线，常见于肋间神经及三叉神经支配区，亦可侵犯眼、鼻、口腔及阴部黏膜，一般数日后干燥结痂，痂落后不留瘢痕，仅有暂时性色素沉着，严重者可发生大疱、血泡或坏疽，附近淋巴结往往肿大。

局部灼热疼痛为本病特点，疼痛常沿受累神经支配区域放射，一般经2～3周自愈，老年患者常于皮肤损害消退后遗留较长时间的神经痛。

二、诊断要点

1.发疹前有发热、倦怠等前驱症。

2.成群水疱沿神经干路分布，排列呈带状，水疱之间皮肤正常，一般为单侧性，不超过身体正中线。

3.神经痛为本病特征之一，可于发疹前或伴随发疹出现。

4.本病应与小疱型湿疹、单纯性疱疹相鉴别。前者皮疹多形性，无一定好发部位，多对称分布，自觉剧痒；后者好发于皮肤黏膜交界处，不沿神经分布，自觉轻度灼痒。

三、治疗方法

（一）辨证分型体针法

1.肝胆风火。

【症状】皮损鲜红，疱壁紧张，灼热刺痛。并伴口苦咽干，渴喜冷饮，食欲减退，烦躁易怒，小便短赤，大便干结。舌质红、苔薄黄或黄腻，脉弦数。

【治则】清泄肝胆，凉血解毒。

【处方】与皮损部位相应之同侧夹脊穴皮损局部围刺4～6点，阳陵泉，曲泉，行间，侠溪，血海。

【加减】便秘加支沟；尿少加阴陵泉；皮损发于面颈部加风池、合谷、外关。

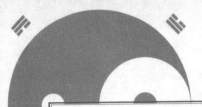

【操作法】用泻法，刺激宜较强。与皮损部位相应之夹脊穴，即皮损如在第5肋间，则取同侧胸4～胸3夹脊穴；皮损局部围针法，即在皮损之头、尾各刺1针，两旁则根据皮损之大小，选1～2点，取1寸长毫针向皮损中央作沿皮平刺，留针30分钟，出针时均应摇大针孔,略加挤压,令稍出血。

2.脾经湿热。

【症状】皮损淡红，起黄白水疱，或起大疱，疱壁松疏,易于穿破，渗水糜烂，并伴纳谷不香，腹胀便溏。舌淡红、苔黄腻，脉滑数。

【治则】健脾利湿，清热解毒。

【处方】与皮损部位相应之同侧夹脊穴皮损局部围刺4～6点，膈俞，血海，阴陵泉，三阴交，足三里，内庭。

【加减】热重者加曲池、合谷；皮损发于面颈部加风池、外关。

【操作法】用泻法，刺激宜较强，留针30分钟。在留针过程中，用艾条温灸水疱局部，出针时摇大针孔，略加挤压，令稍出血。

3.气滞血瘀。

【症状】皮疹消退后，仍然局部疼痛不止，以致夜寐不宁，精神委顿。舌质暗或尖有瘀点、苔薄白，脉弦细。

【治则】行气活血，疏经通络。

【处方】①病变在头面部取患侧风池，太阳，攒竹，四白下关，颊车，合谷，外关。②病变在胸胁部取该肋间同侧相应之夹脊穴或背俞穴，支沟，阳陵泉，太冲。③病变在腰腹部取腰部同侧相应之夹脊穴或背俞穴，阳陵泉，足三里，三阴交。

【加减】疼痛甚者，再在局部寻找压痛点，加取阿是穴。

【操作法】用泻法，留针30分钟，同时加用艾条温灸，出针后，再在疼痛局部加拔火罐。

（二）综合疗法

1.耳针疗法

处方：肝，脾，肺，神门，皮损相应部位。

操作法：用毫针强刺激，留针 30 分钟，每日 1 次，或分两组用揿针埋针 2～3 天，交替轮用。

2.皮肤针疗法

处方：皮疹周围与皮损部位相应之夹脊穴。

操作法：用重叩刺法,至皮肤微微出血，每日 1 次。

3.水针疗法

处方：疱疹两端阿是穴与皮疹部位相应之夹脊穴或背俞穴。

药物选择：醋酸强的松龙 25mg 加 1% 普鲁卡因 4～6ml，或维生素 B_{12}100ug 加 1% 普鲁卡因 4～6ml，或用当归注射液、丹参注射液。

操作法：疱疹两端的阿是穴采用向疱疹中部斜刺的方向，夹脊穴或背俞穴均直刺，按水针操作常规,每穴注入药液 1ml，每日 1 次。

4.实用验方

（1）额角处带状疱疹治疗。用毫针刺泻灵台、合谷、委中，留针 20 分钟，起针后挤压针刺孔出血，隔日 1 次，10 次为 1 个疗程。益气养阴，清热解毒方（黄芪、生地、当归、赤芍、玄参、银花、甘草、蒲公英、白花蛇舌草）水煎服，每日 1 剂。治疗带状疱疹 50 例，连续服药 1～3 个月，结果：痊愈 28 例，有效 18 例，总有效率 92%（《上海中医药杂志》，1989，8，24）。

（2）针刺治疗发际带状疱疹 17 例。方法：先针刺督脉第 6 胸椎，并沿皮向下刺至第 7 胸椎处，再刺合谷，强刺激，得气后将针退至皮下，然后沿食指方向平刺，针尖达到掌指关节，留针 30 分钟，每 10 分钟运针 1 次。每周 2 次，共治疗 3～10 次。结果：痊愈 13 例，好转 3 例（《北京中医学院学报》，1984，1，39）。

（3）电针围刺治疗带状疱疹 63 例。方法：用毫针沿带状疱疹的基底部向中心横刺 4 针，使针感集中于中心点，接通电针治疗仪，每日或隔日 1 次，3 次为 1 个疗程。不愈可进行第 2 个疗程，并可配合针刺曲池、合谷、足三里等穴。结果：痊愈 59 例，

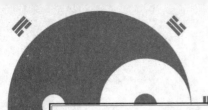

好转 4 例，半年无复发（《江苏中医杂志》，1984，3，59）。

2.体针治疗带状疱疹

（1）主穴取曲池、合谷、委中、足三里、疖肿局部，头面配角孙、瘈脉；颈部配大椎；背部配肩井、肩中俞、肩外俞；臀部配八髎，用泻法，带状疱疹局部用围刺法（头面部禁用），留针30 分钟，其间运针 1 次，每日 1 次，10 次为 1 个疗程。

（2）先按摩委中穴十数次，然后用毫针刺入 1～2 寸深，捻转强刺激，留针 20～30 分钟，起针后挤压针眼，使之出血形成瘀斑，隔日 1 次，10 次为 1 个疗程。

3.火针治疗带状疱疹

带状疱疹初起，用火针从带状疱疹顶直刺深达根部，速刺疾出，疱疹较大时，可从两旁向中央加刺两针，出针后使之出血少许，大多 1 次即愈，未愈者可重复 1 次。疱疹成熟后，用火针速刺后加拔火罐以排出渗出液。

4.刺络拔罐治疗带状疱疹

常用穴有天宗、灵台、中枢、身柱，先用三棱针点刺后，闪火拔罐，重症可同时在委中放血 3ml。

5.针挑治疗带状疱疹

（1）在背部两侧距后正中线 1.5～3 寸范围内，自大椎向下每隔 1 寸挑刺皮肤 1 处，并挤出血，两侧一般挑 10 针左右，每周挑刺 1～3 次，4 周为 1 个疗程。

（2）在患者背部寻找红褐斑点，常规消毒后用三棱针向上挑刺，针尖刺入斑点底部约 0.1 寸深，迅速将针向上挑起，把皮肤挑成 1 个小口，并挤压出血，每次挑十数针，隔日 1 次。

6.艾灸治疗带状疱疹

用艾条点燃温和灸曲池穴下 2 寸处，和尺骨小头后缘处，每次各 10 分钟，每日 1～2 次，半月左右见效。

7.灯火灸治疗带状疱疹

主穴取骑马竹（约当第 10 胸椎旁开 0.5 寸处），头面部加角孙、瘈脉；腰以上配肩井、肩中俞、肩外俞；腰以下配八髎，每穴灼灸 1 熄。据报道，用本法治疗多发疖肿 50 例，痊愈 45 例（肖少芳经验）。

8.膏药外贴治疗带状疱疹

疱疹初起，可选用消炎止痛膏、麝香壮骨膏等敷贴患处，但破溃后及对胶布过敏者禁用。

9.药物熏洗治疗带状疱疹

发际带状疱疹取蒲公英 30g，野菊花 15g，黄芩、甘草各 10g；腰部带状疱疹取连翘、黄柏、苦参、牛膝各 15g，川椒 6g，水煎熏洗患处，每日 1～2 次。

10.药物外敷治疗带状疱疹

可选取蒲公英、紫地丁、败酱草、马齿苋、芙蓉叶、犁头草、银花叶等其中之 1～2 种，或天冬、天胡荽、犁头草、鱼腥草各 10g，捣烂敷患处，每日更换 1 次。

四、辅助治疗

1.疱疹局部可用青黛 20g，冰片 2g，茶水调敷，一日 2～3 次。或用雄倍散：雄黄、五倍子、黄连、枯矾各等份，共研细末，用麻油调敷。

2.合并角膜病变者宜用疱疹净眼药水滴眼，必要时请眼科医师协助处理。

第十节 荨 麻 疹

荨麻疹是一种常见的过敏性皮肤病。临床表现为大小不等的局限性皮疹块损害，骤然发生，迅速消退，瘙痒剧烈，愈后不留任何痕迹，有的病人尚可有发热、腹痛等全身症状。

现代医学认为引起荨麻疹发生的因素很多。主要有食物：如鱼、虾、蟹、蜜、牛奶、肉类等动物蛋白性食物，或番茄、韭菜、大蒜等植物性食品。药物：如菌苗、异种血清、输血、抗生素、痢特灵、阿司匹林等。吸入物：如花粉、灰尘、动物皮屑、羽毛、尘雾、真菌孢子、喷雾剂等。感染：寄生虫、细菌、病毒、真菌等均可引起。虫咬：昆虫等动物叮咬或刺螫常引起丘疹型荨麻疹。接触：皮肤和某些药物、化学品、漆树或荨麻等植物接触，引起过敏。物理因素：如日光、寒冷、湿热、摩擦和压力等。精神因素：见于精神紧张或兴奋、运动后等。某些内脏或全身性疾病：如肝炎、阿米巴病、风湿热、类风湿性关节炎、系统性红斑狼疮、过敏性紫癜、月经、妊娠、某些内分泌疾病或体内恶性肿瘤等。

荨麻疹有不同的发病原理。一种是抗原抗体相作用的变态反应，大多数荨麻疹，尤其是急性荨麻疹是这种变态反应。另一种是不经免疫学机制而使肥大细胞和嗜碱粒细胞放出组织胺等介质所引起的荨麻疹。第三种是某些因素直接使皮肤管扩张而产生荨麻疹。另有少数病人的荨麻疹和遗传有关。

一、临床表现

本病根据发病急缓，病程长短，可分为急性、慢性两种。急性者发病急骤，一般 2 周左右即可停止发作，慢性者则病情缠绵，常经年累月不断发作。根据不同的临床特点，又可分为以下几种类型。

1.寻常性荨麻疹

皮损常突然发生，为局限性红色或苍白色大小不等的风团，境界清楚，形态不一，可为圆形、类圆形或不规则形，皮损可随搔抓而增多、增大，亦可相互融合成不整形、地图形或环形。自觉灼热、剧痒。皮损大多持续半小时至数小时自然消退，消退后不留痕迹，有时此起彼伏，一日内可反复多次发作。部位不定，可泛发全身或局限于某部，如发生于胃肠，则可有恶心、呕吐、腹痛、腹泻等症状。喉头黏膜受侵时则胸闷、气喘、呼吸困难，严重者可引起窒息而危及生命。根据病程长短，可分急性和慢性两型，急性荨麻疹经数日至数周消退，原因较易追查，除去原因后，迅速消退，慢性荨麻疹反复发作，常经年累月不愈，病因不易追查。

2.人工荨麻疹（又称皮肤划痕症）

患者皮肤对外界机械性刺激非常敏感，皮肤上通常无风团，若用指甲或钝器划皮肤时，在受刺激部位很快出现条状隆起性划痕。故外伤、衣服摩擦、束带、搔抓等均可引起风团和瘙痒。

3.血管性水肿（又称巨大荨麻疹）

皮损为急性局限性肿胀，边界不清，呈正常皮色或微红，瘙痒轻微。常发于眼睑、口唇、耳垂、外阴等组织较疏松的部位；或口腔、舌、喉等部黏膜。

4.日光性荨麻疹

常见于暴露日光后数分钟内，在暴露部位开始出现瘙痒和红斑，迅速形成风团，通常数分钟至一小时后消退，但亦可持续较长时间。

5.寒冷性荨麻疹

当接触冷水或其他冰冷物体后，受冷区回暖时出现瘙痒性水肿和风团，约半小时至一小时左右消失。多发于露出部皮肤，如颜面和手部，严重者其他部位亦可累及。

6.胆碱能性荨麻疹

皮损特点为直径 1~3mm 小型风团。周围有红斑，疏散分布，伴有瘙痒。常在受热、情绪激动、运动、食辛辣饮食等以后发生。发生时伴有出汗，常感头昏、头胀。

二、诊断要点

1.应详细询问发病时有无服用或接触可疑食物、药物，有无感染或其他慢性病灶及家族遗传因素。

2.根据风团表现可略知荨麻疹的性质，如皮肤划痕症是抓划后引起的线状风团；血管神经性水肿为边界不清，皮色不变之局限性水肿，胆碱能性荨麻疹为直径 1~3mm 的小风团，周围红晕，偶尔有卫星状小风团，日光性及寒冷性荨麻疹的风团显著地出现于暴露部位等。

3.根据可疑病因选择检查方法。如疑有感染时，可作血、尿、大便等常规化验，以确定感染病灶是否存在，有时须作肝功能试验或胸部 X 线检查。对皮肤划痕症可用钝物尖端作皮肤划痕试验，对日光性荨麻疹可作光敏感试验。寒性荨麻疹可作冰块试验，检查血液冷凝球蛋白及冷凝集素等。胆碱能性荨麻疹可作乙酰胆碱皮内试验等。

4.本病应与丘疹性荨麻疹、色素性荨麻疹、多形性红斑等相鉴别。

三、治疗方法

（一）辨证分型体针法

1.风寒束表。

【症状】疹块微红或瓷白，大小不等，或融合成片，以露出部位如头面、手足为重，吹风着凉更甚，得热则缓，冬重夏轻；舌质淡、苔博白，脉浮紧。夹湿者，多见局部水肿，阴湿天气易发；舌苔白腻，脉濡或滑。

【治则】疏风散寒，调和营卫。

【处方】大椎，风池，风门，曲池，血海。

【加减】夹湿水肿者，加阴陵泉、三阴交。

【操作法】用泻法，刺激宜较强，间歇留针 30 分钟，大椎、风池、风门三穴，在留针过程中，可配合艾条温灸或出针后再用隔姜片灸。

2.风热客表。

【症状】发病急骤，风团色红，灼热剧痒，口渴心烦，遇热加重,得冷则减，常伴恶寒发热，咽喉肿痛，或兼胃痛呕吐，腹痛腹泻；舌质红、苔薄白或薄黄，脉浮数。夹湿者，皮疹周边红晕，中间有小水疱，偶见大疱，搔痒颇甚，抓破后有脂水渗出；

舌质红、苔黄腻，脉滑数。

【治则】祛风清热，凉血消疹。

【处方】风池，风门，曲池，风市，膈俞，血海。

【加减】恶寒发热者，加合谷、大椎；咽喉肿痛，加鱼际、少商；呕吐腹泻，加内关、足三里；夹湿起疱者，加阴陵泉、三阴交。

【操作法】用泻法，刺激须强，要反复捻转提插，间歇留针30分钟。咽喉肿痛者，少商用三棱针点刺出血。

3.脾胃湿热。

【症状】发病急骤，皮疹色红，成块连片，脘腹疼痛，恶心呕吐，或肠鸣泄泻，小便短赤。舌质红、苔黄，脉滑数。

【治则】清肠泄热，祛风利湿。

【处方】曲池，合谷，内关，天枢，足三里，三阴交。

【加减】脘痛甚者，加中脘；腹痛甚者，加气海。

【操作法】用泻法，刺激宜强，要反复捻转提插，以增强针感，间歇留针30分钟。

4.气血两虚。

【症状】瘾疹反复发作，疹块色淡，缠绵不愈，劳累则甚，并伴面白少华，神疲力乏，纳呆寐差，心悸气短等。舌淡胖，脉细弱。

【治则】补气固表，养血祛风。

【处方】风门，膈俞，脾俞，气海，血海，足三里。

【加减】表虚多汗者，加合谷；心悸寐差者，加神门；咳嗽气喘者，加天突、膻中。

【操作法】风门针用泻法，其余诸穴均用补法，并加艾条温灸，留针20~30分钟。足三里穴最好用麦粒大艾炷直接灸，每次3壮，每日1次，连灸2周，休息2周，如此反复长期灸治。

(二) 综合疗法

1.皮肤针疗法

处方：风池，血海，曲池，风市，颈3~骶4夹脊穴。

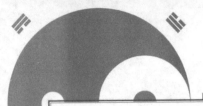

操作法：用重扣法至皮肤隐隐出血为度，每日或隔日1次。

2.头针疗法

处方：感觉区、血管舒缩区、足运感区。

操作法：按头针操作常规进针后，快速捻转2~3分钟，间歇留针20~30分钟，每隔10分钟行针1次。

3.水针疗法

处方：风门，膈俞，曲池，血海，风市，足三里。

药物选择：苯海拉明注射液50mg，用生理盐水或注射用水稀释成4ml。操作法：每次选用2穴，按水针操作常规，每穴注入药水1ml。

4.实用验方

（1）辨证治疗荨麻疹64例。①风热上扰（头面荨麻疹）用普济消毒饮加减；②火郁气滞（腰胁荨麻疹）用龙胆泻肝汤加减；③火毒夹湿（下肢荨麻疹）用萆薢化毒汤合五神汤加减；④伴腿微肿加丹参、苍术、黄柏、赤小豆。同时头面荨麻疹用紫草油，下肢荨麻疹用金花散麻油调涂患处，腿微肿用金黄散蜜水调外敷，经3~10日治疗，结果全部痊愈（《福建中医药》，1985，5，25）。

（2）四妙勇安汤加减。方药：银花20g，玄参15g，当归10g，甘草6g。①颜面荨麻疹加桑叶、菊花、牛蒡子；②胸腰荨麻疹加龙胆草、柴胡、郁金、苦参；③下肢荨麻疹加丹参、猪苓、黄柏、牛膝、赤小豆；④反复发作加路路通、鸡血藤、冬瓜仁、防己；⑤肿胀加泽泻、苡仁、木瓜、乳香、没药。

水煎服，每日1剂，同时外用马勃、朴硝各90g，冰片5g，共研细末，与鲜马齿苋90g，共捣烂加麻油适量，调成糊状，外敷患处，共治疗荨麻疹31例，结果7日内全部治愈（《黑龙江中医药》，1986，4，41）。

（3）针刺治疗荨麻疹20例。

方法：主穴取地机、血海、丰隆、三阴交、太冲，配穴取足三里、阴陵泉、蠡沟、商丘，头面部加翳风、头维、四白、合谷（均患侧），每次选取3~4穴，用捻转提插泻法，留针20~30分钟，每10分钟运针1次。红肿热痛明显加用三棱针点刺出血，每日1次，连续治疗3次。结果除6例肿胀未消尽外，余均痊愈（《广西中医药》，1986，6，5）。

（4）三棱针法。三棱针速刺患侧四缝穴，挤出黏液，隔日1次，治疗荨麻疹44例。结果：痊愈38例，显效4例，总有效率95.45%（《陕西中医》，1986，11，528）。

（5）砭镰配膏药法。砭镰法配合清凉膏（含当归、紫草、大黄）治疗慢性复发性荨麻疹30例。方法：在患部消毒后，用三棱针快速浅刺放出液体用棉球擦干并挤出血水，然后再点刺患侧委中、八风放血，最后将清凉膏摊于纱布上（2mm厚）覆盖患处，24小时换药1次，每周点刺放血1次，3次为1个疗程。肿胀甚者，3日1次，5次为1个疗程。结果：痊愈18例，显效8例，有效4例，总有效率100%（《当代中医外治精要》，1996，483）。

5.体针治疗荨麻疹

（1）主穴取合谷、血海、足三里、地机、阿是穴（刺血）。①风热上扰（头面荨麻疹）配百会、风池、风门、太阳（刺血）；②热毒炽盛加翳风、大椎、陶道、四白、曲池；③心烦加膻中、内关；④肝胆湿热配期门、阳陵泉、太冲、行间；⑤湿热化火配委中（刺血）、阴陵泉、丰隆、商丘、内庭；⑥热毒内攻配内关、十二井（刺血）。每次选3~5穴，中强刺激，用泻法，留针10~15分钟，每日1次，10次为1个疗程。

（2）常用穴有至阳、曲池、血海、百虫窝、委中（刺血）、三阴交。①邪毒外侵加大椎、灵台；②湿热浸淫加阴陵泉、丰隆、内庭；③反复发作加神道、灵台。用泻法，留针10~15分钟，每日1次，10次为1个疗程。

6.耳针治疗荨麻疹

常用耳穴有枕、神门、肾上腺、皮质下，每次选2~3穴，

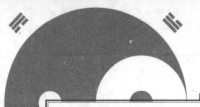

中强刺激，留针 30～60 分钟，隔日 1 次，10 次为 1 个疗程。或单耳埋针，两耳交替，3～5 日更换 1 次。

7.电热针治疗荨麻疹

用电热针通电烧红，直刺患部中心 2～3 针，待针孔周围皮肤变白即出针，每日 1 次，3～5 次为 1 个疗程。

8.火针治疗荨麻疹

用 23 号火针在酒精灯上烧红，速刺阿是穴，每日 1 次，据报道，用本法治疗荨麻疹 2 例，8 次而愈。

9.粗针治疗荨麻疹

用粗针刺神道、灵台，同时选择患肢腹股沟淋巴结 1～2 个，每个注入林格液 0.5ml。

10.刺血治疗荨麻疹

用三棱针在大椎、膈俞、灵台、曲池、血海、委中、阴陵泉等穴刺血；或用梅花针叩刺病变区周围出血。膈俞、血海点刺后拔罐 15 分钟，每日或隔日 1 次。据报道，刺络放血治疗荨麻疹 21 例，治愈 19 例。

11.激光照射治疗荨麻疹

用二氧化碳激光直接照射病损区，剂量 18 毫安，距离 1m，每次 10 分钟，每日 1 次（第 1 日 2 次），10 次痊愈。

12.三棱针点刺拔罐治疗荨麻疹

用三棱针点刺患部中心 4～5 点，或用梅花针叩刺放血少量，然后闪火拔罐 5 分钟，每日 1～2 次，5 次为 1 个疗程。据报道，用本法治疗荨麻疹 50 例，均获痊愈，无一复发。

13.药物外敷治疗

（1）取活蚯蚓数条，洗净后放碗内，加白糖适量，待化液后取药液涂患处，每日数次。

（2）将宽叶鸭舌草叶片放食醋内浸泡 1 小时后，取叶片敷贴患处，每日更换 4～6 次。

（3）取鲜元宝草、鲜蒲公英各 30g，活地龙数条，共捣烂，

针灸综合疗法

敷患处。

（4）取生石膏末 100g，生桐油 40g，共调成糊状，外敷患处，每日 1～2 次。

（5）取大黄末、雄黄各等份，用鸡蛋清调敷患处，或黄连、黄柏、大黄各等份，共研细末，蜜水调敷患处，每日 2 次。

14.湿敷治疗荨麻疹

取板蓝根 60g，野菊花 30g，黄柏 15g，黄芩 12g，黄连 9g，水煎取液晾凉，用纱布浸药液，湿敷患处，每日数次。此外，亦可选用鲜蒲公英、鲜马齿苋、鲜野菊花中之一种，捣烂湿敷患处。

15.药液熏洗治疗

取大蒜适量；或鲜乌桕叶、鲜樟叶、松针各 60g，生姜 30g；或紫苏、葱白、鲜凤仙花各 100g。任选一方，煎汤半盆，熏洗患处，每次 20～30 分钟，每晚 1 次。

四、辅助治疗

1.追寻病因，给予相应治疗，应特别注意慢性病灶，肠寄生虫，胃肠道障碍及内分泌障碍等。

2.避免摄食已致敏的食物和药物。忌食鱼腥、虾蟹、酒类、浓茶、咖啡、葱韭、辛辣等海味及刺激性饮食。保持大便通畅。

3.用香樟木屑或楮桃叶煎水外洗，每日 1 次。

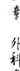

第二章 外科疾病

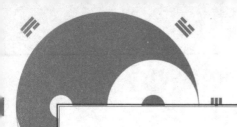

第三章　妇产科疾病

第一节　盆　腔　炎

盆腔炎是指盆腔内生殖器官（包括子宫、输卵管及卵巢）及盆腔周围结缔组织、盆腔腹膜等发生炎症。炎症可能几个部位同时发生，也可能仅局限于某一处。根据患者病势缓急、病程长短可分为急性盆腔炎和慢性盆腔炎。

现代医学认为急性盆腔炎多发生于分娩、流产、宫腔内手术时消毒不严，或经期或产后不注意卫生，或附近其他部位的感染，病原体侵入所致。其主要病理为内生殖器官及盆腔组织充血、水肿、炎性渗出与周围组织粘连。慢性盆腔炎以子宫附件增厚、粘连、变硬为主。

一、临床表现

（一）急性盆腔炎

主要症状为下腹部剧痛或胀痛，拒按。疼痛可向两大腿内侧放射，腹痛部位和程度与炎症侵犯的范围及轻重有关。患者伴有恶寒发热、精神不振、头痛、食欲不振。

（二）慢性盆腔炎

主要表现为下腹部坠胀、疼痛，腰骶部酸痛，有时伴有肛门坠胀不适，常在劳累、性交后、排便时及月经期加重。

二、诊断要点

（一）急性盆腔炎

1.了解病史时应注意有无分娩、流产、手术消毒不严或月经期不注意卫生等情况。

2.在了解全身症状时应注意下腹疼痛及阴道分泌物是否增多、呈脓性、有秽臭。

3.一般检查可有腹部紧张、小腹压痛。在确诊时需做妇科检查、血常规检查。必要时需取宫腔分泌物作细菌培养，疑有盆腔脓肿时，可作穿刺抽样检查。

（二）慢性盆腔炎

1.应该了解有无急性盆腔炎病史，若病史不清、阳性体征不明显时，诊断应当谨慎。

2.在了解局部症状时，应注意有无下腹及腰痛，带下有无异常。本病常伴有月经不调、痛经、不孕等。

3.需做妇科检查方可明确诊断。

三、治疗方法

（一）辨证分型体针法

1.急性盆腔炎

（1）湿热壅盛。

【症状】高热，恶寒或不恶寒，头痛，无汗或微出汗；下腹部剧痛或胀痛，拒按，小腹部灼痛，可向两大腿内侧放射，带下量多、质黏、色黄、秽臭；小便短少黄赤，大便干结或溏而不爽，恶心纳呆。舌质红，苔黄腻，脉滑数。

【治则】清热解毒，分利湿浊。

【处方】合谷，曲池，行间，中封，冲门，次髎。

【加减】高热甚者加风池。

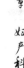

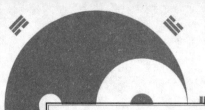

【操作法】合谷、曲池、行间、中封、次髎可反复提插捻转，施行泻法。冲门因在病变部位附近，针刺注意不要刺中发炎组织。留针时间可延长至 1 小时左右。

（2）瘀热内结。

【症状】余热未除，或低热起伏；下腹部剧痛或胀痛，拒按，痛处固定，腰酸，肛门坠胀，带下黄稠臭秽；妇科检查可触及包块。舌红或有瘀斑、紫气。

【治则】破瘀散结，清热解毒。

【处方】冲门，维胞，气舍，次髎，中髎，太冲，曲泉。

加减：腰酸甚者加肾俞。

操作法：行泻法，小腹部穴位注意针刺不要过深。留针 30 分钟，间歇行针。

2.慢性盆腔炎

（1）湿热郁结。

【症状】有感染病史，低热不退，小腹坠胀，时有疼痛；带下量多、色黄白相兼、黏腻、臭秽，或黄色带下、如脓样；小便淋沥、黄赤，胸闷烦躁。舌红、苔黄腻，根部尤甚，或黄腐苔，脉滑数。

【治则】清热利湿，疏肝化浊。

【处方】次髎，白环俞，中极，水道，蠡沟，阴陵泉。

【加减】带下臭秽甚者加丰隆。

【操作法】用泻法或平补平泻法。

（2）寒湿凝滞。

【症状】病程较长，小腹疼痛，有冷感，或坠胀不适，得热则舒；带下量多、清稀;形寒怕冷，大便时溏。舌苔白腻，脉弦紧。

【治则】温经散寒，化湿止带。

【处方】关元，归来，中膂俞，秩边，地机，三阴交。

【加减】小腹疼痛，有冷感，或坠胀不适甚者，加气海穴用温针灸。

【操作法】用泻法或平补平泻法，小腹及骶部穴用温针灸。

（3）瘀血内阻。

【症状】小腹疼痛，痛处固定不移，结块坚硬；带下黄白或赤白相兼；腰骶酸痛，月经延期，或经行腹痛，面色晦暗，肌肤乏润，甚至甲错，舌紫暗或有瘀点，脉沉涩。

【治则】活血散结，破瘀消癥。

【处方】中极，气冲，阿是穴，次髎，胞，中都，地机。

【加减】小腹疼痛甚者，加血海用泻法。

【操作法】用泻法或平补平泻，小腹腧穴辅以艾灸。

（4）邪毒伤阴。

【症状】低热起伏，午后潮热，入夜盗汗，五心烦热，小腹隐痛，腰骶酸胀，带下，月经不调。舌红苔少，脉虚细而数。

【治则】补益肝肾，兼清余邪。

【处方】太溪，复溜，三阴交，大赫，气穴，肾俞。

【加减】五心烦热甚者，加涌泉。

【操作法】用平补法或平补平泻法。

（5）湿邪久羁，气血亏乏。

【症状】小腹坠胀,劳累、经期尤甚,带下绵绵，质稀，头晕目眩，心悸少气，四肢无力，纳谷呆滞,面色少华,大便成溏。舌淡、脉细。

【治则】益气血，兼祛余邪。

【处方】关元，气海，足三里，三阴交，大赫，气穴。

【加减】头晕目眩，心悸少气，四肢无力甚者，加足三里。

【操作法】用补法并可加用艾灸。

（二）综合疗法

1.耳针疗法

【处方1】盆腔，子宫，肾上腺，卵巢，三焦，内分泌，肝肾，脾。

【处方2】子宫、卵巢、盆腔、膀胱、内分泌、中强刺激，留

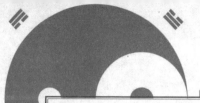

针 20 ~ 30 分钟，每日或隔日 1 次，10 次为 1 个疗程。

2.实用验方

(1) 益气化瘀调冲汤。黄芪、红藤、败酱草、生蒲黄各 30g，益母草 15g，当归、赤芍、丹皮各 12g，川芎、桃仁各 10g 加减，经前 1 ~ 2 日或经行时水煎服，每日 1 剂，服到经净停药，3 个月为 1 个疗程。治疗慢性盆腔炎 110 例，结果：痊愈 57 例，显效 31 例，有效 11 例，总有效率 90% (《中医杂志》，1997，9，547)。

(2) 化瘀宁坤汤。败酱草 20g，红藤、丹皮、三棱、昆布、赤芍、虎杖各 15g，槟榔 12g，莪术、桂枝、没药、附子各 10g，水蛭 5g，浓煎取药液 100mL，药温 38℃ ~ 41℃，每日保留灌肠 40 分钟，15 次为 1 个疗程，经期停用。治疗慢性盆腔炎 160 例，结果：治愈 49 例，显效 62 例，有效 43 例，总有效率 96.2% (《中医杂志》，1995，8，485)。

(3) 慢盆祛瘀汤。红藤、苡仁、败酱草各 30g，冬瓜仁 20克，生蒲黄、五灵脂、赤芍、牛膝各 10g 加减，水煎服，每日 1 剂。治疗慢性盆腔炎 88 例，结果：痊愈 46 例，显效 34 例，总有效率 90.9% (《中国特色医疗大全》，1996，247)。

(4) 妇科七号片。含败酱草、苡仁、柴胡、赤芍、黄芩、陈皮、川楝子，治疗慢性盆腔炎腹痛 232 例、白带异常 229 例、赤黄带 178 例、腰痛 287 例、炎症包块 18 例，总有效率 97% 以上 (《中医杂志》，1986，8，31)。

(5) 二氧化碳激光照射法。激光照射腹部脐耻之间、宫底及输卵管部位压痛处，每次 15 分钟，15 次为 1 个疗程。治疗盆腔炎 85 例，结果：痊愈 47 例 (《中华理疗杂志》，1988，1，26)。

3.体针治疗盆腔炎

常用穴有次髎、气海、关元、带脉、归来、中极、阴陵泉、足三里、三阴交、行间。热重加大椎、大肠俞、曲池、合谷、复溜；血瘀加膈俞、肾俞、血海、蠡沟、太冲。每次取 5 ~ 6 穴，中强刺激，实证用泻法，带脉可透五枢、中极可透曲骨，留针20~30分钟，每日或隔日1次，10次为1个疗程。也可加用电针，每次取腹部及下肢穴位各1对，选中等频率，通电5~10分钟。

4.水针治疗急性盆腔炎

常用穴有次髎、带脉、水道、曲骨、阴陵泉，每次取2~3穴，可选用黄连素或板蓝根注射液，每穴注入1~2ml，每日1次，10次为1个疗程。如下腹部有包块，疼痛较剧，可选用当归、丹参、丹皮酚等注射液，每穴注入0.5~1ml，必要时也可采用抗生素穴位注射。

5.梅花针治疗盆腔炎

用梅花针叩刺双侧腰骶部、小腹部、少腹部及胃脘部，叩至皮肤潮红为度，勿叩出血，每日1次，15次为1个疗程。

6.激光照射治疗慢性盆腔炎

取穴：①双侧附件局部阿是穴。②气海、关元、足三里。③子宫、肾俞、气海、三阴交。

每次取1组穴，3组穴轮换使用。选用3~5毫瓦氦—氖激光照射5分钟，每日或隔日1次，10次为1个疗程。据报道，用本法治疗慢性盆腔炎60例，有效率93.33%。

7.穴位埋植羊肠线治疗盆腔炎

在中极埋植羊肠线，每月1次，连埋3次。据报道，用本法治疗慢性盆腔炎114例，总有效率93.7%。

8.直流电中药离子导入治疗慢性盆腔炎

常用穴有次髎、关元、归来、中极、子宫等穴区，每次取穴1对。中药取如下：

（1）丹参100g。

（2）白花蛇舌草、当归尾各100g，川椒25g，乳香没药、香附各20g，赤芍15g，桂枝10g，血竭5g。

（3）肉桂、乌药、白芍、延胡、木香各25g，当归、丹参、川芎、干姜、鸡血藤各50g，甘草100g。

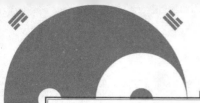

任选一方，浓煎取药液适量，浸湿纱布垫；置穴位上，插入电极板，带药液纱布垫可同时置正负极，也可单置一极，正负极轮换使用，每次治疗 30 分钟，隔日 1 次，15 次为 1 个疗程。

9.刮痧治疗慢性盆腔炎

先刮肾俞、次髎；继刮带脉；再点揉气海、归来、中极；最后刮血海、阴陵泉、足三里、复溜、行间，每周 1 次。

10.艾灸治疗慢性盆腔炎

常用穴有大肠俞、次髎、神阙、气海、归来、中极，每次取 2 ~ 3 穴，可选用艾炷（或隔姜）各灸 3 ~ 5 壮，每日 1 次，10 次为 1 个疗程。据报道，采用艾炷隔姜灸治疗慢性盆腔炎 71 例，总有效率 98.5%。

11.中药热敷治疗慢性盆腔炎

（1）败酱草、生川乌、全当归、泽兰叶、丹参、赤芍、红花、香附、没药、枳壳、三棱、莪术、大黄、黄柏、红藤、苍术、厚朴、姜黄、防风、白芷、艾叶、花粉各 10g，共研细末，加白酒适量，用温水调成糊状，纱布包裹，敷于小腹；药包上面用热水袋保温，每次 60 分钟，每日 2 次。

（2）偏方疗法。透骨草、千年健、艾叶各 30g，桑寄生、血竭各 15g，当归尾、钻地风、赤芍、红花、乳香、没药、白芷、续断、羌活、独活、川椒各 10g，共研碎，装入药袋，蒸热后敷于小腹部，每日 1 次，每剂药可用 7 ~ 10 日。

12.药带治疗慢性盆腔炎

取白花蛇舌草 40g，刘寄奴 30g，赤芍、山慈姑各 15g，当归、桃仁、红花、桂枝各 10g，川芎 6g，共研粗末，制成药带，系于小腹部。

13.中药灌肠治疗慢性盆腔炎

取败酱草、鱼腥草各 30g，丹参、赤芍各 15g，川楝子、柴胡各 10g，浓煎取液 100mL，每晚保留灌肠，灌肠前先排净大便，灌后侧卧床休息 15 分钟，10 次为 1 个疗程。

14.推拿治疗慢性盆腔炎

先顺时针摩腹 3 分钟；继用一指禅推法从气海沿任脉推至中极，往返 3 分钟，重点推关元、中极；再用掌揉气海、水道、归来、子宫穴约 5 分钟，用指按揉中极及双侧带脉、三阴交、蠡沟；然后用轻快擦法在腰骶部治疗约 3 分钟，按揉十七椎、关元俞、小肠俞及点八髎；直擦腰部督脉区；最后用双手同时斜擦小腹两侧。白带多加按揉血海（双），直擦小腿内侧，以透热为度。

四、辅助治疗

1.急性期宜取半卧位，下腹冷敷。

2.慢性盆腔炎还可采用其他物理疗法，如超短波、红外线、药物离子导入、蜡疗等方法。或用盐炒热装入布袋，局部热敷，或温热水坐浴等方法，促进血液循环，改善组织营养，以利炎症吸收和消散。

3.慢性盆腔炎病情顽固，多数难以迅速治愈，患者往往有一定精神负担，故应鼓励其树立信心，适当增加营养，加强身体锻炼，提高抵抗能力。

此外，亦可选用蒸汽、矿泉浴、沙浴、湿泥、蜡疗等疗法辅助治疗。

第二节　功能性子宫出血

凡月经不正常，检查无妊娠、肿瘤、炎症、外伤或全身出血性疾病等，而由内分泌调节系统功能失调所引起的子宫内膜异常出血，称为功能性子宫出血，简称"功血"。

现代医学认为本病是由于内分泌功能失调所引起，即由于大

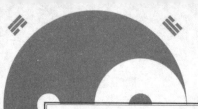

脑皮层、下丘脑、脑垂体、卵巢等功能失常而引起子宫不正常出血。环境改变、精神影响、过度疲劳等因素都可诱发本病。

一、临床表现

子宫出血和出血后所致的贫血是功血患者的主要临床表现。最常见的是不规则子宫出血，即患者流血发生的时间、持续时间、每次出血间隔时间、出血量等都无一定规律。

二、诊断要点

1.诊断本病时应详问病史，了解患者生育及既往月经情况。根据症状及患者年龄可初步估计患者属于哪一类型功血。然后根据卵巢功能的测定，如观察基础体温曲线，阴道脱落细胞涂片，子宫内膜活检，测定血、尿激素水平等，综合分析以明确诊断。

2.应进行妇科检查，以排除生殖系统炎症、肿瘤、损伤及与妊娠有关的疾病等。

3.在询问既往病史和全面体格检查时应注意排除全身性疾病，例如血液病、心血管病、肝脏病、新陈代谢异常、凝血功能障碍等。必要时应给予理化检查。

三、治疗方法

（一）辨证分型体针法

1.出血期治疗

（1）血热。

【症状】阴道突然下血，量多或淋漓不断，血色鲜红或深红，质黏，或有小血块，头晕面赤，口干烦喜热饮，夜难入寐，便艰溲黄。舌红苔黄，脉数有力。

【治则】清热凉血，固经止血。

【处方】大敦，隐白，血海，中极。

【加减】头晕面赤甚者，加足三里。

【操作法】大敦、隐白针深二分，或点刺出血，也可用灯芯草蘸油焠灸大敦穴。血海、中极施行泻法，针刺前注意令病人排尽小便。

（2）瘀血。

【症状】出血淋漓不断，或突然下血、量多，血色紫暗有斑块；小腹不适或有疼痛、拒按，呈阵发性出血。瘀血块排出后则腹痛减轻或出血略少。舌质暗红或舌边尖有瘀点，脉沉涩或弦紧。

【治则】活血化瘀。

【处方】太冲，三阴交，关元，气冲。

【加减】小腹不适或有疼痛、拒按甚者，加足三里、血海。

【操作法】针泻太冲、关元，三阴交、气冲用平补平泻法。

（3）气虚。

【症状】暴崩下血或淋漓不尽，血色淡，质稀薄，无血块；精神疲倦，面色㿠白，气短懒言，四肢欠温，胸闷纳呆，大便易溏。舌淡苔薄白，脉沉弱或芤。

【治则】补气摄血。

【处方】隐白，足三里，气海，百会。

【加减】四肢欠温甚者，加关元灸。

【操作法】足三里、气海穴针用补法。隐白穴用麦粒灸5~7壮，或针灸20分钟。百会艾条悬灸10分钟。也可单用艾灸隐白穴治疗，每日3~4次，灸后患者原有的小腹部绷紧、拘急或空虚感可消失，出血减少。

2.出血后治疗

（1）肾阴虚。

【症状】头晕耳鸣，五心烦热，夜寐不安，口干咽燥，腰膝酸软，舌红少苔，脉细数。

【治则】滋养肾阴。

【处方】太溪，三阴交，阴交，肾俞。

【加减】头晕耳鸣，五心烦热甚者，加中渚。

【操作法】上穴可分两组交替选用。针用补法,留针20分钟,隔日针刺1次。

(2) 肾阳虚。

【症状】神疲乏力,面色㿠白,形寒肢冷,腰膝酸痛,大便溏薄,小便清长。舌淡苔白,脉沉细无力。

【治则】温补肾阳。

【处方】关元,气海,神阙,命门,肾俞。

【加减】形寒肢冷,腰膝酸痛,大便溏薄甚者,加足三里。

【操作法】上穴可分为前后两组隔日交替选用。神阙用艾条灸或艾炷直接灸或隔物灸。其余诸穴针刺均用补法或针灸并用或单灸不针。

(二) 综合疗法

1.耳针疗法

【处方1】子宫,皮质下,内分泌,肾,肝,卵巢。

【处方2】子宫、卵巢、盆腔、附件、内分泌、肾上腺、皮质下、肝、脾、肾、神门每次选3~5穴,中等刺激,留针30~120分钟,每日或隔日1次,5~10次为1个疗程,两耳交替针刺。亦可单耳埋针或贴压王不留行籽,每日自行按压数次,3~5日两耳交换1次。据报道,采用耳穴贴压王不留行籽治疗功血94例,治愈率96.85%。

2.实用验方

(1) 固经汤。桑寄生30g,黄芪、生地、白术各18g,续断、乌贼骨各12g,白芍10g,生龙骨、生牡蛎各9g,茜草、柴胡各6g,加减用药。水煎服,每日1剂(出血多者1.5剂),于经行第3日开始服药,每月服药5~10剂。治疗崩漏68例,连服1~3个月经周期,结果:治愈52例,好转13例,总有效率95.6%(《中医杂志》,1998,5,276)。

(2) 贯众汤。贯众60g,黄芪30g,桑叶10g,加味用药。,水煎服,每日1剂,治疗绝经后阴道不规则出血37例,结果:

痊愈 31 例（服药 3~5 剂），显效 4 例（服药 3~15 剂），总有效率 94.6%（《中医杂志》，1998，6，352）。

（3）补气调冲方。熟地、山药、菟丝子、乌贼骨各 15g，萸肉、杞子各 10g，鹿角胶或阿胶 12g，加减用药。水煎服，每日 1 剂。治疗青春期功血 38 例，服药 14 次，结果：痊愈 32 例，好转 6 例，总有效率 100%（《中国特色医疗大全》，1996，259）。

（4）生黄逐瘀汤。生地、当归、刘寄奴各 15g，生大黄 15g，赤芍、茜草、枳壳、黑香附各 12g，生蒲黄 10g，三七粉 3~6g，加减用药。水煎服，每日 1 剂（重症 2 剂）。治疗瘀血功血 68 例，结果：痊愈 28 例，显效 23 例，有效 12 例，总有效率 92.6%（《中国特色医疗大全》，1996，264）。

（5）中药。黄芪、煅龙骨、煅牡蛎各 15g，党参、生地、乌贼骨、黑芥穗、花蕊石各 12g，炒白术、续断、茜草、萸肉各 9g 等加减用药，水煎服，每日 1 剂（出血量多 2 剂）；配合艾条熏灸隐白穴（双），每次 15~20 分钟，以穴区皮肤潮红发热为度，每日 3~5 次。共治疗功血 30 例，结果：2 日止血 4 例，3 日止血 11 例，4 日止血 12 例，5 日止血 3 例（《中国特色医疗大全》，1996，257）。

3.体针治疗宫血

（1）针灸断红穴（手背第二、三指掌关节间向前 1 寸处），先针后灸，留针 20 分钟，常有立即减少出血量的作用。

（2）常用穴有肝俞、脾俞、肾俞、气海、关元、中极、地机、交信、三阴交、隐白。肾气虚加百会、命门、复溜；肾阴虚加血海、太溪、然谷、阴谷；脾气虚加膏肓俞、阴交、足三里；血热加期门、血海、水泉、侠溪、大敦；血瘀加气冲、太冲；肝郁加支沟、太冲。

每次选取 4~5 穴，中强刺激，留针 20 分钟，每日 1 次，10 次为 1 个疗程。

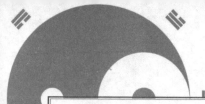

4.头针治疗功血

针双侧头穴生殖区，留针 60～120 分钟，间歇运针，隔日 1 次，5 次为 1 个疗程。

5.足针治疗功血

常用足穴有 19、22、28、29 号穴，中强刺激，留针 30 分钟，间歇运针，每日或隔日 1 次，5～10 次为 1 个疗程。

6.水针治疗功血

(1) 体穴水针常用穴有肾俞、关元俞、中极、子宫，每次取 1～2 穴，各注入 707 液 5mL。每日 1 次，10 次为 1 个疗程。

(2) 耳穴水针常用穴有子宫、膈、三焦、肾上腺、内分泌，每次选 2～3 穴，各注入维生素 K_3 或 B_{12} 注射液 0.1ml，双耳交替注射，每日 1 次，10 次为 1 个疗程。据报道，用维生素 K_3 注射液 0.1ml 注入耳穴子宫、膈，治疗功血 100 例，连注 3 日，结果：治愈 68 例，总有效率 96%。

7.刺血治疗功血

用三棱针点刺大敦、隐白，各刺血 2～3 滴，隔日 1 次。据报道，用本法治疗功血 38 例，一般 1～3 次获愈。

8.梅花针治疗功血

出血期用梅花针叩刺百会、颈动脉区、带脉区、腰骶部、小腿内侧。血止后叩刺大椎、夹脊 12～17、腰骶部、中脘、带脉区、下腹部、腹股沟、小腿内侧，每日 1 次，10 次为 1 个疗程。

9.皮内针治疗功血

刺地机（右），将针感导至内踝，留针 10 分钟后，把针退至皮下，再沿脾经循行线向下刺 1 寸，胶布固定 24 小时。如功血不止，再加血海埋针，方法相同，方向与地机相反。

10.艾灸治疗功血

(1) 血崩可选用麦粒灸百会、气海各 10～20 壮，肝、脾、肾俞各 10 壮，血海、地机、三阴交各 10 壮。偏虚寒者加灸命门、关元、中极各 20 壮；血热加灸太冲、大敦各 5 壮；血瘀加灸气海、冲门各 3 壮，支沟 5～7 壮。亦可选用艾炷隔姜灸 5～7 壮，或每次选 3～5 穴，行温针各灸 5～10 分钟，均每日 1 次，5～10 次为 1 个疗程。

（2）血崩时选用小艾炷灸隐白或大敦 5～10 壮；或在神阙、隐白行艾条温和灸 20 分钟，出血量即可减少。亦可重点灸气海、关元、中极、隐白 15～20 分钟，以局部皮肤潮红为度。或在子宫、中极行温和灸 20～30 分钟，均每日 1～2 次。据报道，单用艾条熏灸隐白穴治疗功血 30 例，灸治 3 日血止者 7 例，4 日血止者 11 例，5 日血止者 10 例，熏灸 6 日，全部治愈。

（3）灯火灼灸隐白、大敦各 1 燋，功血有立止的效果。

11.中药外敷治疗功血

取鲜蓖麻叶适量，捣烂敷贴百会，每日换药 1 次。

12.中药熏洗治疗功血

取吴萸、杜仲、蛇床子、五倍子各 30g，木香、丁香各 15g，以绢包煎汤熏洗，坐浴，每日 1 次。

四、辅助治疗

1.对出血量多者，要卧床休息，并注意脉搏、血压、面色等变化。出血量不慎多的患者也要求不从事剧烈活动，多休息。

2.患者宜多食富有蛋白质、维生素、矿物质的食物，忌食辛辣，严禁烟酒。应消除紧张、忧虑等情绪，保持性情舒畅。

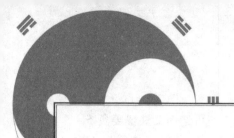

第三节 闭 经

凡女子年逾18周岁，月经尚未来潮，或者曾来过月经，但又连续闭止3个月以上者称为闭经。现代医学称前者为原发性闭经，后者为继发性闭经。

现代医学认为正常月经有赖于大脑皮层、下丘脑、垂体、卵巢、子宫等功能的协调，其中任何环节发生病变，即可导致闭经。其他内分泌腺如甲状腺、肾上腺皮质功能障碍，或某些精神因素、环境改变、寒冷、消耗性疾病、刮宫过深、放射线治疗等也能引起闭经。

一、临床表现

患者如果是大脑皮层与皮层下中枢功能失调导致的闭经，一般有全身营养障碍、精神病、精神过度紧张、环境变迁等情况，但生殖器官正常。如果生殖器官发育不良，多为原发性闭经，妇科检查可发现异常。

二、诊断要点

1.闭经是一个临床症状，除应与生理性闭经鉴别外，诊断的目的主要在于寻找病因，查出病变部位。

2.应详询病史，了解月经、生育史及其他病史。全身体格检查时应注意发育、营养、体型、第二性征、毛发分布、精神状态有无异常。

3.进行妇科检查时应注意生殖器官有无畸形，详细检查子宫及附件的情况。

4.可选用某些理化试验作辅助检查，如孕素试验、雌激素试验、刮宫、内膜活检、基础代谢测定等。

三、治疗方法

（一）辨证分型体针疗法

1.肾阴亏损。

【症状】月经初潮较迟，量少，色红或淡，渐至闭经，形体消瘦，面色晦暗；头晕耳鸣,腰膝酸软，或可见两颧潮红，手足潮热盗汗，心烦不寐，皮肤干燥，或有咳嗽、唾血，咳痰不爽，唇红口干。舌红苔少,脉细数。

【治则】滋肾调经。

【处方】肾俞，志室，气海，三阴交，太溪。

【加减】形体消瘦，面色晦暗，头晕耳鸣,腰膝酸软甚则，加足三里。

【操作法】上穴分成两组交替选用。针用补法,三阴交穴或用泻法。留针20分钟,每日治疗1次。

2.肾阳不足。

【症状】月经不行日久，头晕腰酸，夜尿量多，形寒畏冷,面色㿠白，小腹有时作胀，大便或有溏泄。舌淡苔白，脉沉细。

【治则】温肾通经。

【处方】肾俞，命门，关元，气海，归来。

【加减】形寒畏冷,面色㿠白甚则加足三里、三阴交。

【操作法】上穴可分前后两组，交替采用。归来针用补法或平补平泻，余穴针用补法,并加艾灸。

3.气血虚弱。

【症状】月经后期、量少、色淡，渐至停闭；面色无华，头晕目眩，心悸怔忡，气短懒言，神倦肢软，或纳少、便溏。舌色淡脉细弱。

【治则】益气养血调经。

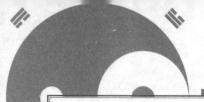

【处方】足三里，三阴交，气海，归来，脾俞，胃俞。

【加减】心悸怔忡，气短懒言，神倦肢软甚则，加肾俞、命门。

【操作法】三阴交、归来可用平补平泻法，余穴针用补法。

4.血瘀气滞。

【症状】月经数月不行，精神抑郁，烦躁易怒，胸胁胀满，或时嗳逆，小腹胀痛拒按。舌质紫暗，舌边有瘀点，脉沉迟或沉涩。

【治则】理气行滞，活血通经。

【处方】合谷，三阴交，地机，血海，气冲。

【加减】精神抑郁，烦躁易怒，胸胁胀满甚则，加阳陵泉。

【操作法】合谷针用补法，余穴均用泻法，留针 20 分钟，间歇行针。

5.痰湿阻滞。

【症状】经期屡延，终至闭经。形体日益肥胖,或形肥多毛、带下量多、色白，胸脘胀闷,恶心泛吐，口腻痰多。苔腻，脉滑。

【治则】燥湿祛痰通经。

【处方】脾俞，三焦俞，次髎，中脘，中极。

【加减】形体日益肥胖甚则，加丰隆。

【操作法】上穴可分两组，交替选用。针用平补平泻或泻法，或酌加艾灸。

6.寒凝胞宫。

【症状】月经停闭,面色苍青，腰酸腹痛，怕冷喜温，带下稀白。苔白，脉沉迟。

【治则】温经、散寒、活血。

【处方】天枢，关元，归来，腰阳关，关元俞，三阴交。

【加减】腰酸腹痛，怕冷喜温甚则，加足三里、气海。

【操作法】针用平补平泻，并加艾灸。

(二) 综合疗法

1.实用验方

(1) 中西医结合周期疗法。此法治疗宫腔粘连引起的闭经。

于月经周期的第一周用补肾活血方：续断、杜仲各 15g，丹参、赤芍、牛膝各 12g，官桂、延胡、小茴香各 10g，没药 6g，干姜 3g。阳虚加黄芪、党参、焦白术；阴虚加麦冬、萸肉、菟丝子，水煎服，每日 1 剂，连服 7 剂。第三周用活血化瘀方：丹参、当归各 15g，赤芍、红花、益母草各 12g，桃仁、川楝子各 10g，连服 7 剂。同时在周期的第 1～5 日，每日加服氯蔗酚胺（药物名）50～100mg；第 6～20 日，每日加服己烯雌酚 0.125～0.5mg（亦可隔日 1 次）；第 21～23 日，每日加服安宫黄体酮 8 毫克。

(2) 人工周期治疗闭经。第 1～2 周取首乌、菟丝子各 20g，党参、白芍、女贞子各 15g，杞子、白术、续断、麦冬各 12g，五味子 10g，水煎服，每剂服 2 日，共服 6 剂；第 3 周上方去杞子、加锁阳 12g，淫羊藿 10g，每剂服 2 日，共服 3 剂；第 4 周取熟地 20g，当归、白芍、益母草各 15g，党参、白芍、牛膝各 12g，川芎、枳壳各 10g，每剂服 2 日，共服 3 剂。以上 3 方共服 24 日为 1 个疗程，服药至建立月经周期 3 个月后才逐渐停药。疗程 2～6 个月经周期，治愈率可达 91.7%（《中西医结合杂志》，1988，5，293）。

2.耳针疗法

【处方 1】内分泌，肾，肝，脾，神门，皮质下，卵巢。

【处方 2】心、肝、肾、子宫、卵巢、附件、盆腔、脑点、神门、交感、三焦、下腹、内分泌、皮质下。

每次选 5～6 穴，中强刺激，留针 30 分钟，每日或隔日 1 次，10 次为 1 个疗程，两耳轮换针刺。亦可埋针或贴压王不留行籽，每日自行按压数次，3～5 日换贴 1 次。

3.体针治疗闭经

主穴取肾俞、阴交、血海、三阴交，肝肾不足加肝俞、命门、关元、大赫；气血虚弱加膈俞、脾俞、胃俞、气海、足三里；气滞血瘀加次髎、期门、中极、合谷、地机、太冲；痰湿阻滞加中脘、间使、丰隆、行间，每次取 5～6 穴，中强刺激，留

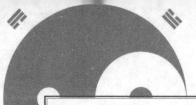

针 30 分钟，隔日 1 次，10 次为 1 个疗程。也可选用 1~2 对穴，接电针仪，选中等频率，通电 5~10 分钟。实证闭经还可针刺长强穴，深 1 寸，强刺激，留针 20 分钟，每 5 分钟运针 1 次。据报道，针刺长强治疗继发性闭经 25 例，其中 22 例针刺 1~2 次，月经即来潮；另组报道，针刺配合按摩治疗闭经 15 例，痊愈 14 例。

4.梅花针治疗闭经

闭经时间短，无自觉症状者，叩刺胸椎、腰及骶部、下腹部、带脉区、期门、中脘（重点叩刺腰骶部、带脉区及中脘）；闭经时间较长，自觉症状明显者，叩刺脊柱两侧（重点叩刺腰及骶部、下腹部、带脉区、中脘、关元、腹股沟、三阴交），叩至局部皮肤红润微出血为度，每日 1 次。

5.刮痧治疗闭经

先刮肝俞、脾俞、肾俞、次髎、合谷；继点揉关元、大赫；然后刮血海、阳陵泉、足三里、地机、三阴交，每周 1 次。

6.拔罐治疗闭经

常用穴：①大椎、肝俞、脾俞。②身柱、肾俞。③命门、关元。每次选 1 组穴，先用三棱针点刺后，闪火拔罐 10~15 分钟，每日 1 次。

7.艾灸治疗闭经

常用穴：①虚证取膈俞、肝俞、脾俞、肾俞、气海、关元、归来、足三里。②实证取中极、合谷、血海、丰隆、地机、三阴交、太冲。每次取 3~5 穴，虚证选用艾炷（或隔姜、胡椒饼）各灸 3~5 壮，或艾条温和灸、温针灸 10~15 分钟；实证选用艾炷隔姜灸 3~5 壮，或温针灸 5~10 分钟，均每日或隔日 1 次，15 次为 1 个疗程。

8.中药热敷治疗闭经

（1）虚证取生地、木香各等份，共捣烂敷贴于气海、关元穴上，覆以厚布，用熨斗热熨 30 分钟。

（2）实证取益母草 120g（切碎），晚蚕砂 100g，共炒烫布包，热敷小腹 30 分钟。均每日 1～2 次，15 次为 1 个疗程。

9.坐药治疗闭经

取大黄 15g，茜草 10g，共捣烂，用消毒纱布包裹成小团塞阴道内，系一线在外，每日 1 次，5～7 次后月经可行。

10.推拿治疗闭经

常用推拿穴位有肝俞、脾俞、胃俞、肾俞、气海、关元、血海、足三里、三阴交。可选用摩、按揉及一指禅推、擦、擦等手法施治。先摩小腹，配合揉气海、关元约 10 分钟，继按揉血海、足三里、三阴交各 2 分钟；再用一指禅推法推腰部脊柱两侧，重点推肝、脾、肾俞各 2 分钟；接着施擦法治疗约 5 分钟；然后按揉上穴各 2 分钟；最后擦督脉、八髎，以透热为度。

第四节　痛　　经

凡妇女在行经前后，或正值行经期间，小腹及腰部疼痛，甚至难以忍受，以致影响工作和日常生活并需要治疗者，则称之谓痛经。痛经是患者的自觉症状，有些妇女在月经期，由于盆腔充血而产生小腹轻度坠胀、腰部酸痛，这并非属病理性，则不作痛经论。痛经可分原发性和继发性两类。原发性痛经指经过详细妇科检查，生殖器官并无器质性病变者。因生殖器官器质性病变如子宫内膜异位症、急慢性盆腔炎、子宫颈狭窄、阻塞等所引起的痛经为继发性痛经。

现代医学认为继发性痛经可发生于生殖器官的器质性改变，如子宫周围炎、附件炎、子宫肌瘤、子宫内膜异位症等。对原发性痛经，近年来的许多研究表明，子宫内膜和血中前列腺素含量增高是造成痛经的决定因素，痛经患者血中 PGF2a 含量较高，可引起于过于强烈的收缩而导致宫颈内压力增高。此外，子宫肌

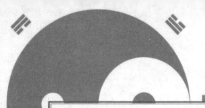

壁还因缺血而产生剧烈的疼痛，当 PGF2a 进入血循环可引起胃肠道、泌尿道、血管等处的平滑肌收缩，从而导致痛经的其他兼症。

一、临床表现

原发性痛经常发生于月经初潮不久的未婚或未孕的年轻妇女，一般于月经来潮前数小时即已感到疼痛，成为月经来潮之先兆。月经开始时疼痛逐渐或迅速加剧，疼痛历时数小时，有的甚至要 2~3 天，疼痛常呈阵发性下腹部和腰骶部绞痛，疼痛剧烈时患者脸色发白，冷汗阵阵，全身无力，四肢厥冷，并有恶心、呕吐、腹泻、尿频、头痛等症状。

二、诊断要点

1.应仔细了解痛经病史，原发性痛经一般始于初潮后 1~2 年内，没有生殖器官炎症病史，多见于青春期妇女。继发性痛经应有原发性疾病病史及体征，多发生于已婚妇女。

2.痛经发生的时间每与月经来潮时间有关，辨证之前应详询疼痛时间、性质、部位，月经色、质、期量及全身其他兼症。

3.要通过妇科检查了解生殖道及宫颈是否通畅，检查子宫发育是否正常，附件有无肿块、粘连，盆腔器官有无触痛，从而判断是否有生殖器官器质性病变。

三、治疗方法

（一）辨证施治体针治疗

痛经发作时，疼痛剧烈，应根据急则治标的原则，针灸治法当理气活血、以通为主。对反复发作的患者,或对于非发作阶段的患者,应按脏腑、八纲辨证，确定治法，对证处方配穴，于经期前一周开始治疗，防止下一周期疼痛发作，连续数月，直至治愈。

1.气滞血瘀。

【症状】经前或经期小腹胀痛或阵发性绞痛，放射到腰部或

针灸综合疗法

骶部；月经后期，色紫红或紫黑，有血块及腐肉样片状物，经行淋沥不畅。偏于气滞者胀甚于痛，可伴有胸胁乳房胀痛；偏于血瘀者则以疼痛为主，拒按，经行血块去则痛减。舌质或有紫点，脉细弦。

【治则】调气化瘀，活血止痛。

【处方】气海，太冲，地机。

【加减】瘀血较甚加合谷、三阴交；气郁化火，瘀热为患加行间，去太冲。

【操作法】针刺气寒可以直痛1.5~2寸，快速捻转，以针感达到阴部为佳。合谷用补法。其余诸穴均用泻法，留针30~40分钟，间歇行针。

2.寒湿凝滞。

【症状】经前或经期小腹绞痛，并有冷感，以手按之则疼痛加剧，给予局部温热刺激则痛稍减轻，有时疼痛牵连腰脊，月经后期，量少，行而不畅，色紫黑有块；可伴有形寒、肢冷、关节酸痛苔白腻，脉沉紧。

【治则】温经散寒祛湿。

【处方】大赫，三阴交，肾俞，十七椎，次髎。

【操作法】以上穴位分前后两组交替选用。针用平补平泻或用泻法。针刺小腹穴位之前令患者解尽小便。疼痛剧烈时，针刺关元、大赫应不断地捻转运针，使针感下传，出针后可于局部再施艾条温和灸，至皮肤红润。肾俞可直刺1~1.3寸，十七椎直刺2~2.5寸，使小腹部有发胀、阴部有发热感。针次髎应使针尖刺入第二骶孔约2寸深，使小腹内有热胀感。痛经非发作期在小腹部腧穴施以隔姜灸，每次5~7壮。

3.气血虚弱。

【症状】经期或经净后小腹绵绵作痛，且有空坠不适之感，喜按；月经色淡红，无血块；面色苍白，少华或萎黄，头晕眼花，心悸少寐。舌淡、舌体胖大边有齿痕、苔薄，脉细弱。

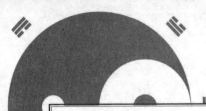

【治则】补益气血。

【处方】气海，足三里，脾俞，胃俞，膈俞。

【操作法】上穴可分前后两组交替选用。针用补法，并加艾条灸或温针灸。

4.肝肾不足。

【症状】经后小腹隐隐作痛，月经先后无定期，经量或多或少，色夹红，无包块；腰膝酸软，夜寐不酣，头晕耳鸣，目糊。舌红苔薄，脉细。

【治则】补养肝肾。

【处方】太溪，三阴交，血海，肝俞，肾俞。

【操作法】针用补法，留针 30 分钟，间歇行针。

(二) 综合疗法

1.电针疗法

【处方】关元，三阴交，归来，太冲。

【操作法】每次选用 2 穴，上下相配接上电针仪，可选用密波或疏密波，电量以中等刺激为宜。每日 1~2 次，每次通电20~30 分钟。

2.耳针疗法

【处方 1】常用穴有肝、脾、肾、脑点、交感、子宫、卵巢、内分泌、皮质下。情绪不安，失眠多梦加心、神门；心悸加心、小肠；血压偏高加降压沟；烘热汗多加肺、面颊；烦躁不安加耳尖穴。每次选 3~5 穴，中强刺激，隔日 1 次，15 次为 1 个疗程。亦可单耳埋针或贴压王不留行籽，每日按压数次，3~5 日两耳交换 1 次。

【处方 2】子宫，交感，皮质下，内分泌，肾。

操作法：所取穴位宜在针刺时配合寻找敏感点，消毒后，用毫针迅速刺入，并捻转数分钟，留针 20~30 分钟。或在耳穴埋丸、埋针，嘱患者每日按压 2~3 次。为防止复发，每于月经来潮前 3 天开始治疗。

【处方 3】主穴取肾、子宫、卵巢、内分泌、皮质下。经行头痛配额、枕、脑点；经行眩晕配心、肝、额、晕点、盆腔、肾上腺；经行乳胀配乳腺、盆腔、胸外；经行发热配肺、心、额；经行身痛配脑点、兴奋神经点；经行吐衄配内鼻、神门、肾上腺；经行水肿配神门、膀胱、肾上腺；经行泄泻配胃、腹、大肠、盆腔；经行神志异常配颈、神门、脑点、脑干。经前 1 周开始针刺，每次选取 3～5 穴，中强刺激，留针 15～30 分钟，每日 1 次，两耳轮换针刺，经行诸症消失后停针。连针 3～5 个月经周期，亦可埋针或贴压王不留行籽，每日自行按压数次。

3.皮肤针疗法

【处方】气海，三阴交，阿是穴。

【操作法】先消毒所针穴位皮肤，取揿钉型或麦粒状皮内针，用银于挟住针身，友手拇、食指将穴位皮肤舒张开,将针尖刺入，外用小块胶布固定埋针 1～2 日后取出。

4.梅花针疗法

【处方 1】①下腹部：任脉，肾经，胃经，脾经。②腰骶部：督脉，华佗夹脊，膀胱经。

【处方 2】用梅花针自上而下叩刺背部脊柱两侧至皮肤红润微出血为止，隔日 1 次，15 次为 1 个疗程。

操作法：先用酒精消毒叩刺部位，腹部从脐孔至耻骨联合，腰骶部从腰椎至骶椎，先上后下，先中央后两旁。疼痛剧烈时可重叩强刺激。发作前或疼痛较轻或体弱患者，先以中等强度刺激，边叩刺边询问腹痛情况，并注意察形观色，以防晕针每次叩刺 10～15 分钟，以痛止腹部舒适为度。

5.水针疗法

【处方】血海，关元，水道，膀胱俞，次髎。

药物选择：2%普鲁卡因，当归或红花注射液。

操作法：每次选用 2～3 穴,取 2%普卡因 1mL 加生理盐水适量，或取当归或红花注射液 6～8mL，每穴注射 1～2mL 药液。

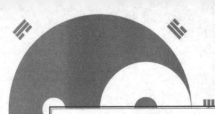

6.腕踝针疗法

【处方】下1区。

【操作法】沿皮向上平刺，每次留针20～40分钟，也可固定久留针。

7.穴位激光照射疗法

【处方】关元、中极、三阴交、血海。

【操作法】用小功率激光治疗仪，每穴照射5分钟，每日1次。

8.实用验方

（1）痛经煎。熟地、炒白术、炒山药、炒扁豆、炮姜、炒吴萸、炙甘草，加减治疗经行泄泻32例，水煎服，每日1剂，服药5剂后）痛经消失或减轻（《中医杂志》，1998，3，174）。

（2）痛经方。辨证属阴虚肝旺者取丹参、赤芍、茜草、香附、泽泻、夏枯草、川楝子各15g，当归12g，柴胡10g；肝郁化火者取夏枯草15g，柴胡、山栀、丹皮、当归、白芍、香附、延胡各12g；火盛痰蒙者取柴胡、郁金、石菖蒲15g，制南星、黄连、半夏各12g，礞石、远志、大黄各10g；水湿滞留者取夏枯草、柴胡各15g，当归、白术、半夏、茯苓、猪苓、泽泻各10g，水煎服，每日1剂。治疗经前紧张综合征1000余例，效果显著（《中国特色医疗大全》，1996，244）。

（3）辨证治疗痛经170例。

方药：柴胡6～8g，白芍12g，当归、郁金、香附、枳壳、牛膝、青皮、橘叶、路路通各10g。五心烦热加丹皮、栀子；乳房结块加橘核、瓜蒌、王不留行，水煎服，每日1剂。经1个月经周期治疗，结果：痊愈104例，有效55例，总有效率93.53%（《辽宁中医杂志》，1982，4，33）。

9.体针治疗痛经

（1）经行头痛：主穴取太阳、风池、合谷、三阴交。前额痛配上星、印堂、攒竹、内庭；偏头痛配悬颅、外关、足临泣；枕后痛配天柱、后溪、申脉；头顶痛配百会、内关、太冲、涌泉。

用泻法，留针 20～30 分钟，每日 1 次， 般于每个月经周期经前开始针刺，疼痛缓解停针。

（2）经行不寐：取内关、神门、足三里、三阴交，于经前 1 周开始针刺，用平补平泻法，留针 20～30 分钟，每日 1 次。

（3）经行乳胀：取乳根、期门、内关、三阴交、足临泣、太冲，用泻法，余同上。

（4）经行发热：取膈俞、曲池、合谷、血海、太溪、太冲、行间，针法同上。

（5）经行身痛：取肾俞、命门、气海、关元、足三里、阳陵泉、三阴交、行间，针法同上。

（6）经行吐衄：取风池、上星、迎香、列缺、三阴交、太溪、太冲，针法同上。

（7）经行水肿：①阳水取小肠俞、膀胱俞、水沟、列缺、阴陵泉、复溜，针法同上。②阴水取肾俞、脾俞、足三里，用补法，留针 20～30 分钟，气海、水分、三阴交，用艾条温和灸，每穴 5～10 分钟，每日 1 次。

（8）经行泄泻：取脾俞、肾俞、气海、阴谷、足三里、三阴交，用补法，留针 20～30 分钟，每日 1 次。

（9）经行神志异常：取人中、内关、神门、丰隆、三阴交，或心俞、脾俞、巨阙、丰隆，或风府、神门、劳宫、少商，均用泻法，亦可泻心俞、神门、大陵，补大钟，留针 20～30 分钟，每日 1 次。

10.推拿治疗痛经

常用推拿穴位有百会、太阳、风池、心俞、肺俞、膈俞、肝俞、督脉及背部两侧膀胱经第一侧线，可选用一指禅推、按、揉、拿、抹、擦等手法治疗。先分抹前额、眼眶上下及鼻翼旁约 2 分钟；继推前额、太阳、百会或揉大鱼际约 10 分钟；接着横扫头之两侧各 30 秒钟；再用 5 指拿头顶 5～8 遍，拿风池约 20 秒钟，按揉双侧脾俞、心俞、膈俞各 2 分钟，搓两胁 30 秒钟；

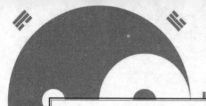

然后用小鱼际擦督脉及背部膀胱经第一侧线。于经前 1 周开始推拿，每日或隔日 1 次，推至经行诸症消失为止。

四、辅助治疗

1.患者应注意经期卫生，避免过食生冷冒雨涉水、冷水洗浴，禁忌房事。经期要避免过度疲劳，注意调节情志，消除焦虑、恐惧心理。平时宜加强体育锻炼，增强体质。

2.疼痛不严重者可采用自我按摩疗法。患者仰卧，用一手的大拇指腹推揉关元、气海，每次 5～10 分钟。再用两手掌部从上向下反复按摩直至少腹有温暖感。

第五节　子宫脱垂

子宫脱垂是指子宫从正常位置沿阴道下降，至子宫颈外口达坐骨棘水平以下，甚至子宫全部脱出于阴道口外。本病常伴发阴道前、后壁膨出。

现代医学认为分娩时过早屏气用力、胎儿过大、助产不当，可使支持子宫正常位置的韧带及盆底组织损伤。老年妇女或长期哺乳妇女，雌激素水平下降，也可使盆底组织及韧带缺少弹性，过度松弛。在上述基础上，若再加上产后过早参加体力劳动，或慢性咳嗽、便秘、腹泻等原因，使腹压增加就可促使子宫脱垂。

一、临床表现

患者表现为有肿块自阴道脱出，最初在腹压增加如大便、咳嗽时脱出，当休息或卧床后即能自动回缩，随着病情的发展，脱出的肿物越来越大，以致终日脱于阴道外，非经手还纳则不能自行复位。病情严重者，脱出的肿物充血、水肿、肥大，甚至无法

针灸综合疗法

还纳，长期暴露在阴道口，局部上皮增厚，有时因长期摩擦而发生糜烂、溃疡、感染，渗出脓性分泌物，使病人行动不便，终日卧床，异常痛苦。本病多数患者有会阴部下坠感、腰酸，劳累或走路时加重。下坠和腰酸程度与脱垂的严重程度成正比，特别是月经期症状更明显，且经常伴月经过多。若伴有膀胱膨出，可出现排尿困难、尿潴留，极容易并发尿路感染。若有尿道膨出时，可在增加腹压的情况下有尿液渗出。若伴有直肠膨出时可出现大便困难。多数患者有会阴部下坠感、腰酸，劳累或走路时加重。

二、诊断要点

1.除患者有肿块自阴道脱出等自觉症状外，还必须询问病史，了解有关致病原因，如生育史、以往分娩情况、劳动条件、营养状况等。

2.必须给予妇科检查，以确定子宫脱垂的分度。在脱垂的程度上有三度之别：Ⅰ度者，子宫颈下垂到坐骨棘水平以下，但不超越阴道口；Ⅱ度者，子宫颈或子宫颈连同部分子宫体露出阴道口外；Ⅲ度者，子宫颈及整个子宫体均露出阴道口外。妇科检查还应注意是否伴有膀胱或直肠膨出等情况。

三、治疗方法

（一）辨证分型体针法

1.气虚下陷。

【症状】自觉阴道内有物脱出，劳则加剧，卧床休息后有时可自行消失。小腹、会阴部下坠感，精神疲倦，心悸，气短，面色无华，小便量多，带多色白。舌淡、苔薄白，脉细。

【治则】益气升提。

【处方】百会，气海，维道，足三里，三阴交。

【操作法】针刺气海、维道时针尖向耻骨联合方向,使针感放散到会阴部。诸穴均用补法，留针 30 分钟，也可配合艾灸。

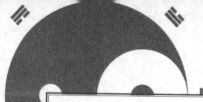

2.肾虚失固。

【症状】阴道干涩不适，头晕自觉阴道有物脱出，腰酸腿软，小腹下坠，小便频数，夜间尤甚,引导干涩不适，头晕耳鸣。舌红，脉沉细。

【治则】补益固脱。

【处方】关元，大赫，子宫，肾俞，照海。

【操作法】腹部腧穴针刺方法同上。诸穴均用补法，留针30分钟。

3.湿热下注。

【症状】子宫脱出，表面溃疡,外阴肿胀疼痛，黄水淋漓；身热心烦，小便短赤而灼热，或口苦而干。舌红、苔黄腻，脉滑数。

【治则】健脾利湿，清热解毒。

【处方】中极，带脉，次髎，曲泉，阴陵泉，大敦。

【操作法】针刺中极、带脉、次髎时应使针刺感应放散到会阴部。请穴均用泻法，留针20分钟，并间歇行针。

（二）综合疗法

1.实用验方

（1）升麻牡蛎散治疗子宫脱垂。升麻6g，牡蛎12g，研面6～9g，每日2～3次，治疗子宫脱垂723例。Ⅰ度服药1个月，Ⅱ度服药2个月，Ⅲ度服药3个月为1个疗程。结果：服药1个月121例，痊愈67例；服药2个月227例，痊愈124例；服药3个月375例，痊愈338例（《浙江中医杂志》，1987，8，368）。

（2）水提汤治疗子宫脱垂。枳壳、茺蔚子各15g，水煎服，治疗子宫脱垂924例，每日1剂，30日为1个疗程，结果：显效602例，总有效率83.87%（《中西医结合杂志》，1984，4，238）。

（3）升麻煮鸡蛋治疗子宫脱垂120例。Ⅰ度63例，Ⅱ度51例，Ⅲ度6例，病程0.5～10年。方法：先将鸡蛋一端打一个小孔，再取升麻4g研细末后纳入鸡蛋内搅匀，封固蛋孔，煮熟后食鸡蛋，早晚各1个。10日为1个疗程，经3个疗程治疗，结果：痊愈104例，总有效率96.67%（《四川中医》，1986，11，47）。

2.耳针疗法

【处方1】子宫，皮质下，交感，外生殖器，脾，肾。

【处方2】肾、子宫、交感、皮质下、外生殖器。

强刺激，留针30～60分钟，间歇运针，每日或隔日1次，双耳轮换针刺，10次为1个疗程。

3.芒针治疗子宫脱垂111例

主穴取维道、维胞、维宫，配穴取足三里、阴陵泉、三阴交。结果：痊愈90例，显效12例，好转9例，总有效率100%。并提示：中、重度和病程短者疗效较好（《江苏中医杂志》，1987，4，32）。

4.体针治疗子宫脱垂

常用穴有百会、长强、气海、关元透曲骨、维胞、维道、子宫、气冲、足三里、阳陵泉、三阴交、太冲。脾虚加脾俞、中脘；肾虚加命门、肾俞、大赫、照海；湿热加曲池、复溜。每次取4～5穴，用补法，留针20～30分钟，每日或隔日1次，10次为1个疗程。针维道时可沿腹股沟斜刺2～2.5寸，以针感传到阴道并出现上抽感，效果更好。也可加电针，并配合艾灸百会。有研究者针刺治疗子宫脱垂87例，留针2～3小时，并配合灸百会，治疗后用子宫托固定，总有效率达91.9%。

5.头针治疗子宫脱垂

取头穴双侧足运感区、生殖区，或额旁三线、顶中线，进针后快速捻针至局部热胀为度，留针15～20分钟，间歇运针，隔日1次，10次为1个疗程。

6.电针治疗子宫脱垂

主穴取关元、中极、子宫、提托、三阴交，配穴取百会、气海、足三里，每次选取1～2对穴，针刺得气后，接通电针治疗仪，

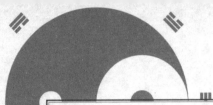

频率 1~2 赫兹，通电 30 分钟，隔日 1 次，10 次为 1 个疗程。

7.水针治疗子宫脱垂

常用穴有脾俞、气海、维道、提托、三阴交，每次取 2~3 穴，各注入当归或补骨脂注射液 0.5~1ml，隔日 1 次，10 次为 1 个疗程。亦可在提托（双）穴各注入 2.5%~5% 当归或红花注射液 5~10ml，注入深度为 1~1.5 寸，每日或隔日 1 次，7 次为 1 个疗程，足三里、三阴交各注入 5% 当归液 1ml。

8.芒针治疗子宫脱垂

主穴取维胞、维道、维宫，配穴取足三里、阳陵泉、三阴交，主穴每次取 1 穴（双），选仰卧位，双腿屈起，采用针尖向耻骨联合方向透刺，深度在肌层与脂肪之间。双侧同时进针，捻转幅度、频率由慢到快，以患者能耐受为度，待运针至子宫有收缩上抽感时即可出针，每周 2~3 次，2~3 周为 1 个疗程。

9.穴位埋藏羊肠线治疗子宫脱垂

常用穴有胃俞透脾俞、曲骨透横骨、中极透关元、中脘透上脘，每次取 2 穴，依法植入羊肠线，1 个月后重复 1 次。亦可在提托穴植入 "0" 号羊肠线，15 日后重复 1 次。

10.刮痧治疗子宫脱垂

先刮脾俞、肾俞；继刮维道，点揉气海、关元；再刮阴陵泉、足三里、三阴交、太冲，每周 1 次。

11.艾灸治疗子宫脱垂

常用穴有百会、脾俞、肾俞、气海俞、关元、维胞、足三里、三阴交，每次取 3~5 穴，采用艾炷各灸 5 壮，或艾炷隔附子饼（或姜片）各灸 10 壮，亦可用艾条温和灸或温针灸 10~15 分钟，每日 1 次，10 次为 1 个疗程。

12.中药外敷治疗子宫脱垂

（1）取五倍子 12g，乌贼骨、硫黄各 30g，共研细末，填脐中，上覆毛巾，用熨斗热熨，每次 30 分钟，每日 2~3 次。

（2）取蓖麻仁 10g，醋炒后研细，用热米饭捣做饼，敷脐上，或取五倍子 10g，升麻 6g，共研细末，掺入黑膏药敷贴脐部，每晚换药 1 次。

13.药液熏洗治疗子宫脱垂

（1）气虚下陷或肾虚不固：①五倍子 15g，乌梅 10g。②五倍子、诃子、枳壳、明矾各适量。③五倍子 9 克，枳壳 15g，益母草 50g。④五味子、椿根皮各 100g，白胡椒、附子、白芍、肉桂、党参各 20g。任选 1 方，水煎熏洗阴部，每次 15～30 分钟，每日 1～2 次。

（2）湿热下注：①银花、紫花地丁、蒲公英各 30g，蛇床子、苦参各 15g，黄连、黄柏、苦矾各 10g。②蛇床子、白鲜皮各 20g，紫背浮萍、大蒜各 30g。③枳壳 30g，透骨草 15g，小茴香、麻黄各 6g。任选 1 方，水煎熏洗阴部，每次 15～30 分钟，每日 2 次。

（3）产妇阴脱：取当归、川芎、生地、芍药、龙骨、麻油各适量，水煎熏洗阴部，每次 15～30 分钟，每日 2 次。

14.药物涂敷治疗子宫脱垂

（1）取枯矾 180g，桃仁 30g，铜绿 24g，雄黄、五倍子各 15 克，共研细末，涂敷局部，还纳宫体。

（2）取钟乳石、蛤粉各 30g，黄丹、雄黄、龟板各 15g，乳香、没药各 6g，薄荷 0.9g，共研细末，香油调敷局部，还纳宫体。

（3）取赤石脂 9g，五倍子 6g，鸡内金 4.5g，冰片 0.6g，共研细末，先用五倍子适量煎汤熏洗阴部后，敷上药末，还纳宫体，用月经带包扎，早、晚各 1 次，连用 5 日。

15.坐药治疗子宫脱垂

取蓖麻子适量，洗净捣碎炒黄后制成坐药，用药前先将外阴部洗净，还纳脱出子宫，再用消毒纱布包裹坐药塞入阴道内。每日 1 次，5～7 日为 1 个疗程。

16.子宫托治疗子宫脱垂

Ⅰ度、Ⅱ度子宫脱垂，选择合适子宫托，每日早上放入阴道，

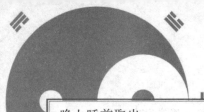

晚上睡前取出。

四、辅助治疗

1.民间有熏醋法治疗本病。用食醋 250g 放在痰盂内，另将一件小铁器烧红后放入醋中，顿时醋沸气腾，患者蹲坐痰盂上熏蒸患处 15 ~ 20 分钟，子宫可渐渐回收，熏后卧床休息。每日 1 ~ 3 次。

2.对轻度子宫脱垂者，每日可做自我推拿，如每次揉百会 100 次，擦揉大椎 50 次，推拿肩井 50 次，揉关元 100 次，按压三阴交 50 次。

3.针刺治疗后可随即放入环状子宫托，可巩固疗效，晚上取出，洗净抹干保存。

4.患者可长期坚持作提肛肌锻炼，方法为一缩一放地进行，每次 10 ~ 15 分钟，每日 2 次。

第六节　子宫收缩乏力和胎位异常

分娩活动是人体在大脑皮层影响下，通过产力、产道和胎儿之间相互协调、相互对抗的复杂运动实现的。因此产力、产道、胎儿三者之中有一种因素不正常，或相互关系不协调，就可能导致难产。其中产力主要来自子宫肌肉的收缩，若临产以后，阵缩稀弱或不规则，在宫缩最强时，子宫壁不坚硬,宫颈也不相应扩张，致使产程延长者称子宫收缩乏力。胎位是指胎儿先露的指定部位与母体骨盆前、后、左、右的关系。正常胎位多数为枕前位，如果妊娠 30 周后，经产前检查发现为臀位、横位、枕后位、颜面位等谓之胎位异常。其中以臀位为常见,横位对母婴的危害最大。宫缩乏力和胎位异常都是难产的因素。

现代医学认为产妇的精神紧张，不注意进食、休息，过于疲劳，可影响子宫收缩。或多次妊娠、子宫畸形、子宫肌瘤、双胎、巨大胎儿、羊水过多等也会使子宫肌肉收缩功能减退。此外胎位不正，先露部分未能紧贴宫颈，往往引起继发性宫缩乏力。胎位不正则多由产妇腹壁松弛、早产儿等原因使胎儿在宫腔中活动度过大;或腹壁过紧、羊水过少,使胎儿转动不便;此外，子宫或胎儿畸形、肿瘤等也可使胎头固定受阻。

一、临床表现

子宫收缩乏力可表现为子宫收缩持续时间短、间歇长，开始时收缩尚规则，以后变为不规则，或开始时就不规则。或宫缩偶然频数，但力量较弱。在宫缩最强时，子宫不坚硬，压之有凹陷。部分患者表现为宫缩间歇期子宫肌肉不放松，产妇可因宫缩痛而吵闹不安。宫缩乏力患者子宫颈扩张缓慢或停滞，产程进展不快。产妇精神疲惫、烦躁不安、腹部胀气、食欲下降、口干唇燥、排尿困难，有时可有恶心、呕吐等症状。

胎位不正可通过妊娠后期的腹部、肛门检查而发现。临产时常表现为宫颈扩张缓慢、宫缩不强、产程延长，或胎膜早破、脐带脱出、胎儿窘迫或死亡，有的可发生子宫破裂或产道损伤。

二、诊断要点

1.胎位不正主要通过产科腹部、肛门、阴道检查即可诊断。

2.应该详问病史，了解孕妇的年龄、胎次、妊娠月份、此次妊娠情况、有无慢性疾病。对经产妇注意了解有无难产史。对已进入产程的产妇要了解宫缩开始时间、有无破膜。

3.对已进入产程的孕妇要注意观察阵缩的持续时间、间歇时间及强弱。必要时通过肛诊了解子宫颈扩张程度、宫颈软硬、厚薄等情况，同时须排除产道、胎儿的异常。

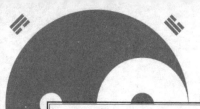

4.应仔细观察记录产妇的体温、心率、血压的变动，了解产妇饮食、睡眠、大小便情况，注意有无衰竭、感染、脱水、电解质紊乱、肠胀气、尿潴留等情况。

三、治疗方法

（一）辨证分型体针法

1.子宫收缩乏力

（1）气血虚弱。

【症状】产时阵痛微弱，间歇时间较长，持续时间较短，产程进展缓慢，或下血量多、色淡，面色苍白，精神疲倦，心悸气短。舌淡、苔薄白，脉虚大或沉细而弱。

【治则】益气、养血、催产。

【处方】足三里，三阴交，复溜，至阴，关元，气海。

【操作法】关元、气海用艾条温和灸，余穴针用补法，留针30～60分钟，间歇行针。

（2）气滞血瘀。

【症状】腰腹剧痛，宫缩虽强，但间歇不匀，产程进展缓慢，或下血暗红、量少。面色紫黯，精神紧张，烦躁易怒，或精神抑郁，胸脘胀闷，时软呕恶。舌质暗红，脉沉实而至数不齐。

【治则】行气、活血、催产。

【处方】太冲，内关，合谷，三阴交，次髎，独阴。

【操作法】除合谷用补法外，其余诸穴均用泻法，留针30～60分钟，间歇行针。

2.胎位不正

【处方】至阴。

【操作法】孕妇仰卧屈膝，放松裤带。用艾条温和灸30分钟，每天1次。或用黄豆大艾炷置双侧至阴穴上点燃，局部有灼热痛感即除去艾灸，每次7～9壮；28～35周的孕妇每周灸治1次；36周以上者隔2日灸治1次。或用毫针刺至阴穴，施以平补平泻法，留针 30 分钟，隔日针刺 1 次。也可针刺后再用艾灸。或用小功率氦—氖激光照射至阴穴，每侧照 5 分钟,每日或隔日 1 次。

（二）综合疗法

1.灸法

【处方】合谷，三阴交，至阴，上髎，次髎。

【操作法】用艾条温和灸，灸治时间不限，以娩下胎儿为止。或在神阙穴隔盐灸，将适量食盐研细，填在神阙穴上,上置黄豆大艾炷点燃，共灸 3～7 壮。适应于子宫收缩乏力。

2.电针疗法

【处方】足三里，三阴交，太溪，太冲。

【操作法】选用两穴，针刺得气后，上下相配接上电针仪，可选择疏密波或断续波，通电时间根据症情决定。适应于子宫收缩乏力。

3.耳针疗法

【处方】子宫，皮质下，内分泌，肾，膀胱。

【操作法】可选用 2～3 穴,毫针刺用中等刺激，每隔 3～5 分钟捻转 1 次，直至胎儿娩出。适应于子宫收缩乏力。

4.水针疗法

处方：合谷，三阴交，次髎。

药物选择：催产素，普鲁卡因,维生素 B_1、B_{12}。

操作法：可在 1% 的普鲁卡因中加入催产素 10 单位，每穴注入 1mL 药液。或用维生素 $B_1$100mg 或 B_{12}100ug 注射液，每穴注 0.5～1mL。适应于子宫收缩乏力。

5.穴位贴敷疗法

【处方】涌泉。

【操作法】用蓖麻叶捣烂，做成药饼，或用巴豆 2 粒去壳，加麝香 0.3g，研制成药饼，贴于穴位上，再盖上敷料，产后去掉贴药。适应于子宫收缩乏力。

6.实用验方

（1）活血化瘀法治疗子宫收缩乏力 142 例。方药：当归、生

第三章 妇产科疾病

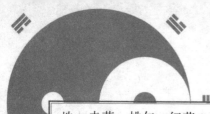

地、赤芍、桃仁、红花、柴胡、枳壳、牛膝、甘草各 9～12g，川芎、桔梗各 6～9g，水煎服，每日 1 剂，结果：总有效率 97%（《山西医药杂志》，1985，5，30）。

（2）加味甘麦大枣汤（淮小麦、珍珠母各 30g，红枣、紫草、石决明各 15g，杞子 12g，当归、仙灵脾各 10g，甘草 5g，随证加减，治疗更年期综合征 133 例，结果：对潮热、失眠、出汗、头痛、头晕等症状的有效率分别为 94.4%、92.66%、84.11%、86.7%、67.83%（《福建医药杂志》，1985，4，34）。

（3）宫缩灵含熟地、首乌、黄肉、玄参、麦冬、茯苓、丹皮、泽泻、五味子等，治疗阴虚阳亢型痛 382 例，总有 98.29%。另在 557 例中属气滞血瘀者，用血府逐瘀汤加减（生地、赤芍、川芎、牛膝、桃仁、红花、柴胡、枳壳、桔梗、甘草）；痰湿内阻者，用温胆汤加减（茯苓、半夏、陈皮、甘草、竹茹、枳壳、合欢花、厚朴花、仙灵脾），结果：总有效率 97.5%（《中西医结合研究学术论文汇编》，1986，218）。

（4）采用 JD-2 型肌电生物反馈仪加三线放松功训练，治疗宫收缩乏力 15 例，结果：显效率 60%，总有效率 86%（《全国第一届生物反馈学术讨论会资料》，1988，10）。

7.体针治疗宫收缩乏力

常用穴有百会、风池、肾俞、中脘、气海、关元、曲骨、合谷、足三里、三阴交、交信、太溪、太冲、涌泉。肝阴虚加肝俞；心肾不交加心俞、志室、通里；脾肾阳虚加脾俞、命门、阳陵泉；阴虚肝旺加大陵、照海；烦躁易怒选大陵配合谷；五心烦热用照海配劳宫、涌泉；失眠加四神聪、命门、神门、安眠；水肿用关元、足三里配水分；经血量多用三阴交、交信、太冲；大便溏薄加天枢、阳陵泉；头晕配印堂；汗多配合谷、复溜；兼气滞血瘀加章门、天枢、血海；兼痰湿内阻配丰隆、地机、蠡沟；喜怒无常加人中、心俞、肝俞、内关、神门；胁痛加期门、内关；崩漏者加隐白。每次选取 5～6 穴，用补法或平补平泻法，留针

20～30分钟，每日或隔日1次，15次为1个疗程。据报道，用针刺治疗宫收缩乏力30例，症状完全消失27例，好转1例。

8.刮痧治疗宫收缩乏力

先刮风池、心俞、脾俞、肾俞、次髎、合谷；继点揉中脘、气海、关元；再刮足三里、三阴交、太溪、太冲，每周1次。

9.艾灸治疗宫收缩乏力

主穴取阴交、阴廉、阴谷。阴虚明显加三阴交；烘热汗多加太溪；肝郁气滞加太冲，用艾条熏灸至局部皮肤出现红晕为度，每日1～2次。

10.药枕治疗宫收缩乏力

①肝肾阴虚取桑椹子、黑豆各1000g，地黄、巴戟各500g，丹皮200g，藿香100g。②脾。肾阳虚取黄精、附子、炮姜各500g，肉桂、川椒、细辛、大茴香各200g，巴戟100g，上药共烘干，研粗末，缝制成枕头，睡时常枕之。

11.推拿治疗宫收缩乏力

常用推拿穴位有百会、太阳、攒竹、四白、迎香、风池、肩井、膈俞、厥阴俞、肝俞、脾俞、肾俞、命门、背部督脉及膀胱经第一侧线。可选用一指禅推、揉、抹、拿、擦等手法施治。先推中脘、气海、关元、中极各2～3分钟，揉摩胃脘及下腹部各5分钟；接着按揉足三里、阴陵泉、三阴交，推或按揉肝俞、脾俞、肾俞、命门各2分钟；继用小鱼际擦背部督脉和膀胱经第一侧线及肾俞、命门至透热为止；然后拿风池及项部2分钟，五指拿顶5～10次，推或揉前额5分钟，分抹前额、眼眶及鼻翼两旁5～10次，同时按揉太阳、攒竹、四白、迎香各30秒，按揉百会30秒；最后拿肩井5～10次，搓肩背3～5次。

四、辅助治疗

1.安慰产妇，消除其紧张情绪。要求产妇注重休息，适当进易消化饮食，鼓励产妇排空大小便，以利子宫收缩，如无禁忌

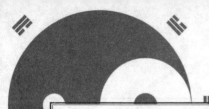

证，可给予温肥皂水灌肠 1 次。

2.应加强产前检查，对胎位异常者指导纠正胎位，发现有难产因素时，应对孕妇说明注意事项。

此外，亦可选用气功、体疗、矿泉浴等辅助治疗。

针灸综合疗法

第四章　儿科疾病

第一节　小儿腹泻

腹泻是指便次比正常时突然增多，每天 3 次以上，粪便性质呈稀便或水样便。是 2 岁以下婴幼儿最常见的一种消化道疾病。

现代医学认为小儿腹泻与饮食、感染以及免疫等因素有关。婴幼儿消化功能比较薄弱，如果饮食不当，喂养的量过多或质不合适，都可引起消化功能紊乱而发生腹泻。各种病原如细菌、病毒、真菌及寄生虫等均可污染食物及奶具引起肠道感染而发生腹泻。免疫缺乏状态患儿多见于慢性腹泻。

一、临床表现

1.轻型腹泻（单纯性消化不良）者大便每天 5～6 次，多达 10 余次，质稀薄带水，呈黄或黄绿色，混有少量黏液，有酸味，常见白色或黄色小块，或伴有呕吐或溢乳，食欲减退，体温正常或偶有低热，或伴有体重下降。

2.重型腹泻（中毒性消化不良）者多由轻型腹泻转变而成。大便每天 10 次以上，含有大量水分，混有黏液，呈黄绿色，有腥臭味，以后大便的臭味减轻，粪块消失，呈水样或蛋花汤样，颜色变浅，此时大便的量多少不定。患儿伴有食欲低下，呕吐，不规则低热或高热。体重急剧下降，逐渐出现脱水和酸中毒症状。重型也有急性发病的，起病初期即见高热，腹泻和呕吐次数

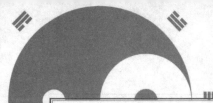

均多，迅速出现水和电解质紊乱的症状。

二、诊断要点

1.多为 1 岁以内婴儿，超过 2 岁者少见。

2.大便次数增多，质稀薄呈蛋花汤样或水样为特征。

3.严重者可有发热，并迅速发生水、电解质大量丢失，酸碱代谢紊乱而致虚脱。

4.大便常规检查：多数淡黄色水样便，严重者镜检有少数白细胞或红细胞。

三、治疗方法

(一) 辨证分型体针法

1.湿热型

【症状】发热或不发热，大便如水样，兼有不消化食物，色绿或黄，或有少许黏液，日 10 余次，肛门灼热发红，小便黄短，舌质红，苔黄腻；指纹紫。

【治则】清热利湿。

【处方】天枢，足三里，曲池，内庭，阴陵泉。

【加减】热重，加合谷、大椎。

【操作法】用捻转泻法，不留针，每日 1～2 次。

2.伤食型

【症状】腹胀腹痛，泻前哭闹，泻后痛减，大便腐臭，状如败卵，矢气，口臭纳呆，常伴呕吐。舌苔厚腻或微黄，脉滑。

【治则】消食化积，和中止泻。

【处方】中脘，天枢，四缝，足三里，里内庭。

【加减】呕吐加内关、上脘；腹胀加下脘、合谷。

【操作法】中脘、天枢、足三里、里内庭均用捻转泻法，不留针。四缝点刺挤出少许透明液体。每日 1 次。

针灸综合疗法

3.风寒型

【症状】便稀多沫、色淡、臭气轻、肠鸣腹痛，或伴发热，鼻塞，流清涕，轻咳，口不爽，舌苔白润，脉浮。

【治则】疏风散寒，化湿祛邪。

【处方】天枢，上巨虚，三阴交，百会。

【加减】发热恶寒，加大椎、合谷、外关。

【操作法】天枢、上巨虚、三阴交针用泻法,不留针，针后用艾条灸 5 ~ 10 分钟。百会艾条灸 5 ~ 10 分钟。每日 1 次。

4.脾虚型

【症状】时泻时止或久泻不愈，便稀或水谷不化,带有白色奶块，或食物残渣，每于食后作洱，面色苍白，睡时露睛。舌质淡、苔薄白，脉沉无力。

【治则】健脾止泻。

【处方】中脘，足三里，脾俞，关元俞。

【操作法】用补法，针后加灸 5 ~ 10 分钟。每日 1 次。

5.脾肾阳虚型

【症状】久泻不止，甚或脱肛，食入即泻,完谷不化,形寒肢冷，形体瘦削，精神萎软，寐后露睛。舌质淡、苔薄白，脉微细。

【治则】补脾温肾。

【处方】神阙，上巨虚，肾俞，命门。

【操作法】上巨虚、肾俞、命门针用补法、不留针，针后用艾条灸 5 ~ 10 分钟，神阙隔附子饼灸 3 ~ 5 壮，每天 1 次。

(二) 综合疗法

1.实用验方

(1) 苍苓止泻口服液。苍术、葛根、茯苓、银花、柴胡、黄芩、槟榔、甘草、马鞭草、金樱子、青木香各等 3g，水煎至 5 ~ 20ml，饭前服，每日 3 次，3 日为 1 个疗程。治疗小儿湿热泄泻 301 例，结果：痊愈 182 例，显效 50 例，有效 50 例，总有效率 93.6%（《中医杂志》，1998，5，286）。

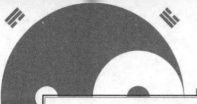

（2）川贝粉，按每日 0.1g/kg 体重，分 3 次服。治疗婴幼儿消化不良 10 例，结果全部治愈（服药 2 日 4 人、3 日 3 人、4 日 3 人）（《中国特色医疗大全》，1996，291）。

（3）葛根芩连汤（葛根、黄芩、黄连、甘草）水煎服，每日 1 剂，治疗小儿肠炎 528 例，平均住院时间 5.2 日，结果全部痊愈（《临床儿科杂志》，1988，4，241）。

（4）吴萸末适量加面粉混匀，用白酒调成膏状，敷贴脐部、足三里，并配合推拿治疗小儿夏季腹泻 538 例，经 3～7 日治疗，结果：效优者 312 例，良者 168 例，优良率 89.22%（《当代中医外治精要》，1996，133）。

2.耳针疗法

【处方 1】胃，脾，大肠，小肠，胰，胆，交感，神门。

【处方 2】脾、胃、神门、交感、胰胆、大肠、小肠。每次选 2～3 穴，中强刺激，不留针，每日 1 次。据报道，用耳针治疗中毒性消化不良 61 例，3～5 日治愈 58 例。优良率 89.22%（《当代中医外治精要》，1996，133）。

3.指针治疗婴幼儿（45 日～3 岁）腹泻 134 例

方法：用拇指或中指端逆时针方向按揉龟尾、神阙约 2 分钟至微红为止。属寒泻者按摩后加艾灸熏灸 5 分钟；属脾虚者，捏背部膀胱经（双侧）穴位，从龟尾至脾俞，重复 3～5 遍；伤食者加服鸡内金炭 1 只（研末分 6 份，每次 1 份，每日 3 次）。经 1～5 次治疗后，结果除 4 例未坚持治疗外，其余全部获愈或好转（《非药物万家论治精要》，1996，135）。

4.体针治疗婴幼儿腹泻

主穴取中脘、天枢、足三里、四缝。寒湿腹泻加神阙（灸）、合谷、大肠俞；湿热泻加大肠俞、曲池、合谷、上巨虚；伤食泻加胃俞、大肠俞、建里、里内庭；脾虚泻加脾俞、胃俞、关元、阴陵泉、三阴交；肾虚泻加脾俞、肾俞、命门、章门、三阴交；兼呕吐加内关；发热加尺泽、少商、委中；久泻不愈加长强；合并营养不良用三棱针点刺四缝后挤出黄白黏液（只针 1~2 次）。每次选取 3~5 穴，实热证用泻法，每日 1~2 次；虚寒证用补法或针灸并用，每日或隔日 1 次。据报道，针刺四缝、足三里治疗本病 226 例（其中重症 136 例配合适当药物治疗），治愈率 94%，平均针刺 2~4 次。另组报道，针刺治疗本病 96 例，经 5 次针刺全部治愈。

5.水针治疗婴幼儿腹泻

湿热腹泻在大肠俞、足三里各注入黄连素液 0.5~1mL；脾虚泄泻在天枢、止泻、足三里（每次取 1~2 穴）各注入维生素 B_{12} 注射液 0.5mL，均每日 1 次，连用 5~7 日，久泻可加灸百会、神阙、足三里。

6.梅花针治疗婴幼儿腹泻

主穴取脾俞、胃俞、三焦俞、夹脊腰 1~5、合谷、足三里，配穴取身柱、中脘、气海、关元、三阴交。先循足太阳经、足太阴经及任脉在背、腰、腹部的分布区，自上而下反复叩刺后再重点叩刺上述穴位，以皮肤潮红为度，隔日 1 次，5 次为 1 个疗程。

7.穴位磁疗治疗婴幼儿腹泻

主穴取脾俞、中极、神阙、止泻（脐下 2.5 寸处）、足三里，配穴取大椎、内关，采用旋磁法，表面磁场 2000 高斯，每次 10~15 分钟，每日 1 次；或用表面磁场为 500~900 高斯的锶铁氧体贴敷于神阙及止泻穴上，5 日为 1 个疗程。

8.激光照射治疗婴幼儿腹泻

先用 3~5 毫瓦氦—氖激光照射八髎、中脘、天枢、神阙、关元、足三里，输出波长为 6328 埃，每穴 3~5 分钟，每日或隔日 1 次，5 次为 1 个疗程。据报道，用本法治疗小儿腹泻 281 例，痊愈 213 例。

9.微波针治疗婴幼儿腹泻

应用中高频微波辐射中脘、天枢、关元、足三里各 15~20

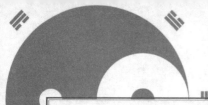

分钟，每日 1 次，5 次为 1 个疗程。

10.刮痧治疗婴幼儿腹泻

先刮身柱、大肠俞，点揉中脘、天枢、气海；再刮足三里，每周 1 次。

11.挑治治疗婴幼儿腹泻

在四缝穴挑治，挤出黄白黏液，10～15 日 1 次。

12.艾灸治疗婴幼儿腹泻

常用穴有大肠俞、中脘、神阙、天枢、长强、足三里、三阴交。伤食泻加建里、四缝；湿热泻加曲池、阴陵泉；脾虚泻加脾俞、胃俞、三阴交；肾虚泻加肾俞、关元、气海；久泻加百会。每次取 3～5 穴，采用艾炷隔姜（或隔蒜、附子饼，神阙隔盐）各灸 3～5 壮，亦可采用艾条温和灸、温盒灸、温针灸及太乙针灸。均每日或隔日 1 次，5 次为 1 个疗程。据报道，采用艾条灸丰隆、太白各 10 分钟，每日 1 次，治疗本病 17 例，治疗 1～5日，全部治愈。

13.发疱治疗婴幼儿腹泻

取蓖麻仁 12 粒，杏仁 1 粒，共捣烂，拌入朱砂少许，敷印堂穴上，用小膏药固定，1～3 日揭去，可出现小水疱，让其自然吸收。

14.热敷治疗婴幼儿腹泻

（1）寒泻：①土炒苍术、茯苓各 15g，土炒白术、吴萸、陈皮各 10g，草果 5g，泽泻、丁香各 3g，白胡椒 2g，共研细末，用热水调成糊膏状，趁热敷于脐部，包扎固定，24 小时后取下。②苍术、胡椒各 30g，砂仁、公丁香各 10g，肉桂、吴萸各 5g，共研细末，每次取 5g，用热醋调成糊状，敷于脐部，包扎固定，上面用热水袋保温，6 小时后取下。③取食盐 250g 炒烫布包热敷肾俞、命门及脐腹部，每次 15 分钟，每日 1 次。

（2）虚寒腹泻：①附子 15g，炮姜 30g，共研细末，每次取 2g 纳脐中，然后取盐、葱各适量炒烫布包热敷脐腹。②五倍子、五味子各等份，共研细末，每次取 3g，以热水调成糊状，敷于神阙。③取大蒜适量（或加炮姜粉 3g），煨热捣烂，趁热敷于脐部。均每日 1 次。

15.中药外敷治疗婴幼儿腹泻

（1）寒湿泻：①胡椒粉适量（或加白芷粉少许）纳脐中，用小膏药固定，2～3 日更换 1 次。②生姜片置脐部，胶布固定，每日 1 次。③肉桂、丁香各等份，共研细末，取药末填满脐窝，胶布固定，2～3 日更换 1 次。④吴萸、丁香、胡椒各 6g，共研细末，以麻油或陈醋调敷脐部，每日 1 次。。

（2）湿热泻：苦参、木香各等份，共研细末，加麝香、冰片各少许混匀，用淡盐水调成糊状，敷贴脐部，包扎固定，24 小时更换 1 次。

（3）虚寒泻：①公丁香、五倍子、木香、吴萸、干姜、川椒各等份，共研细末，用酒调成糊状，敷贴脐部。②吴萸、五倍子、公丁香、白芥子、灵磁石各等份，共研细末，加麝香、冰片各少许调匀，蒸饼糊为丸如绿豆大，敷贴于中脘、天枢、关元、足三里，久泻加脾、肾、大肠俞，胶布固定。据报道，用本法治疗小儿消化不良 60 例，有效率 95%。③取吴萸、砂仁、炒艾叶、肉豆蔻霜各 6g，炮姜 3g，共研细末，用醋调成糊状，敷贴于脐部。均每日 1 次。

（4）小儿夏季腹泻：取五倍子 12g，肉桂 9g，冰片 6g，共研细末，用温盐水调成糊状敷于脐部，每日 1 次。

（5）久泻：①取盐附子适量，捣烂加肉桂末少许，调匀敷于足心，包扎固定。②取枯矾 30g，加面粉适量，用醋调成糊状，敷于脐部，包扎固定。均每日更换 1 次。据报道，用温脐散（含丁香、吴萸、香附、细辛、肉豆蔻）白酒调敷脐治本病 60 例，有效率 95%。

（6）重症腹泻，腹胀（中毒性肠麻痹）：取皮硝 30g（或大黄粉），用蜂蜜调，敷脐部，每日 1 次。

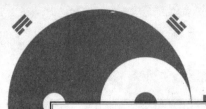

16.中药液浴足治疗婴幼儿腹泻

（1）取白果树叶 500g 或鬼针草 60g，煎取药液 2000ml，趁热洗足 20 分钟，每日 1 次。

（2）小儿秋季腹泻，取白蒺藜 30g（<2 岁）～60g（>2 岁），煎取药液 500mL，温洗双足，不断搓揉足底、足背及腓肠肌，每次 20 分钟，每日 2 次。

17.推拿治疗婴幼儿腹泻

常用推拿穴位有腹、脐、七节骨、脾土、大肠、左端正、足三里等，常用手法有摩、揉、推、按、搓、捏脊等。用掌摩腹、揉脐各 5 分钟，推脾土、大肠各 100 次，掐左端正 10～30 次，按揉足三里（双）各 1～2 分钟，再揉鸠尾约 500 次，推七节骨约 200 次，捏脊 5～7 遍，每日或隔日 1 次，5 次为 1 个疗程。据报道，用本法治疗小儿腹泻 1000 例，总有效率 92%。

四、辅助治疗

1.可配合应用推拿疗法，常用穴位为水道、天枢、章门、中脘、气海以及骶骨下区域。

2.婴幼儿吐泻不能进食，可引起脱水、酸中毒、低血钾和其他电解质的缺乏，可采用口服或静脉补液以维持液体平衡，供给营养需要及恢复内环境的稳定。

3.需控制饮食，中毒型腹泻需暂时禁食。

4.症情严重者，应配合药物治疗。

第二节　小儿遗尿

遗尿，指 3 岁以上小儿睡中小便自遗，醒后方知的一种疾病又称尿床。多见于 10 岁以下儿童。

现代医学认为本病少数由于蛲虫病、脊柱裂或大脑发育不全所致，大部分儿童是由于大脑皮质或皮质下中枢功能失调，引起功能性遗尿。常见原因是精神因素，如突然受惊、过度疲劳、调换新环境等。而多见于易于兴奋，过于敏感，或睡眠过熟的儿童。

本病临床上无特殊表现，只夜间不自知地尿床。

一、临床表现

本病临床上一般无特殊表现，只夜间不自知的尿床。患儿多数均睡眠过沉，不以唤醒，遗尿次数，有几天1次，有每夜必遗，甚至一夜几次，往往在梦中排尿而遗出。遗尿可以是一时性的，也可以连续数月，有时消失，有时再现，还有持续多年倒性成熟前而自然消失，但也有直到成年而未愈者，小便常规检查均无异常，严重病儿亦有影响发育和智力者。

二、诊断要点

1.根据夜睡尿床，小便检查正常，未发现其他致病原因者，可以确诊。

2.为了弄清致病原因，应作必要检查，如大便找寄生虫卵，X线检查脊柱裂等，以明确诊断。

三、治疗方法

（一）辨证分型体针法

1.下焦虚寒。

【症状】睡中遗尿，醒后方知，数夜或每夜1次，甚至一夜数次，面色㿠白，精神疲乏，或肢冷畏寒，智力迟钝，腰腿乏力，白天小便亦多，甚至难于控制。舌淡,脉沉细。

【治则】温补肾阳，固涩小便。

【处方】关元，中极，肾俞，三阴交。

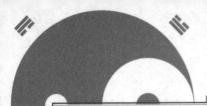

【操作法】用补法，关元、中极两穴，最好用热补法，或针后加灸。每日或间日1次。

2.肺脾气虚。

【症状】睡中遗尿不自知，白天小便频而量少，一经劳累，尿床加甚，面白气短，食欲不振，大便易溏。舌质淡，苔白，脉多细而无力。

【治则】益气补脾，固摄小便。

【处方】列缺，肺俞，脾俞，气海，足三里。

【操作法】列缺向上斜刺，用捻转手法，使针感向上臂放散。肺俞、脾俞、气海均行提插补法，出针后加灸。足三里亦用补法，间日1次。

3.阴虚有火。

【症状】睡中遗尿，夜梦纷纭，尿频尿少，色黄而热，面赤唇红，口干咽燥。舌质红而少苔，脉多细数。

【治则】养阴降火，约束下焦。

【处方】中髎，中极，三阴交，太溪，太冲。

【加减】夜梦多者，加神门；尿频尿少，加阴陵泉。

【操作法】中髎宜深刺，进入骶后孔，使针感放散至少腹部。中极、三阴交、太溪用补法，太冲用先泻后补法。神门、阴陵泉可用平补平泻法，留针，间日1次。

（二）综合疗法

1.实用验方

（1）麻黄汤加减。麻黄5g，桂枝、桑螵蛸、金樱子各3g，甘草2克，水煎服，每日1剂。治疗小儿遗尿症10例，结果痊愈9例（《中国特色医疗大全》，1996，303）。

（2）桑螵蛸散加减。桑螵蛸15g，炙黄芪、炒党参、炙升麻、益智仁、淮山药、五味子、菟丝子、补骨脂各10g，水煎服，每日1剂，10次为1个疗程。治疗小儿遗尿症56例，1~3个疗程后，结果：痊愈34例，好转20例，总有效率96.5%（《中国特色医疗大全》，1996，303）。

（3）遗尿膏治遗尿。补骨脂、桑螵蛸、黄芪各2份，麻黄1份，共研细末，用姜汁调成膏状3g，敷贴脐部，3日更换1次，连用15日。治疗小儿遗尿症106例，结果：痊愈78例，好转24例，总有效率96.23%（《当代中医外治精要》，1996，135）。

2.耳针疗法

【处方1】主穴：肾，膀胱，肝，皮质下。配穴：内分泌脑点，尿道。

【处方2】心、脾、肾、膀胱、尿道、交感、神门、脑点、肾上腺、皮质下、敏感点。

每次取2~3穴，用补法，弱刺激，每日或隔日1次，10次为1个疗程。亦可埋针或贴压王不留行籽，每日自行按压数次。据报道，耳穴贴压黄精籽，治疗本病198例，总有效率97.3%。

3.通督法治疗小儿遗尿症52例

取穴百会、命门、肾俞、膀胱俞，采用平补平泻法，留针15分钟，每日1次，5次为1个疗程，并每晚用艾条熏灸命门穴10分钟，治疗2个疗程，结果全部痊愈（《中医杂志》，1996，10，598）。

4.体针治疗小儿遗尿症

主穴取百会、三焦俞、关元、三阴交，肾阳不足加肾俞、膀胱俞、大赫、中极、太溪；肺脾气虚加肺俞、脾俞、气海、太渊、足三里。用补法，中强刺激，每日或隔日1次，10次为1个疗程。针刺腹部穴位时，把针感导向会阴部效佳，以下午或睡前1~2小时针刺疗效较好。亦可针刺夜尿点（在小指掌面第二指关节横纹中点处），留针15分钟，隔日1次，7次为1个疗程。针刺治疗小儿遗尿，疗效较好，总有效率可达80%~100%，治愈率40%~80%。据报道，针刺治疗小儿遗尿50例，治愈率80%。

5.头针治疗小儿遗尿症针刺头穴

足运感区、生殖区，沿皮刺，快速捻针（150次/分以上）1分钟，留针15分钟，间歇运针，隔日1次，10次为1个疗程。

据报道，用头针治疗本病 86 例，总有效率 96.6%。

6.眼针治疗小儿遗尿症

刺眼穴心区、肾区、下焦区，不留针，每日或隔日 1 次，10 次为 1 个疗程。

7.鼻针治疗小儿遗尿症

针刺鼻穴心、肾、前阴、生殖器等穴，留针 10~15 分钟，每日或隔日 1 次。

8.面针治疗小儿遗尿症

主穴取肾点、膀胱点，配穴取心点、肺点，留针 15~30 分钟，间歇运针，每日或隔日 1 次，10 次为 1 个疗程。

9.手针治疗小儿遗尿症

针刺手穴夜尿点、肾点，中强刺激，留针 5~10 分钟，每日或隔日 1 次，10 次为 1 个疗程。

10.足针治疗小儿遗尿症

针刺足穴 14 号穴或两足小趾内侧端下面横纹中点，强刺激，留针 15 分钟，每日或隔日 1 次，10 次为 1 个疗程。

11.电针治疗小儿遗尿症

常用穴有百会、肾俞、命门、膀胱俞、气海、关元、归来、中极、足三里、阴陵泉、三阴交、太冲，每次取 1~2 对穴。接通电针治疗仪，选规律脉冲或疏密波，频率 1~2 赫兹，留针 10~20 分钟，隔日 1 次，10 次为 1 个疗程。

12.水针治疗小儿遗尿症

常用穴有：①肾俞、膀胱俞。②关元、三阴交。③次髎、三阴交。④中脘、水分。每次取 1 组穴，可选用当归液、维生素 B_1、维生素 B_{12} 注射液、胎盘组织浆、1% 普鲁卡因注射液，每穴注入 0.5~1mL，或硫酸阿托品 0.2~0.3mg 加注射用水 2mL 稀释液 0.5mL 注入穴位，每日或隔日 1 次，10 次为 1 个疗程。

13.梅花针治疗小儿遗尿症

用梅花针轻刺夹脊（胸~骶椎）、肾俞、气海、关元、曲骨、三阴交，或膀胱俞、次髎、中髎、中极、足三里、太溪，叩刺至皮肤微红为度，每日或隔日1次，10次为1个疗程。

14.皮内埋针治疗小儿遗尿症

在长强或三阴交穴皮内埋针，2～3日更换1次，每周2次为1个疗程。据报道，在列缺穴皮内埋针治疗本病200例（3～23岁），结果：痊愈80例，总有效率85%。

15.割治治疗小儿遗尿症

取耳穴尿道、膀胱、皮质下单耳割治，10日1次，两耳交替进行。

16.羊肠线埋藏治疗小儿遗尿症

常用穴有肾俞、膀胱俞、中极透曲骨、三阴交，每次取1穴，按常规埋植"0"号或"1"号羊肠线1～2cm，每周1次，诸穴轮换使用。

17.穴位敷贴磁片治疗小儿遗尿症

常用穴有肾俞、膀胱俞、气海、关元、足三里、三阴交，采用500～1000高斯磁片敷贴于穴上，一般10～30日见效。如无效，应改用其他疗法。亦可用交变磁疗仪治疗，每穴30分钟，每日1次，10次为1个疗程。

18.刮痧治疗小儿遗尿症

先刮肾俞、膀胱俞、尺泽；继揉气海、关元、中极；再刮足三里、三阴交，每周1次。

19.艾灸治疗小儿遗尿症

常灸穴位有百会、脾俞、肾俞、命门、膀胱俞、次髎、气海、关元、中极、神门、足三里、三阴交、太溪，每次取2～3穴，用小艾炷（或隔姜、隔蒜）各灸5～7壮，或艾条温和灸、温和灸5～10分钟。亦可采用温针灸及热吹器吹关元、中极、三阴交，每穴5～10分钟，隔日1次，10次为1个疗程。

20.拔罐治疗小儿遗尿症

在关元、中极闪火拔罐5～10分钟，每日1次，15次为1

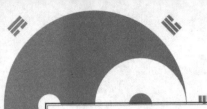

个疗程。

21.中药外敷治疗小儿遗尿症

（1）取麻黄、桂枝、乳香、没药、雄黄、蟾酥各5g，麝香3g，共研细末，用醋调成糊状，敷于肾俞、膀胱俞、气海、中极、内关、复溜、三阴交，3～4日更换1次；或取麻黄6g，肉桂、益智仁各3g，共研细末，每次取药末3g，醋调敷脐窝，36小时后取下，隔12小时再敷，连敷2周。

（2）取硫黄50g、食盐3g、葱白12茎，每晚睡前捣烂敷于脐部，次晨取下；或五倍子6g、五味子3g、菟丝子9g，共研细末，用醋调敷于脐部，每晚1次。

22.推拿治疗小儿遗尿症

推补肾经，推三关，揉外劳宫，补脾经，揉小天心，补丹田，按揉肾俞。肺脾两虚加补肺经，揉百会，摩中脘；小便频数臊臭，口角糜烂加清小肠，揉四横纹，清肝经；睡熟不易唤醒，唤醒后朦胧，揉小天心改捣小天心，加揉二人上马。此外，亦可摩气海、关元、中极，按三阴交，拿太溪，揉肾俞、膀胱俞，擦八髎。

四、辅助治疗

1.应从幼儿时期培养按时排尿习惯，稍大儿童，白天不要疲劳或精神兴奋太过。

2.对遗尿患儿，临睡前排空小便，夜间按时叫醒起来小便。

3.每天下午4点钟以后不给流质饮食，饭菜中要减少盐量，少喝水。

4.对患儿应耐心教育和引导，不要羞辱和斥责，以免影响其身心健康。

第五章　耳鼻咽喉科疾病

第一节　耳鸣耳聋

耳鸣是指听觉器官并未受到外界声响刺激，而自觉耳内鸣响，如有蝉声，或为潮声，可由听觉的传导器、感音器、听神经传导径路的病损，以及全身其他系统疾病所引起。耳聋是指不同程度的听觉减退，甚至消失。听觉减退闻之不真者，称为重听；一无所闻，称为耳聋。耳鸣可伴有重听。耳聋可由耳鸣发展而来，二者临床症状虽有不同，但病因病机颇相类似。

现代医学将耳鸣大致分为颤动性耳鸣和非颤动性耳鸣两类。颤动性耳鸣，是有真正的颤动声源存在的耳鸣。非颤动性耳鸣，是由耳蜗神经受到病理刺激所引起，并非颤动声源所致，其原因如外耳道耵聍或异物阻塞；中耳急慢性炎症；内耳迷路损伤、药物中毒、和听神经瘤、听神经炎以及全身其他系统疾病如贫血、高血压、神经衰弱等，均可发生耳鸣。

耳聋则分为传导性耳聋与感应性耳聋两类。凡由于各种耳病所引起的，多属传导性耳聋；凡由听觉感应器病变所致者，均属感应性耳聋，其原因为内耳疾病、畸形以及迷路炎症，药物中毒、损伤、肿瘤、动脉硬化等，均能导致耳聋。

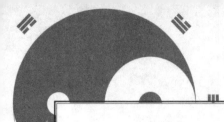

一、临床表现

（一）耳鸣的表现

为经常的或间歇性的自觉耳内鸣响，声调多种，或如蝉鸣、或如潮涌、或如雷鸣，难以忍受。鸣响或有短暂，有间歇出现，有持续不息。耳鸣对听力多有影响，但在早期或神经衰弱及全身疾病引起的耳鸣，常不影响听力。

（二）耳聋表现

为听力减退，或完全丧失。根据发病原因的不同，有听力逐渐减退，而至全聋；有突然发生耳聋者。有发于双侧者，有只发于一侧者。其耳部症状，有出现耳道阻塞感，或耳道疼痛、发痒、流脓等症者，但一般耳部多无任何改变。其由全身性疾病所引起者，各具有原发病的症状。

二、诊断要点

1.耳鸣耳聋，根据症状可以诊断。为了明确听力损伤程度，可进行各种听力测定。

2.为明确发生耳鸣耳聋的原因，应进行各种必要的检查。

三、治疗方法

（一）辨证分型体针法

1.风火上扰，耳窍失聪。

【症状】卒然耳鸣，耳聋，头痛眩晕，面赤，口苦咽干，心烦善怒，怒则耳鸣更甚，或夜寐不安，便秘结。舌质红，苔黄，脉象弦数。

【治则】清肝泄热，熄风开窍。

【处方】风池，听会，中渚，行间，侠溪。

【操作法】听会针刺要深，刺时令病人张口，可刺入 1.5 寸左右，行捻转法，使耳内有针感后即出针。其他各穴均行提插泻法，留针 30 分钟。急性发作者，应每日治疗 1 次。

2.痰浊阻耳，清窍被蒙。

【症状】双耳鸣响如蝉噪，有时闭塞如聋，胸脘痞闷，痰多，二便不爽，舌苔腻，脉滑数。

【治则】除湿通络，化痰开窍。

【处方】耳门，翳风，外关，丰隆，内庭。

【操作法】耳门取穴时，令病者张口，针刺如同听会穴，翳风穴可入1.5寸，行捻转法；外关、丰隆、内庭三穴均用紧提慢按泻法，留针。

3.肾精亏虚，髓海不足。

【症状】耳鸣耳聋经久不愈，兼有头晕目眩，腰背酸痛，遗精滑泄，甚则肢软腰冷，阳痿早泄，舌质红或淡，脉细弱。

【治则】补益肝肾，生精填髓。

【处方】肝俞，肾俞，关元，三阴交，听宫。

【加减】遗精加精宫太溪；阳痿加命门、曲骨。

【操作法】肝俞、肾俞、关元、三阴交等穴，均用紧按慢提手法，听宫穴微张口有凹陷处刺之，针法和耳门同。治疗遗精阳痿诸穴，一律用补法，且宜配合灸法。间日 1 次。

4.中气虚弱，清阳不升。

【症状】耳鸣乍轻乍重，遇劳则甚，久延则成耳聋，面色少华，头晕神疲，四肢乏力，纳食不多，大便易溏，舌苔薄白，脉细。

【治则】调补脾胃，益气升清。

【处方】脾俞，气海，足三里，百会，耳门。

【加减】食欲不振，加中脘；便溏加天枢。

【操作法】脾俞、气海、足三里均用慢提紧按法；百会向前后针刺，行捻转法，出针后加灸。中脘、天枢均用平补平泻，亦可用灸法。本病属虚证，行针时刺激不宜过强。

（二）综合疗法

1.实用验方

（1）龙胆泻肝汤加减治疗耳鸣。黄芩 6g、栀子 3g、龙胆草

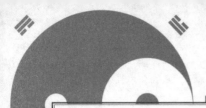

10g、生地 10g、菖蒲 10g、柴胡 6g、泽泻 6g、当归 10g、甘草 6g。水煎服，1 日 2 次。

（2）滴耳油疗法。用蛋黄油、复方核桃油、鲜鸡胆汁等滴耳，每次滴入患耳 2～3 滴，每日 2～3 次。据报道，用本方共治疗耳鸣 382 例，总有效率 81.2%。

（3）麝香酊疗法。麝香 1g，浸泡于 75%酒精 10mL 中 7 日后取液备用，滴患耳 1～2 滴，每日 1 次。据报道，用本方治疗耳聋 45 例，总有效率 71.23%。

（4）地龙液疗法。取蚯蚓数条，洗净置于杯中，加白糖适量，搅匀放置 30 分钟取化液，滴耳，每次滴入患耳 3～4 滴，（滴药前先用 3%双氧水清洗脓耳拭干），每日 2～3 次。据报道，用本方治疗耳鸣 43 例，总有效率 86%。

（5）新鲜中草药疗法。鲜生地、先败酱草各适量绞汁，每日滴患耳 3～5 次。

（6）中药偏方 1。虫蛀竹屑粉 30g，五倍子、枯矾各 15g，青黛 9 可，冰片 3g 共研细末，取药末少许吹患耳（吹药前，先清洗脓耳拭干），每日 4～6 次，10 日为 1 疗程。据报道，共治疗耳鸣 367 例，总有效率 78.52%。

（7）中药偏方 2。黄连 1.5g，海螵蛸 1g，冰片 0.3g，麝香 0.03g，共研细末，用注射用水配成滴剂，每次滴患耳 2～3 滴，每日 3～5 次，连用 7 日。

（8）马钱冰片酊。马钱子 5 粒，冰片 1g，黄柏 5g，大叶蛇总管 20g，浸于 50%米酒 150mL 中，滴入患耳 2～3 滴（用药前先清洗脓耳拭干），每日 2 次，10 日为 1 疗程，据报道，用本方治疗耳鸣 76 例，总有效率 81.26%。

（9）耳内吹药治疗耳聋。处方如下：①黄连、黄柏、菖蒲各 5g，冰片 1g。②地骨皮 30g，三七、冰片 1.5g。③炉甘石、青黛各 6g，冰片 4.5g；④猪胆汁 250g，黄连粉 30g，菖蒲 15g。

任选一方，制成药末吹患耳，用药前先清洗拭干耳后再吹药，每日 12 次。

2.耳针疗法

【处方 1】皮质下，内分泌，肝，肾。

取一侧或双侧穴位，用强刺激，或用电针，留针半小时到 1 小时。

每天或隔天 1 次。

【处方 2】外耳，内耳，肾。

用维生素 B_1，按常规作穴位注射，每穴 0.2mL。隔日 1 次。

3.头针疗法

处方：双侧晕听穴

用快速刺入法，沿头皮进入一定深度，行捻转法，连续 5～10 分钟，然后留针 30 分钟。隔 2～3 天针治 1 次。

4.水针疗法

处方：翳风或风池穴

用维生素 B_1、B_{12}，每穴 0.5～1mL，按水针操作常规穴注。

5.体针治疗耳鸣耳聋

常用穴有翳风、耳门、听宫、合谷、中渚、丰隆、侠溪、行间。外感风热加风池、大椎、曲池、外关；肝胆湿热加天井、腋门、阳陵泉；脾虚湿泛加脾俞、足三里、阴陵泉；肾元亏虚加肾俞、太溪。每次取 3～5 穴，急性期用泻法，慢性期用补法或平补平泻法，留针 30 分钟。急性期每日 1～2 次，慢性期隔日 1 次。据报道，针灸治疗本病 97 例 115 只患耳，总有效率 86.14%。

6.电针治疗耳聋

主穴取耳门、听宫、听会、翳风、瘈脉、完骨。配穴取外关、合谷、中渚。每次取 ～12 对穴，选用 1～2 赫兹规律脉冲或疏密波，中强刺激，通电 20～30 分钟，每日或隔日 1 次，7 次为 1 个疗程。

7.足针治疗耳鸣

针刺足穴 19、20、21 号穴，中强刺激，每日 1 次。

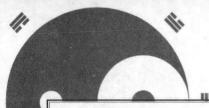

8.艾灸治疗耳聋

用艾条熏灸翳风穴及患耳周围至皮肤潮红有热感为止,每日1次。据报道,用本法治疗本病471例,总有效率85.36%。

四、辅助治疗

1.在治疗中,可配合自我按摩疗法。其法为以两手掌紧按外耳道口,并以四指反复敲击枕部乳突部,再以手掌对外耳道作有规律的一开一合,每天早晚各1次,每次3~5分钟。

2.由全身性疾病引起的耳鸣耳聋,应积极治疗原发病。

3.对耳道有器质性病变,需要手术治疗者,应及时进行。

4.禁止挖耳,保持耳道清洁,避免劳倦,节制房事,对治疗和预防均有积极意义。

第二节 鼻 炎

鼻炎是临床常见的疾病,一般分为急性鼻炎、慢性鼻炎、萎缩性鼻炎和过敏性鼻炎等。

一、临床表现

1.急性鼻炎患者早期觉鼻内干燥,鼻咽部有烧灼感。伴全身不适,或有发热,鼻塞、流清涕、打喷嚏,头痛、头昏胀等。化脓期全身症状加重,鼻塞加重,为脓稠鼻涕。恢复期时,全身及局部症状逐渐消失,鼻涕减少。

2.慢性单纯性鼻炎,鼻塞为间歇性、交替性,白天及活动时减少,夜晚乃静坐或寒冷时加重。

3.萎缩性鼻炎,鼻腔干燥,有大量黄绿色脓性分泌物,不易排出,易于结痂。

4.过敏性鼻炎，常阵发性鼻、软腭、咽部发痒，或连续反复发作性喷嚏，大量清水涕。可伴头昏、头痛、慢性咳嗽，注意力不集中，精神不振等。

二、诊断要点

（一）急性鼻炎

1.以鼻塞、流涕、喷嚏为主要症状。

2.根据全身症状和鼻腔检查诊断较易。

3.须与流感和变态反应性鼻炎相鉴别。

（二）慢性鼻炎

1.以鼻塞为主。

2.鼻腔检查，单纯性鼻炎双下甲呈暗红色肿胀，用探针触之柔软而显著凹陷，用血管收缩剂后收缩好。肥厚性鼻炎下甲呈紫红色桑椹样增生，收缩不佳，触诊时下甲坚实而无凹陷。

三、治疗方法

急性鼻炎多由外感风寒和外感风热而致，治以祛邪为主。可疏散寒邪，温开鼻窍，或疏散风热，宣开鼻窍。

慢性鼻炎多由肺虚感邪而致。邪阻鼻道脉络，可发生气滞血瘀。治以补肺益气，散邪通滞，化瘀利鼻为主。

萎缩性鼻炎以肺、脾虚弱，津液亏损为主。治以养阴润燥，培土生金,重点从本施治。

过敏性鼻炎多由肺虚气弱，寒邪犯鼻所致。治以温补肺脏，祛散寒邪为主。

（一）辨证分型体针法

1.外感风寒。

【症状】鼻塞较重，鼻黏膜肿胀淡红，喷嚏频作，涕多而清稀，鼻音重浊，头痛身疼，无汗，恶寒重，发热轻，舌淡苔薄白，脉浮紧。

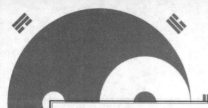

【治则】疏散寒邪，温开鼻窍。

【处方】迎香，列缺，风门，风池，合谷。

【加减】头痛重加印堂、太阳；咳嗽加肺俞。

【操作法】诸穴针以泻法，可用温针灸，或针后加灸。

2.外感风热。

【症状】鼻黏膜红肿，鼻塞而干，鼻痒气热，喷嚏，涕少或黄稠，发热恶风，头痛咽疼，咳嗽，咯痰不爽，口渴喜饮，舌质红，苔白或微黄，脉浮数。

【治则】疏散风热，宣开鼻窍。

【处方】尺泽，鱼际，曲池，外关，大椎。

【加减】头痛甚加上星，咽喉疼痛加少商。

【操作法】诸穴均针以泻法，少商、上星可用三棱针点刺出血。

3.肺虚失宣，邪滞鼻窍。

【症状】鼻黏膜及鼻甲肿胀，色淡或潮红，呈交替性鼻塞，时轻时重，流稀涕，遇寒加重，伴咳嗽痰稀，气短；面色㿠白，舌质淡红，苔薄白，脉缓或浮而无力。

【治则】补肺益气，散邪通滞。

【处方】肺俞，百会，迎香，太渊。

【加减】食少便溏，体倦无力，加足三里。

【操作法】肺俞、百会、太渊、足三里均用补法，迎香用泻法。

4.邪留鼻窍，气滞血瘀。

【症状】鼻甲肿实，色暗红，鼻塞无歇，涕多或黏白黄稠，嗅觉不敏，昔声不畅，咳嗽多痰，耳鸣失聪，舌质红或有瘀点，脉弦细。

【治则】行滞化瘀，通利鼻窍。

【处方】上星，通天，迎香，禾髎，太阳，合谷。

【加减】耳鸣加外关、听会；咳嗽加孔最、列缺。

【操作法】诸穴均用泻法，太阳、上星浅刺出血。

针灸综合疗法

5.肺虚津亏。

【症状】鼻内干燥较甚，鼻甲及黏膜萎缩，涕液秽浊，痂皮多；或带少许血丝，咽干或痒，少气乏力，舌红苔少，脉细数。

【治则】养阴润燥。

【处方】太渊，太白，迎香。

【加减】若潮热口燥，手心烦热，加太溪。

【操作法】诸穴均针以补法。

6.脾虚津亏。

【症状】鼻黏膜淡红，萎缩严重，势涕如浆如酪，色微黄浅绿，痂皮淡薄，鼻气腥臭，伴食少便溏，少气乏力，唇舌淡白，苔白，脉缓弱。

【治则】培土生金。

【处方】脾俞，太白，章门，迎香。

【加减】若腹胀加足三里；气虚甚加气海。

【操作法】诸穴均施以补法。

7.肺虚气弱，寒邪犯鼻。

【症状】先鼻腔发痒，继而胀闷，喷嚏频作，鼻塞，流大量清涕。发病迅速，消失亦快，症状消失后如常态。伴倦怠懒言，气短音低；或自汗，面色㿠白，舌淡，苔薄白，脉虚弱。

【治则】温补肺脏，祛散寒邪。

【处方】风池，迎香，肺俞，太渊。

【加减】若伴纳呆、腹胀、肢困等加脾俞、足三里；伴腰膝酸软，形寒怕冷，尿频遗精加命门、肾俞。

操作法：风池、迎香用泻法，余穴均补，均针后加灸。

(二) 综合疗法

1.实用验方

(1) 中药配合按摩治疗慢性鼻炎48例。处方：葛根、苡仁、芦根、冬瓜仁各15g，杏仁、桔梗、花粉、蛤粉、黄芩、炒苍耳子各9g，辛夷、白芷、陈皮各6g，甘草3g，水煎服，每日1剂。

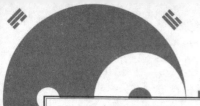

同时配合按摩鼻根部、太阳、印堂，每日2次，结果全部治愈（《中国特色医疗大全》，1996，334）。

（2）苍耳子散加减治鼻炎。苍耳子、辛夷、黄芩、荆芥、桔梗各10g，薄荷、白芷各6克，甘草4.5g，葱白3茎，茶叶适量，水煎服，治疗慢性鼻炎183例。每日1剂，7日为1个疗程，服药2~3个疗程，结果：痊愈142例，显效30例，总有效率94%（《安徽中医学院学报》，1993，2，21）。

（3）华蟾素敷贴治疗慢性鼻炎42例。方法：取华蟾素注射液1支，加等量生理盐水稀释后，用药棉蘸药液置下鼻道后端，保留15分钟，每日1次，3次为1个疗程，结果：痊愈27例，好转14例（《中国特色医疗大全》，1996，331）。

（4）祛瘀通窍膏。川芎、细辛、蜘蛛、麝香等，治疗肥厚性鼻炎107例。方法：用棉签将药膏涂抹在肥厚的下鼻甲表面。每日1次，10次为1个疗程，结果：显效32例，有效68例。

2.耳针疗法

【处方1】内鼻，下屏尖，额，肺。加减：过敏性鼻炎，加平喘、屏间。

【处方2】肺、内鼻、外鼻、内分泌、肾上腺。咳嗽加平喘；头痛加神门。每次取2~3穴，中强刺激，留针20~30分钟，每日或隔日1次，10次为1个疗程。亦可单耳埋针或贴压王不留行籽，2~3日双耳交换1次。总有效率93.4%（《中国特色医疗大全》，1996，332）。

3.温针灸治疗慢性鼻炎124例

方法：在下关穴施温针灸2壮，每日1次，双侧交替使用，10次为1个疗程，治疗2个疗程，结果：痊愈82例，显效26例，好转12例，总有效率96.77%（《中国针灸》，1995，2，21）。

4.体针治疗慢性鼻炎

主穴取百会、上星、迎香、太渊、合谷；配穴取通天、印堂、攒竹、太阳、风池。肺脾气虚加肺俞、脾俞。每次取 2～4 穴，中强刺激，留针 20～30 分钟，间歇运针，隔日 1 次，10 次为 1 个疗程。亦可在主穴埋针，3～4 日更换 1 次。据报道，针刺内迎香治疗本病 200 例，总有效率 90%。

5.穴位脉冲电治疗慢性鼻炎

将接有两块金属极板的电极分别置于垫有 7 层湿纱布垫的迎香穴上，接通电源，刺激强度以患者能耐受为度，每次治疗 20～30 分钟；每日 1 次。据报道，用脉冲电治疗本病 1049 例，总有效率 91%。

6.水针治疗慢性鼻炎

在迎香穴注入 5% 当归注射液（1ml）加 0.5% 普鲁卡因少许混合液 0.5ml；或在迎香、印堂、合谷各注入维生素 B_1（100mg/2ml）、B_6（50mg/2ml）混合注射液 0.5～1ml，每日 1 次，7～10 次为 1 个疗程。如热重可选用鱼腥草或红花注射液；肺脾气虚可选用当归或川芎注射液，每穴注入 0.5ml。此外，亦可在下鼻甲注射当归、毛冬青、复方丹参等注射液 0.5～1ml，3～4 日 1 次，3～5 次为 1 个疗程。据报道，在下鼻甲注射当归、红花注射液治疗本病 43 例，总有效率 90.7%；另组报道，在下关穴封闭治疗本病 113 例，总有效率 93.75%。

7.芒针透刺治疗慢性鼻炎

取风池、迎香透睛明、合谷透鱼际，用捻转手法，针风池要使针感放散至前额，迎香透睛明要使鼻中有通气感，留针 30 分钟，每日或隔日 1 次。

8.灼烙治疗慢性鼻炎

经各种方法治疗效果不佳者，可选用灼烙法，先在鼻甲表面麻醉后，用烙铁或高频电力蘸麻油灼烙下鼻甲，10 日 1 次，3 次为 1 个疗程。据报道，采用 1411 小型高频电刀行下鼻甲黏膜下电凝固治疗本病 368 例，总有效率 93.5%。

9.刮痧治疗慢性鼻炎

先刮百会、风池、风门、曲池、手三里、合谷；继点揉上

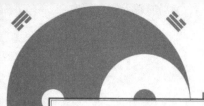

星、攒竹、迎香；再挤印堂，每周1次。

10.艾灸治疗慢性鼻炎

肺脾气虚者主穴取百会、迎香、人中、风府，肺气虚配肺俞、太渊；脾气虚配脾俞、足三里，选用艾炷隔姜灸或艾条熏灸至局部发热为度，每日或隔日1次，7次为1个疗程。

11.药蒸气熏吸或雾化喷鼻治疗慢性鼻炎

①苍耳子、菊花、薄荷、辛夷、白芷、藁本各20g。鼻内红肿甚者加银花、蒲公英、紫地丁各20g；偏于温重加藿香、佩兰、蔓荆子各20g。②苍耳子、白芷、辛夷各20g，菊花、蒲公英各30g。③苍耳子、辛夷、白芷各10g，柴胡、桔梗、菊花、薄荷各3g。任选一方，水煎用鼻吸入蒸气或取药液置超声雾化器中雾化喷鼻，每次15~30分钟，每日2~4次。

12.药粉吹鼻治疗慢性鼻炎

取白芷30g，辛夷、苍耳子各15g，薄荷1.5g，或芦荟6g，冰片1g，共研细末，每次取药末少许吹患鼻，每日3~4次。亦可选用鹅不食草粉、鱼脑石散、碧云散、瓜蒂散之一种吹患鼻。

13.药物塞鼻治疗慢性鼻炎

常用处方主要有：①当归、川芎、辛夷、白芷、桂心、细辛、通草、薰草各1g，用醋浸泡1宿，取出沥干加猪油200g熬至白芷变黄，去渣制膏。②鲜鹅不食草适量、樟脑0.1g，共捣烂。③蓖麻子300粒，大枣1枚（去皮核），共捣烂。④炮附子、细辛、通草各3g；共研细末，制成蜜丸如枣核大。⑤细辛、牙皂、菖蒲各等份，共研细末。⑥苍耳子、辛夷各9g，水煎取液100ml，冲入葱汁适量，浸湿药棉。任选1方，用纱布包裹塞鼻，保留30~60分钟，每日2~3次。此外，亦可选用芎劳散（含川芎、辛夷各30g，木通15g，细辛9g）或菖蒲散（含菖蒲、炙皂角各30g）塞鼻。

14.药液滴鼻治疗慢性鼻炎

取石胡荽200g，茄花、辛夷、白芷、薄荷、苍耳草各15g，细辛 25g，冰片 3g，麝香 2g，配制成 50% 滴鼻剂滴患鼻，每次 3～5 滴，每日 3 次。此外，亦可选用小葫芦液、滴鼻灵、鼻炎灵等滴鼻，每日 2～3 次。

15.药熨治疗慢性鼻炎

取荜茇、大白南星各等份，共研细末，炒热布裹，温熨囟前，每日 1 次。

16.推拿治疗慢性鼻炎

常用穴有攒竹、阳白、太阳、迎香、巨髎、通天、风池、天柱、肩井、曲池等。常用手法有一指禅推、按、揉、抹、拿等法。先用一指禅推法推太阳穴（双）2 分钟；再揉双侧迎香、鼻通穴各 2 分钟；然后用拇指端按揉曲池、合谷穴各 2 分钟，以热为度，早、晚各 1 次。此外，亦可选用氦—氖激光照射、液氮冷冻、海水浴、空气浴及气功治疗慢性鼻炎。

四、辅助治疗

1.急性期应适当休息，吃易消化且富有营养的食物，多饮热开水，通大便。

2.平时加强锻炼，适当户外运动，增强抵抗力。

3.慢性鼻炎，可用荜茇、大白南星各 10g 研末，炒热包裹，温熨囟前。

4.萎缩性鼻炎，应注意营养，多吃含维生素丰富的食物，或口服鱼肝油丸。

5.过敏性鼻炎，可用紫外线鼻腔内照射，使之脱敏，减轻发作症状，近期疗效好。

5.用拇指、食指在鼻梁两边按摩，每天数次，每次几分钟，令鼻部有热感，有保健预防之功效。

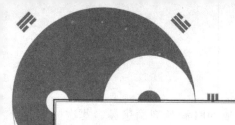

第三节　咽　喉　炎

咽喉炎为临床常见病。咽炎有急性咽炎和慢性咽炎；喉炎亦有急性喉炎和慢性喉炎之分。急性咽炎是咽部的急性炎症，多数为上呼吸道感染的一部分。慢性咽炎主要为咽黏膜及淋巴组织的慢性炎症，多发于中年人。急性喉炎是喉黏膜的急性炎症。慢性喉炎是声带和室带的非特异性疾患。

现代医学认为急性咽喉炎常由病毒感染，少数为细菌感染，以链球菌为主。另外烟酒过度、高温、粉尘、烟雾及刺激性气体等物理化学因素的刺激，也可引发本病。

慢性咽喉炎是由于急性咽喉炎反复发作，炎症不消；或未经治疗变为慢性。

一、临床表现

1.急性咽炎，起病较急，初期常鼻咽干燥，有灼热感。咽部充血，有滤泡。颌下淋巴结常有肿大、压痛。以后出现吞咽疼痛及分泌物增多。

2.慢性咽炎，常有轻微咽痛，有异物感或干燥灼热感，咽痒欲咳，分泌物稠而不易挑出，易引起恶心、干呕，多早晨较轻，午后及入夜加重，有滤泡，或黏膜干燥、萎缩或痂皮附着。

3.急性喉炎，声嘶，喉痛，喉黏膜充血肿胀，声带呈红色、肿胀，影响闭合，咳嗽痰多，常不易咳出。小儿和个别成人还可出现呼吸困难。

4.慢性喉炎，声嘶，晨轻午重，起初为间歇性，日久有组织增生，呈持久性。分泌物多，不易咳出。常有"清嗓"习惯，喉干燥微痛。

二、诊断要点

1.急性咽炎，局部有红、肿、热、痛的特点，易于诊断。

2.急性咽炎应与伴有上呼吸道症状的急性传染病，如麻疹、猩红热等相鉴别。

3.慢性咽炎，症状较轻，病情较缓，咽中不适，微痛干痒，灼热。

4.慢性单纯性咽炎，黏膜暗红，血管扩张，咽壁有少量黏稠分泌物。

5.慢性肥厚性咽炎，黏膜弥漫性充血，深红色，以黏膜肥厚为特征。

6.萎缩性咽炎，早期黏膜干燥有薄痂。黏膜萎缩明显时，咽后颈椎清晰可见。

7.急性喉炎，以声嘶为主要特征。结合病史及喉部症状可以确诊。

8.慢性喉炎，以声嘶为主要症状。喉镜检查，单纯性者见黏膜慢性充血，声带红肿，有分泌物附着。肥厚性者，声带增厚。萎缩性者，黏膜萎缩变薄、干燥、并有痂皮。重者可有呼吸困难，或见声带小结或息肉。

三、治疗方法

(一) 辨证分型体针法

急性咽炎，多由风热邪盛，肺胃热壅所致。治以疏风清热，清肺泄胃，消肿止痛为主。

慢性咽炎，多由肺肾阴虚，气滞血瘀为主。治以养阴清肺利咽，滋阴降火利咽和行气活血利咽。

急性喉炎，风热犯肺者治以疏风清热;肺胃热盛者，治以清肺泄胃。若属风寒犯肺者，治以疏风散寒。

慢性喉炎，多属肺、肾阴虚，气滞血瘀。其治疗均参见慢性咽炎。

1.风热邪盛。

【症状】咽部红肿疼痛，干燥灼热，可有发热恶寒，汗出，头痛，咳嗽有痰，舌质红，苔薄白或微黄，脉象浮数。

【治则】疏风清热消肿。

【处方】少商，商阳，风池，合谷。

【操作法】少商、商阳用三棱针点刺出血，余穴均针以泻法。

2.肺胃热盛。

【症状】咽部红肿，灼热疼痛，咽喉有堵塞感，高热，口渴喜饮，头痛，痰黄黏稠，大便秘结，小便短赤，舌赤苔黄，脉数有力。

【治则】清泻肺胃热邪。

【处方】合谷，内庭，鱼际，璇玑。

【加减】全身高热，加少商；便秘，加支沟、照海。

【操作法】少商以三棱针点刺出血，余穴均针以泻法。

3.肺阴虚。

【症状】咽中不适，干燥微痛，不喜多饮，干咳无痰，或痰少而黏，唇红，午后颧红，精神疲乏，手足心热，气促乏力，舌红或干，少苔，脉细数。

【治则】养阴清肺利咽。

【处方】太渊，鱼际，肺俞，照海。

【加减】潮热、盗汗加膏肓、阴郄。

【操作法】太渊、鱼际、照海针以平补平泻，肺俞、膏肓、阴郄针以补法。

4.肾阴虚。

【症状】咽中不适，微痛干燥，腰膝酸软，虚烦失眠，头晕眼花，耳鸣，舌质红嫩，脉细数。

【治则】滋阴降火利咽。

针灸综合疗法

【处方】肺俞，太溪，阴谷，照海。

【加减】若盗汗加阴郄；失眠加神门；遗精加志室。

【操作法】诸穴均针以补法。

5.气血瘀滞。

【症状】黏膜呈弥漫性充血，深红色，悬雍垂肥厚增长，疼痛如梗，舌色紫暗，苔薄，脉弦细。

【治则】行气活血利咽。

【处方】间使，三间，液门，鱼际，照海。

【加减】咳嗽有痰，加太渊、列缺。

【操作法】诸穴均施以泻法。

6.风寒犯肺。

【症状】卒然声音不扬，甚则嘶哑或兼咽喉微痛而痒，吞咽不利，咳嗽不爽，鼻塞流涕，恶寒发热。舌苔薄白，脉浮。

【治则】疏风散寒。

【处方】列缺，合谷，天突，通里。

【加减】头痛加风池、印堂；鼻塞流涕加迎香、禾髎。

【操作法】针天突穴须先斜刺进针 0.2～0.3 寸后，改向下沿胸骨柄后横刺，深 1～1.5 寸，不宜过深，也不宜向左右深刺，不留针，余穴均针以泻法。

（二）综合疗法

1.实用验方

（1）清咽糖浆。银花 60g，连翘 45g，桔梗 36g，荆芥、僵蚕、甘草各 30g，薄荷 27g，防风 6g，15～20mL，每日 3 次，10 日为 1 个疗程。治疗慢性咽炎 210 例，服药 2 个疗程，结果：临床痊愈 45 例，显效 108 例，有效 38 例，总有效率 90.95%（《中医杂志》，1997，8，492）。

（2）利咽灵冲剂。金银花、桔梗、麦冬、薄荷、甘草、北豆根、木蝴蝶、胖大海、藏青果），开水冲服，每次 1 袋（4g，每日 2 次，7 次为 1 个疗程，治疗急、慢性咽炎 1180 例（其中慢

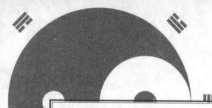

性期 598 例），服药 2 个疗程，结果：显效 730 例，有效 354 例，总有效率 91.99%（《中医杂志》，1996，11，686）。

（3）中药内服外敷治疗慢性咽炎 86 例。处方：生地、麦冬、白芷、丹皮、贝母、玄参、茵陈、射干、桔梗、甘草等加减，水煎服，每日 1 剂；同时取紫金锭 30g，三七 15g，共研细末，每次用 1/6 量，以鸡蛋清调敷于人迎穴，每日换药 1 次。结果：痊愈 56 例，显效 25 例，总有效率 94%（《中国特色医疗大全》，1996，312）。

（4）中药雾化Ⅱ号方。石斛、玄参、花粉、蚤休各 10g，水煎液制成灭菌注射液 100ml，每次取 20ml 置超声雾化器中雾化吸入 20 分钟，治疗慢性咽炎 172 例，每日 1 次，10 次为 1 个疗程。结果：显效 62 例，好转 87 例，总有效率 86.7%（《中国特色医疗大全》，1996，310）。

2.耳针疗法

【处方 1】咽喉，肺，颈，气管，肾，大肠，轮 1~6。

【处方 2】肺、肾、内鼻、咽喉、神门、肾上腺，每次取 3~5 穴，中强刺激，留针 30 分钟，每日 1 次，双耳交替使用，10 次为 1 个疗程。亦可埋针或贴压王不留行籽，每日自行按压数次，3~5 日更换 1 次。

2.体针治疗慢性咽炎

常用穴有颊车、廉泉、扶突、天突、肺俞、曲池、尺泽、内关、太渊、合谷、鱼际、足三里、三阴交、复溜、太溪、大都，每次取 3~4 穴，用补法，中强刺激，留针 30 分钟，隔日 1 次，10 次为 1 个疗程。据报道，针刺治疗本病 800 例，总有效率 100%。

3.手针治疗慢性咽炎

针刺手穴咽喉点，中强刺激，每日 1 次，10 次为 1 个疗程。

4.腕踝针治疗慢性咽炎

针上 1 区，留针 1~2 个小时，每日 1 次，10 次为 1 个疗程。

针灸综合疗法

5.水针治疗慢性咽炎

在颈椎旁寻找敏感点（约在颈4～5旁开5分处），每点注入5%当归注射液0.5ml，每日1次，10次为1个疗程。据报道，用本法治疗慢性咽炎200例，总有效率91.54%。

6.穴位贴压磁片治疗慢性咽炎

每晚睡前用表面磁场强度为500～1000高斯的磁片贴压于廉泉、天突穴上，晨起取下，10次为1个疗程。

7.氦—氖激光照射治疗慢性咽炎

采用2.5～5毫瓦氦—氖激光直接照射廉泉、天突穴各5分钟，光斑1cm，照射距离60～100cm，隔日1次，10次为1个疗程。据报道，用本法治疗慢性咽炎31例，总有效率87.1%。

8.烙法治疗慢性咽炎

咽后壁淋巴滤泡增生颗粒大或融合成片，可采用烙法治疗，每次选大滤泡颗粒1～3个，用小烙铁烧红后蘸麻油迅速烙滤泡1～3下，3～4日1次，烙至接近平复为止。

9.刮痧治疗慢性咽炎

先刮大椎、风门；继刮迎、天突；再刮曲池、尺泽、合谷；然后点揉鱼际、少商；最后刮丰隆、天溪，每周1次。

10.艾灸治疗慢性咽炎

在天窗、气舍穴隔姜各灸3～5壮，每日1次，10次为1个疗程。

11.超声雾化喷咽喉治疗慢性咽炎

取鱼腥草或复方丹参注射液4ml，作雾化喷咽喉，每次20分钟，每日1次，10次为1个疗程。

12.中药外敷治疗慢性咽炎

①紫金锭30g，三七15g，共研细末，用醋调湿敷于颈前喉结上方，包扎固定，隔日1次。②斑蝥12只（去翅足，用糯米炒），玄参、乳香、没药、血竭、全蝎各1.8g，麝香、冰片各0.9g，研极末备用。用时取药末少许置膏药中间，敷贴于喉外耳

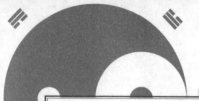

下软骨处，约 10 小时去药，隔日 1 次，连用 2~3 次。③生附子、吴萸各等量，共研细末，用醋调成糊状，每晚贴敷涌泉穴上，晨起取下，7 次为 1 个疗程。

13.药粉吹咽喉治疗慢性咽炎

根据不同病情，可选用以下药物吹咽喉：①石膏、硼砂各 30g，薄荷脑、炒僵蚕、皂角（炙烟尽）、胆矾各 15g，甘草 12g，冰片 0.3g。②地苦胆、八爪金龙各 15g，冰片 3g。③冰硼散、八爪金龙粉各 3g。④冰片、硼砂各 3g，青黛 1.5g。任选 1 方，共研细末，取药末少许吹喷于咽喉部。亦可选冰硼散、喉症散、清咽散、西瓜霜、二味散、双料喉风散之一种，吹喷于咽喉部，均每日 3~5 次。

14.咽部涂药治疗慢性咽炎

取鲜艾叶加醋适量，捣绞取汁，或选 2%碘甘油、1%氧化锌、2%硼酸甘油、10%弱蛋白银、2%硝酸银之一种涂患处，每日 1~3 次。

15.含漱治疗慢性咽炎

取大青叶、玄参各 15g，生地 10g，水煎取汁晾凉漱口，每日数次。

16.烟熏治疗慢性咽炎

取巴豆（去油）1 粒，或巴豆（去油）、牙皂各等份，研极细末，卷成药捻，点燃以烟熏口鼻，每日 1~2 次。

17.推拿治疗慢性咽炎

先用指端按揉结喉两旁数次后；再按揉风池、风府、肩井、涌泉；然后用拇指或掌根顺经脉走向轻柔按摩肝俞、肾俞、命门、志室、腰俞，每日 1 次。亦可按摩足部反射区：上、下腭，淋巴（上身、腹部）；或按摩耳穴：点按咽喉，指甲推肾上腺、皮质下，并可先在咽喉穴上贴压六神丸，然后再按压，每日 2~3 次。

针灸综合疗法

四、辅助治疗

1.急、慢性喉炎，用去衣花生仁 30g，蜂蜜 30g，加水适量共煎，服汤及吃花生仁，每日 3 次。

2.急、慢性喉炎，取白萝卜汁 2 酒盅，加适量蜂蜜，兑开水服，每日 3 次。

3.急、慢性喉炎，将适量食盐炒热，研末，吹入咽中，吐出涎水。或每天用食盐开水含漱咽喉，每日数次。